河南省"双一流"创建学科中医学建设项目资助

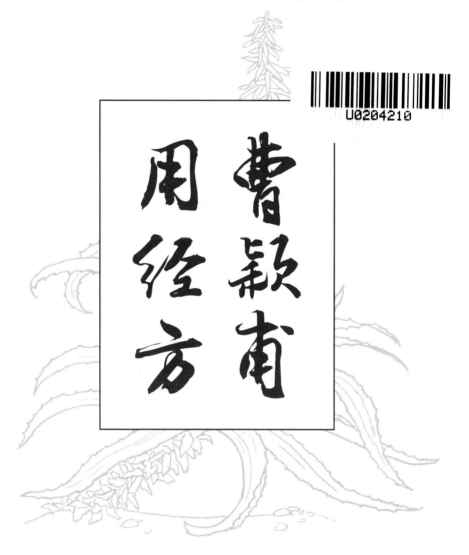

曹颖甫用经方

主　编　李成文　路秀云

副主编　刘　慧　贾润霞　蒋跃文　陶春晖　梁　峰　赵厚睿

编　委　申旭辉　曾江琴　岳滢滢　魏仁贤　牛文晶　王月清

人民卫生出版社

·北京·

图书在版编目（CIP）数据

曹颖甫用经方 / 李成文，路秀云主编. —北京：
人民卫生出版社，2024.5
ISBN 978-7-117-34023-6

Ⅰ.①曹… Ⅱ.①李… ②路… Ⅲ.①经方－汇编
Ⅳ.①R289.2

中国版本图书馆 CIP 数据核字（2022）第 215671 号

人卫智网	www.ipmph.com	医学教育、学术、考试、健康，购书智慧智能综合服务平台
人卫官网	www.pmph.com	人卫官方资讯发布平台

曹颖甫用经方
Cao Yingfu Yong Jingfang

主　　编：李成文　路秀云
出版发行：人民卫生出版社（中继线 010-59780011）
地　　址：北京市朝阳区潘家园南里 19 号
邮　　编：100021
E - mail：pmph @ pmph.com
购书热线：010-59787592　010-59787584　010-65264830
印　　刷：天津市光明印务有限公司
经　　销：新华书店
开　　本：710×1000　1/16　印张：23
字　　数：425 千字
版　　次：2024 年 5 月第 1 版
印　　次：2024 年 6 月第 1 次印刷
标准书号：ISBN 978-7-117-34023-6
定　　价：78.00 元

打击盗版举报电话：010-59787491　E-mail：WQ @ pmph.com
质量问题联系电话：010-59787234　E-mail：zhiliang @ pmph.com
数字融合服务电话：4001118166　E-mail：zengzhi @ pmph.com

前　言

汉代张机著《伤寒杂病论》，后分为《伤寒论》与《金匮要略》，为中医必读之书，更是宋代及当今高等中医药院校必修教材。仲景方因组方精巧、药少效好，简便廉验，备受推崇，被誉为经方，广泛应用于临床各科，为保障中华民族的繁衍昌盛与身心健康发挥了重要作用。后世学者，尤其是专门从事《伤寒论》与《金匮要略》研究的医家对经方进行全方位的深入探讨与发挥，竟形成了伤寒学，并衍生出伤寒学说/仲景学说、伤寒学派、经方学派；编纂相关学术专著多达400余部，还有许多方书、医案及综合性医著记载了大量的经方方论、经方治验；当今《方剂学》教材中经方数量过半，教学大纲规定必讲重点方剂中高达2/3是经方；从事经方研究的学术团体及会员众多，经方的无穷魅力由此可窥见一斑。因此，学习经方，探讨仲景理法方药本源，掌握历代名家应用经方精髓，对继承古代经方精华，提高临床疗效，发扬光大中医学具有重要的现实价值及深远的历史意义。

然而，古代经方内容分散，查找不便，快速阅读受限，有碍系统学习掌握，影响并制约经方的利用与普及。余等久有挖掘经方之念，却未能实施。2016年季夏，因编《中医各家学说》教材机缘，得到人民卫生出版社的大力支持，得以组织中医古籍整理挖掘同道及研究仲景学说与经方的专家学者，纂集宋代至1949年近千年来私淑仲景者学习研究应用经方的心得与临证医案精华，归类相从，原文重构，以期为临床、教学服务，为仲景学说、经方与方剂研究提供支撑。

曹家达（1868—1937），字颖甫，又字尹甫、尹孚，号鹏南，晚署拙巢；江苏江阴人。幼年从儒，1902年考中举人，1906年从医。曾担任上海中医专门学校教务主任，主讲《伤寒论》《金匮要略》；致力于仲景学说理论研究与临床实践，被誉为经方大师。编纂《伤寒发微》《金匮发微》《经方实验录》等。曹氏临证以长沙为宗，善用经方，重视"经方实践"，或原方照搬，或通常达变，尤其是敢用经方峻剂，每每能斩关夺隘，起死回生。曹氏阐论经方235首，携其门人应用经方治病的医案多达265个，涉及内外妇儿五官各科疾病，如感冒、伤寒、发热、咳嗽、喘证、哮证、肺痈、肺痿、心悸、胸痹、胸痛、不寐、神昏、痫证、神志恍惚、胃脘痛、结胸、呕吐、腹痛、腹满、泄泻、便秘、臌胀、头痛、眩晕、中风、肿胀、癃闭、遗精、血证、瘀血、痰饮、汗证、虚损、痹病、腰痛、足痛、疟病、梅核气、蛔虫证、肠痈、奔豚、月经后期、月经量少、闭经、痛经、倒经、胎漏、妊娠感冒、妊娠疟病、妊娠痰饮、子肿、不孕症、产后恶露不下、产后恶露不尽、产后发热、产后便难、产后泄泻、阴痒、阴痛、狐惑，以及小儿惊证、麻疹、痧证、风疹、便秘、腹痛、结胸、口疮、伤寒、水肿、消渴，疮疡、疝气、烂喉痧、乳蛾等76种。今将其方论与医案（含其门人医案）合为一编，名之曰《曹颖甫用经方》。

因条件所限，工作量大，瑕疵难免，请学者指正。

河南中医药大学中医各家学说教研室主任，教授，博士研究生导师
中国中医药研究促进会各家学说与临床研究分会会长
李成文
丁酉年仲春五十有八

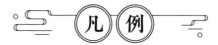

凡例

　　书仿六经分为六编，以方为纲，归类相从，重新建构，先论后案，按仲景书序兼顾临床排列，不加妄评。

　　方分组成、应用、鉴别、方论、禁忌、预后、医案。

　　所附验案以科分类（如内科、妇科、儿科、外科、五官科，14岁及以下归入儿科）。内科按肺病、心病、脾胃病、肝胆病、肾病、杂病排序；妇科按月经病、带下病、不孕症、妊娠病、生产与产后病、乳房疾病（乳痈、乳癖、乳核、乳岩等）、杂病等排序；儿科参考内科排序；外科按皮肤病、性传播疾病、肛门直肠病、男性病排序；五官科按眼病、耳病、鼻病、口齿病、喉病排序。

　　病证名根据主症特征并参考相关标准规范、教科书确定。

　　方后标明详细出处，便于查找原书。

　　对于必须要说明的问题，采用加编者注的形式随文标注，以仿宋体区别。

目 录

第一编

第二编

第三编

第四编

第五编

第六编

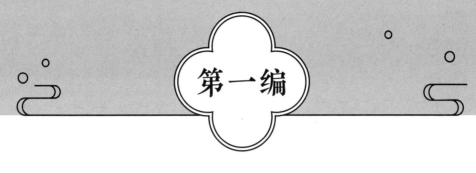

| 桂枝汤 |

【组成】

桂枝三两去皮　芍药三两　甘草二两炙　生姜三两切　大枣十二枚劈

上五味，㕮咀，以水七升，微火煮取三升，去渣，适寒温，服一升。服已须臾，啜热稀粥一升余，以助药力。（《伤寒发微》卷第一《太阳上篇》）

【应用】

太阳中风，发热、汗出、恶风，为桂枝汤证。（《伤寒发微》卷第一《太阳上篇》）

外证不解，汗出恶风，则仍宜发汗，为桂枝汤证。（《伤寒发微》卷第一《太阳上篇》）

太阴病，脉浮者，可发汗，宜桂枝汤。（《伤寒发微》卷第四《太阴篇》）

太阳病，发热汗出者，此为营弱卫强，故使汗出。欲救邪风者，宜桂枝汤。

太阳病，外证未解，脉浮弱者，当以汗解，宜桂枝汤。

伤寒发汗已解，半日许复烦，脉浮数者，可更发汗，宜桂枝汤。（《伤寒发微》卷第一《太阳上篇》）

亦有汗出多而恶寒，宜桂枝汤发其汗者。（《伤寒发微》卷第三《阳明篇》）

即自汗出而见发热，亦其常也，此中风主桂枝汤之证也。（《伤寒发微》卷第二《太阳下篇》）

师曰：妇人得平脉，阴脉小弱，其人渴，不能食，无寒热，名妊娠，桂枝汤主之，于法六十日当有此证。设有医治逆者，却一月加吐下，则绝之。（《金匮发微》卷之四《妇人妊娠病脉证治》）

产后风，续续数十日不解，头微疼，恶寒，时时有热，心下闷，干呕，汗出。虽久，阳旦证续在者，可与阳旦汤。（《金匮发微》卷之四《妇人妊

娠病脉证治》)

【鉴别】

伤寒，不大便六七日，头痛有热者，与承气汤。其小便清者，知不在里，仍在表也，当须发汗。若头痛者，必衄，宜桂枝汤。（《伤寒发微》卷第一《太阳上篇》）

咳逆之证，有痰饮，有风邪，有水气，所以决定为肺痈者，要有特异之脉证。肺痈之死证，固以吐脓血为最后一步，要其最初病因则甚轻。揆仲师所举脉证，特为中风失治。中风之证，其脉浮，发热、自汗、恶寒，此宜桂枝汤以发之者也。今曰寸口脉浮而数，浮则为风，数则为热；浮则汗出，数则恶寒；风中于卫，呼气不入；热过于营，吸而不出，其与太阳中风发热汗出、鼻鸣干呕者何异？若早用桂枝汤以发其汗，宜必无肺痈之病，惟其失时不治，致风热内陷肺脏，久久浸成肺痈，究其所以然，风伤皮毛，则内舍于肺，热伤肺络，则变为咳嗽，但初见口干喘满，咽燥不渴，多唾浊沫，时时振寒，虽非若前此之桂枝汤证，苟能清燥救肺，其病犹易愈也。（《金匮发微》卷之二《肺痿肺痈咳嗽上气病脉证治》）

夫吐利止而身痛不休，原有二因：一为太阳水气凝冱皮毛，则必兼恶寒；一为太阳水气凝冱肌腠，则不兼恶寒。兼恶寒便当用麻黄汤以达之，所以解表也；不兼恶寒者，但须桂枝汤以和之，所以解肌也。此大小轻重之辨也。（《伤寒发微》卷第四《霍乱篇》）

若日晡所发热，则属阳明。阳明之病日晡所发热，有二因：一由阳衰阴盛，地中水蒸气上出之时，病气与之反抗；一由日暮之时，草木发出炭气，病气与之化合。惟与水蒸气反抗者，不必见谵语；与草木炭气化合者，必有谵语，为其昏气重也。故同一日晡所潮热，而有胃中燥实与不燥实之别。见证同而治法不同，皆当决之于脉。脉滑大而坚实，则为大承气证；若脉但浮缓而不实，则为桂枝汤证。（《伤寒发微》卷第三《阳明篇》）

服桂枝汤而大汗出，设风邪即从汗解，脉当和缓，为其风邪去而营气和也。设大汗后不见洪大之脉，而病仍不解，则阳明未曾化燥，故宜与桂枝汤如前法，不妨一汗再汗。此条与后一条为比例。后条脉见洪大，故宜白虎汤；本条脉不洪大，故仍桂枝，传写者脱去"不"字尔。（《伤寒发微》卷第一《太阳上篇》）

又云：治风先治血，血行风自灭，此又可知红花虽行血之品，其作用实能治风矣。但血虚生风，有从内发者，有从外受者。从内发者，忽然头目眩转，令人倾仆，此宜气血两补，重用参、术、归、芍、地黄者也；从外受

者，皮毛开泄，感受阳邪，此宜桂枝汤者也。（《金匮发微》卷之四《妇人杂病脉证治》）

【方论】

伤寒之例，卫不与营和，先时以桂枝汤发汗则愈。（《金匮发微》卷之二《血痹虚劳病脉证并治》）

太阳伤寒，始病则在皮毛，既而血热与表寒战胜，热发汗出，便当痊可。其不愈者，则其病已在肌腠，桂枝汤其主方也。（《伤寒发微》卷第一《太阳上篇》）

中风发于阳，故卫阳外浮。风著肌理之孙络，闭其外出之路，故营阴内弱。发热恶风暨恶寒并见者，上文所谓发热恶寒发于阳者是也。风袭肺窍，鼻中有清涕而气不通，故鼻鸣；风沍肌腠，脾阳内停，水湿不能作汗外达，故胃气不和而干呕。桂枝汤方用桂枝以通肌理达四肢，芍药以泄孙络，生姜、甘草、大枣以助脾阳。又恐脾阳之不动也，更饮热粥以助之，而营阴之弱者振矣。营阴之弱者振，然后汗液由脾而泄于肌腠者，乃能直出皮毛，与卫气相接，卫始无独强之弊，所谓阴阳和而自愈者也。（《伤寒发微》卷第一《太阳上篇》）

中风之证，受病于肌腠，内困于脾阳，则用桂枝汤助脾阳以解肌，使汗从腠理外泄。脾统血而主肌肉，肌肉为血络凝聚之处。故风郁肌理者，宜桂枝汤，所以达营郁也。（《金匮发微》卷之三《水气病脉证并治》）

邪风，即饮酒当风。汗出当风，所受之风邪，邪乘皮毛之开，内袭肌理，肌理闭塞，而孙络中血热与之相抗，因而发热；血热内蒸，皮毛不闭，故汗当出。此即太阳中风之本病。此节所谓营弱卫强者，即肌理不开、皮毛独疏之谓，非一中风之外，别有所谓邪风也。又按：脾为统血之脏，外主肌肉。肌理为孙络丛集之处，而为里阴从出之道路，故谓之营。西医所谓微丝血管也。惟其营弱，故里汗闭而不出；惟其卫强，故表汗独泄也。（《伤寒发微》卷第二《太阳下篇》）

设汗液从皮毛出，即当用中风之桂枝汤以助脾阳，俾风邪从络脉外泄。（《金匮发微》卷之二《中风历节病脉证并治》）

邪搏于外，正气不得外泄，则上冲于头，故无论伤寒中风，皆有头痛之证。两太阳穴（在目外眦旁）最为空虚，故上冲之气，此最先受。初病便发热者，为其发于阳也。当皮毛开泄之时，风袭汗孔之虚，内搏肌腠。肌腠为孙络聚集之区（草书丝字形近于孙，故《内经》俱作孙络，即今西医所谓微丝血管），营气居之。营气随受随抗，故一病即见发热；皮毛本开，故汗自出；风从汗孔入犯肌肉，故恶风。所以用桂枝汤者，取其辛甘发散，但令脾阳内动，营气自能作汗从肌理泄出皮毛，然后肌表通彻，风邪即从汗解矣。无如近世庸工，谬以芍药为酸寒，又不知姜、枣、甘草为扶脾主药；桂枝、甘草所用不过三五分，生姜不过三片，红枣不过三枚。桂枝汤乃无复愈疾之功，可笑亦可叹也。（《伤寒发微》卷第一《太阳上篇》）

脉浮缓可发汗，宜桂枝汤，此太阳中风方治也。此何以决其为太阴病？以曾见腹满，而吐食不下、自利、腹痛之证言之也。脾主肌肉，太阳中风，风着肌肉而内应于脾，故用助脾阳之姜、枣、甘草以发之。语详"太阳篇"中。（《伤寒发微》卷第四《太阴篇》）

脉浮数为有热，证属标阳，实即肌腠血热外抗，所谓法当汗出而愈。已经发汗者，即后文所谓脉浮数者可更发汗，宜桂枝汤之证也。（《伤寒发微》卷第一《太阳上篇》）

伤寒初病为麻黄汤证，发汗已，则其病当愈。乃半日许忽然烦热，此非邪传阳明，正以肌腠余邪未能尽随汗解，或由毛孔大开，外风袭于肌理故也，故宜桂枝汤以发之。（《伤寒发微》卷第一《太阳上篇》）

太阳病，初服桂枝汤，反烦不解者，先刺风池、风府，却与桂枝汤则愈。风池穴在脑后，风府穴在背脊第三节下。凡风邪之中人，必从脑后及背输入乘其虚也，故俗称仙人只怕脑后风。太阳中风，既服桂枝汤，便当蒸发腠理之血液，泌汗而成汗。然不能直出于表，药力助血热内张，必有反烦不解之见证。所以然者，则以风邪从入之穴，抑塞而不通也。故但需刺二穴以泻之，更服桂枝汤，便当汗出而愈矣。所以然者，则以此二穴最空虚，为营分热力所不达，故初服桂枝汤而无济也。服桂枝汤，大汗出，脉不洪大者，与桂枝汤如前法。（《伤寒发微》卷第一《太阳上篇》）

又其甚者，发汗时仅得微汗，不足言。汗出不彻，阳气以毛孔闭塞，而拂郁于皮毛及颜面者，一时未易发泄，本应用麻黄汤以发汗，濡滞不敢用药，则肌理营血之热，为表寒所遏，热度渐高，即见躁烦。太阳水气与太阴之湿并居，阳热外张而寒湿内郁。至于不知痛处，足太阴主腹，亦主四肢，故寒湿时注腹部，时窜四肢，而痛处迄无定在。按之不可得者，以其流走而不见停蓄者也。皮毛不开，肺气阻塞，故短气。气短者，卧即喘逆，故但坐不得眠。脾主肌肉，亦主血。今以水邪混于足太阴脾，固当用桂枝汤以助脾阳而增血热，使在里之湿邪悉从肌理外散，则一汗而愈矣。所谓更发汗则愈也。以其脉涩，因知其肌理为湿邪所阻，而血热不充；以肌理血热不充，因知其不能解肌而汗出不彻，此其所以宜桂枝汤也。须知汗出不彻而转属阳明，与胃中燥热者迥殊，皆不当急于攻下。此节虽曰二阳并病，治法则仍以太阳为主也。（《伤寒发微》卷第一《太阳上篇》）

若夫虚阳上浮，则但头汗出；阴虚阳越，则卫不与营和，但令助营气之弱，使与卫气相接，其病自愈。曰冒家欲解，必大汗出乃愈者，此即脏无他病，先其时发汗则愈，宜桂枝汤之例也。（《金匮发微》卷之四《妇人妊娠病脉证治》）

病人脏无他病，时发热，自汗出而不愈者，此卫气不和也。先其时发汗则愈，宜桂枝汤。（《伤寒发微》卷第一《太阳上篇》）

当此期内，地气方得温和，春未至而地气转阳，故曰未至而至，皮毛早开，风邪易袭，多桂枝证。（《金匮发微》卷之一《脏腑经络先后病脉证》）

夫营气强而脉紧，虽不能汗出而解，必有潮热，而发作必在日晡所足太阴脾当旺之时。所以然者，以脾主肌肉，当旺时而腠理始开也。至如但浮而不紧，则营气弱矣。营气弱者，不能作潮热，故当卧寐之时，营气适行于阳，即为盗汗潮热者，桂枝汤主之。此卫不与营和，先其时发汗之例也。（《伤寒发微》卷第三《阳明篇》）

发汗后，半日许复烦，脉浮数者，可更与桂枝汤以发汗，此为皮毛开，而肌理闭塞者言之也。今乃云不可更行桂枝汤，得毋自相刺谬乎？曰否。盖发汗之后，汗已中止，外证仍在，故仍宜桂枝汤以解外。（《伤寒发微》卷第一《太阳上篇》）

此病后但见自汗，如寒无寒，如热非热。病见于营阴之弱，以阳法救之之治也。至如病人脏无他病，时发热、自汗出，而不愈者，其病亦由营分之弱。曰卫气不和者，为其淋巴管中水液，自行排泄于毛孔之外，而血分热度太低，不能排泄肌腠留恋之湿邪。两者不相和，故营分久郁而时发表热，但用桂枝汤于未发热之时，则血中热度增高，使肌肉中余湿一时蒸化成汗，与在表之水气合并而出，则营气与卫气混合为一，而病自愈矣。

此病后兼见发热自汗，身形如和，其脉微数。病见于营阴之弱，以阳法救之者也。向与门人王慎轩论《金匮》百合病，仲师所处七方，皆在发于阳者以阴法救之之例，而于发于阴者以阳法救之，篇中缺而不备。慎轩以为此二条足以当之，颇为近理。仲师所以不列于百合病者，或以不用百合之故，且欲留其不尽之旨，使人于无字处求之也。（《伤寒发微》卷第一《太阳上篇》）

太阳病无汗，小便反少，气上冲，此与"太阳篇"下后气上冲，可与桂枝汤如前法同。（《金匮发微》卷之一《痉湿暍病脉证治》）

太阳病，先发汗不解，而复下之，脉浮者，不愈。浮为在外，而反下之，故令不愈。今脉浮，故知在外，当先解外则愈，宜桂枝汤。（《伤寒发微》卷第一《太阳上篇》）

太阳病固自有先下之不愈，因复发汗，表里俱虚，其人因致冒，终以自汗解者；亦有下后气上冲，而仍宜桂枝汤者；亦有误下成痞，误下成结胸者；独发汗致痉之证，为中风所希见。（《金匮发微》卷之一《痉湿暍病脉证治》）

太阳病，下之后，其气上冲者，可与桂枝汤。气若不上冲者，不得与之。（《伤寒发微》卷第一《太阳上篇》）

"太阳篇"下之后气上冲者，可与桂枝汤；不上冲者，不得与之，所以然者，气上冲，则风邪不因下而陷，故仍宜桂枝汤。（《金匮发微》卷之二《腹满寒疝宿食病脉证治》）

病见腹满发热，是为表里同病。十日脉浮数，饮食如故，则里实未甚，而表邪未去。表邪为风，故用中风证之桂枝汤而去芍药；里实为大便硬，故用和燥气之小承气汤。此仲师参变方治，不从先表后里之例者也。（《金匮发微》卷之二《腹满寒疝宿食病脉证治》）

若太阳标热太盛，上冲于脑，则阙上或连太阳穴痛，颅骨之缝以得热而开，必将血流鼻孔而成衄，故头痛者必衄。所以然者，以腠理不开，而郁热上冒也。用桂枝汤以发肌理之汗，则汗一出而衄自止矣。（《伤寒发微》卷第一《太阳上篇》）

脾脏主湿，风中于肌肉，内应于脾，留著不去，即为风湿。原其始病，盖即《伤寒》"太阳篇"系在太阴之证也。翕翕发热，形如醉人，此即"太阳篇"翕翕发热、鼻鸣干呕之桂枝汤证。（《金匮发微》卷之二《五脏风寒积聚病脉证并治》）

阳明病，脉迟，汗出多，微恶寒者，表未解也，可发汗，宜桂枝汤。（《伤寒发微》卷第三《阳明篇》）

阳明之病，有自中风传来者，则营气先伤。以其所痹在肌肉，为孙络密布之区故也。中风之证，卫强而营弱。卫强则表汗自出，营弱则里气不达。脉迟者，营气不足之征也。此证肌腠未解，风从汗孔袭肌，必微恶风，可仍从太阳中风例，用桂枝汤发肌理之汗，使之由肌出表。然后营气与卫气相接，一汗而表热解，浮汗止矣（此证尝云微恶风者，肌未解也，今云微恶寒者，表未解也，实为仲师失检处）。（《伤寒发微》卷第三《阳明篇》）

烧针令发汗，此本桂枝汤证。先服桂枝汤不解，针风池、风府，却与桂枝汤，即愈之证也。（《伤寒发微》卷第二《太阳下篇》）

桂枝解肌，所以别于麻黄之解表，而于发热有汗恶风者宜之。若脉浮紧汗不出者，邪正方相持于皮毛，所赖营气未虚，血热足与外寒相抵，奈何在表之寒邪不驱之外泄，而反引之入里乎？不特此也。皮毛不开，而张发肌理之阳气，外不得泄，而郁于皮毛之内，不病喘逆，即增烦躁。近人不明此理，反谓桂枝汤为敛汗之剂（陈修园亦不免），前论与后文"当以汗解""复发其汗"诸条，显相抵牾。按之"解肌"二字，已不可通；推原其故，皆由李时珍本草误人。盖因本方有芍药，李时珍《纲目》不知何所依据，目为酸寒。市医以耳为目，于是谬谓芍药监桂枝之燥，及敛肝阴之邪说。不知芍药在《本经》但言苦平，苦者主泄，故能通营分之凝结。肌理为孙络满布，风袭肌理，营气凝闭而不解，故用芍药以泄之。妇人腹痛及疮疡肿痛皆用之，亦正以解血络之凝闭也（今人内证用白芍，外科用赤芍，其实则一）。然则桂枝汤之解肌，芍药实为主要，反谓监桂枝之燥烈，有是理乎？予尝亲试之，白芍甘而微苦，赤芍则甚苦，而皆无酸味（黄坤载《长沙药解》亦以为酸寒，真是糊涂万分）。明乎此，仲景立方本旨，乃可大白矣。（《伤寒发微》卷第一《太阳上篇》）

太阳桂枝汤证，本应发肌理之汗。所谓发热有汗，解外则愈也。设不解其外而反攻其里，肌理中未尽之汗液，尽陷为太阴寒湿，由是腹满时痛。设验其病体，按之而不痛者，桂枝倍芍药以止痛，使其仍从肌理而解；若按之而实痛者，则其肠中兼有宿食，于前方中加大黄以利之，使之表里两解。然后病之从太阳内陷者，仍从太阳而解。益可信太阴之病由，直接太阳，不在三阳传遍之后矣。（《伤寒发微》卷第四《少阳篇》）

所以用桂枝、甘草者，桂枝汤方治，原所以去邪风，而于本方风引之义，固未尽合。盖桂枝汤发脾阳之汗而出之肌理，原为营气不虚者而设。（《金匮发微》卷之二《中风历节病脉证并治》）

甘草、生姜、大枣以助脾阳，桂枝以宣阳气，芍药以泄营分。（《伤寒发微》卷第一《太阳上篇》）

湿在心下，胃不能受，则为干呕；皮毛之浮汗，但泄水气，而肌理之营气不行，故虽至数十日，阳旦证依然不减，仍当用桂枝加桂并加附子一枚之阳旦汤，以助里阳而发肌理之汗，其病方愈。所以加牡桂、附子者，桂枝汤治其本病，病久而里阳虚，非加桂、附以助之，肌理之汗不出也。（《金匮发微》卷之四《妇人妊娠病脉证治》）

风湿一证，起于皮毛，失治则入肌理；肌理失治，则流关节；关节失治，则久成历节。故风湿之始病，起于中风；故第一方治，即用中风之桂枝汤，去芍药而加附子。所以加附子者，以其善走，停蓄不流之湿，得附子阳热之气，将挟之而俱动也。过此则由肌肉湿痹，脾胃之外主肌肉者，亦以阳气不通，日见停顿。脾不升清，胃不降浊，以致大便日坚（不动则津液日消，若阴干者然，譬之沟渠不流，则腐秽积也）。故第二方用中风之桂枝汤，于原方去芍药外，去桂枝加附子、白术以补中而逐水，使中气得温而运行，则大便之坚者易去，湿之渍于肌理者亦得从汗外解。故风湿第二方，用

中风之桂枝汤，去芍药、姜、枣，而加术、附，使在里之湿，悉从腠理外泄而病已解矣。(《伤寒发微》卷第二《太阳下篇》)

痉病为风燥伤筋之证。血虚不能养筋，而复加以灸疮，使其证属中风传来，则当用瓜蒌根以生津，桂枝汤以发汗。(《金匮发微》卷之一《痉湿暍病脉证治》)

【禁忌】

桂枝本为解肌，若其人脉浮紧，发热、汗不出者，不可与之。常须识此，勿令误也。(《伤寒发微》卷第一《太阳上篇》)

温覆令一时许，遍身漐漐微似有汗者益佳，不可令如水流漓，病必不除。若一服汗出病瘥，停后服，不必尽剂。若不汗，更服依前法。服一剂尽，病证犹在者，更作服；若汗不出者，乃服至二三剂。禁生冷、黏滑、肉面、五辛、酒酪、臭恶等物。(《伤寒发微》卷第一《太阳上篇》)

发汗后，不可更行桂枝汤。(《伤寒发微》卷第一《太阳上篇》)

若服麻黄汤后，汗出而喘，岂有更行桂枝汤之理？此条无待烦言者。仲师言此，特欲辨发汗后更见何证耳。(《伤寒发微》卷第一《太阳上篇》)

况本论又云，桂枝本为解肌，若其人脉浮紧汗不出者，不可与之。则身疼痛而急当救表之证，身必无汗，脉必浮紧，桂枝汤正在禁例，何得反云宜桂枝汤？故知仲景原文，必云救表宜麻黄汤。学者读仲景书，不观其通，一切望文生训，一旦用之失当，反令活人方治不能取信于病家，此真与于不仁之甚也。(《伤寒发微》卷第二《太阳下篇》)

太阳病，外证未解，不可下也，下之为逆，欲解外者，宜桂枝汤。(《伤寒发微》卷第一《太阳上篇》)

夫风温为病，其受病与中风同，所以别于中风者，独在阴液之不足，故脉浮、自汗、心烦、脚挛急者，不可与桂枝汤，得汤便厥。(《金匮发微》卷之一《痉湿暍病脉证治》)

又其甚者，寒湿太重，一下而成无阳之脏结，是又在不可攻之例矣。是故一经下陷，而气不还者，则气不上冲；下陷而有所留滞，则气亦不上冲。所以不得与桂枝汤者，为其已成坏病也。(《伤寒发微》卷第一《太阳上篇》)

若酒客病，不可与桂枝汤，得之则呕，以酒客不喜甘故也。(《伤寒发微》卷第一《太阳上篇》)

【医案】

◇ 感冒

白漾街，王左。汗已出，热未彻。宜桂枝汤和之。

川桂枝三钱，白芍三钱，炙甘草二钱，生姜七片，红枣十枚。

王慎轩记：此案初方系用麻黄汤，因服后汗虽出而热仍发，乃予此方。其后再来复诊，病已痊愈，仅予调理而已。初方见于前，后方不关重要，故皆不录。（王慎轩《曹颖甫先生医案·伤寒门·汗后不解》）

汤左。二月十八日。太阳，中风，发热，有汗，恶风，头痛，鼻塞，脉浮而缓，桂枝汤主之。

川桂枝三钱，生白芍三钱，生甘草钱半，生姜三片，红枣六枚。

姜佐景按：《大论》曰："太阳病，发热，汗出，恶风，脉缓者，名曰中风。"又曰："太阳病，头痛，发热，汗出，恶风，桂枝汤主之。"观此二条，知桂枝汤证又名曰中风。所谓"名曰"者，知前人本有此名，仲圣不过沿而用之。惟严格言之，桂枝汤证四字，其义较广，中风二字，其义较狭。易言之，中风特桂枝汤证之一耳。又此中风非杂病中之中风，即非西医所谓脑溢血、脑充血之中风。中医病证名称每多重复，有待整理，此其一斑耳。至考此所以异证同名之理，盖为其均属风也。中之者浅，则仅在肌肉，此为《伤寒论》之中风。中之者深，则内及经络，甚至内及五脏，此为杂病之中风，所谓风为百病之长也。

仲圣方之药量，以斤两计，骤观之，似甚重。实则古今权衡不同，未许齐观。历来学者考证，达数十家，比例各异，莫知适从。且古今煎法服法悬殊。古者若桂枝汤但取初煎之汁，分之为三，曰一服、二服、三服。今则取初煎为一服，次煎为二服，是其间不无径庭。姑摒此种种勿论，简言之，吾师之用量，大抵为原方之什一，例如桂枝、芍药原作三两者，师常用三钱是也。余视证之较轻者，病之可疑者，更减半用之，例如桂、芍各用钱半是也。以此为准，利多弊少。

曹颖甫曰：桂枝汤一方，予用之而取效者屡矣。尝于高长顺先生家，治其子女，一方治三人，皆愈。大约夏令汗液大泄，毛孔大开，开窗而卧，外风中其毛孔，即病中风，于是有发热自汗之证。故近日桂枝汤方独于夏令为宜也。

姜佐景又按：近世章太炎以汉五株钱考证，每两约当今三钱，则原方三两，一剂当得九钱，再以分温三服折之，每服亦仅得三钱耳。由是观之，原方三两，今用三钱，于古法正无不合也。（《经方实验录·桂枝汤证其一》）

余尝于某年夏，治一同乡杨兆彭病。先，其人畏热，启窗而卧，周身热汗淋漓，风来适体，乃即睡去。夜半，觉冷，覆被再睡，其冷不减，反加甚。次日，诊之，病者头有汗，手足心有汗，背汗不多，周身汗亦不多，当予桂枝汤原方。

桂枝三钱，白芍三钱，甘草一钱，生姜三片，大枣三枚。

又次日，未请复诊。后以他病来乞治，曰："前次服药后，汗出不少，病遂告瘥。药力何其峻也？"然安知此方乃吾之轻剂乎？

姜佐景按：或谓仲圣之"脉证治法"似置病因、病原、病理等于不问，非不问也，第不详言耳。惟以其脉证治法之完备，吾人但循其道以治病，即已绰有余裕。故常有病已愈，而吾人尚莫明其所以愈者。

曹颖甫曰：仲景非不言病因病理也。夫邪风外乘，乃病中风，欲救邪风者，宜桂枝汤，此非病因乎？卫不与营和，乃自汗出。风中肌肉，著于营分，而卫气不伤，故卫强而营弱。行水之卫气不伤，故毛孔自能出汗；行血之营气受困，故肌腠不能作汗；致皮毛与腠理显分两橛，而不能相合，故曰不和。不和者，不合也。用桂枝汤以发肌腠之汗，而营卫自和矣。此非病理乎？读书能观其通，则思过半矣。（《经方实验录·桂枝汤证其二》）

我治一湖北人叶君。住霞飞路霞飞坊。大暑之夜，游大世界屋顶花园，披襟当风，兼进冷饮。当时甚为愉快。顷之，觉恶寒，头痛，急急回家，伏枕而睡。适有友人来访，乃强起坐中庭，相与周旋。夜阑客去，背益寒，头痛更甚，自作紫苏生姜服之，得微汗，但不解。次早乞诊，病者被扶至楼下，即急呼闭户，且吐绿色痰浊甚多，盖系冰饮酿成也，两手臂出汗，抚之潮。随疏方，用之。

桂枝四钱，白芍三钱，甘草钱半，生姜五片，大枣七枚，浮萍三钱。

加浮萍者，因其身无汗，头汗不多故也。次日，未请复诊。某夕，值于途，叶君拱手谢曰：前病承一诊而愈，先生之术可谓神矣！

姜佐景按：一病一证之成，其病因每不一而足。本案示"风"之外，更有"冷饮"，外为风袭，内为饮遏，所谓表里两病。是犹国家不幸，外有强邻之侵，内有异党之忧，两相牵制，证情复杂。故见证较前案多一"吐"字，可见病人之证随时变化，决不就吾医书之轨范。而用药可加减，又岂非吾医者之权衡，观本方用生姜五片可知矣。

曹颖甫曰：此公系同乡高长佑先生之友。予因治其妻神经病，始识之。盖其妻饮食如故，但终日歌唱，或达旦不寐。诊其脉滑疾，因用丁甘仁先生法，用猪心一枚剖开，内藏辰砂二钱、甘遂二钱，扎住，向炭炉煨枯，将甘遂、朱砂研成细末。一服而大下，下后安眠，不复歌唱矣。后以十全大补汤收膏调之，精神胜于未病时。附录之，以资谈助。（《经方实验录·桂枝汤证其三》）

姚左。发热，头痛，有汗，恶风，脉浮缓，名曰中风，桂枝汤加浮萍主之。

川桂枝三钱，生白芍三钱，生甘草钱半，浮萍三钱，生姜三片，大枣三枚。

服药后进热粥一碗，汗出后，诸恙可愈。汗出热不除，服后方，热除不必服。

生川军三钱，枳实三钱，厚朴钱半，芒硝二钱冲，生甘草钱半。

姜佐景按：上列二方乃师初诊时一次疏予者也。他医似无此例，然师则常为之。师曰："我今日疏二方，病者明日可以省往返之劳，节诊金之费，不亦善哉？"虽然，苟我师无先见之明，能预知明日之变证者，其亦安肯若是耶？

浮萍为我师暑天常用之药，多加于桂枝汤中。师每赞其功。

病者姚君持方去后，竟不敢服。质疑于恽铁樵先生之门人某君。某君曰：先解其表，后攻其里，是乃仲圣之大法也，安用疑为？卒从其言。服后汗出，果如方案所记，诸恙悉愈。不意半日许，复热，病者固不知此热却非彼热，姑壮胆服后方，竟便行而热除。三日，悉如常人。

余问曰：桂枝汤之后，有宜继以承气者，有无须继以承气者，其间岂无辨认之点耶？师曰：病者初诊，吾见其苔作黄色而且厚，吾以是用承气也。余曰：诺，举一反三，又岂惟苔黄厚而已？则凡便之不畅或不行者，口渴者，阙上痛者，或素体热盛者，莫非皆承气之预见证乎？予自是亦能效吾师之法，一诊而疏二方矣。

以余临床实验所得，凡服桂枝汤后，桂枝证除而转为阳明轻证，又服承气而病愈不传者，甚多。状此事实，则"一日太阳，二日阳明"八字恰甚贴切。虽然，此仅就太阳病服药者言，若不服药，恐又非如是矣。余固不谓《内经》之一日至六日相传一说，尽合于事实者也。

曹颖甫曰：予治伤寒学，早于仲师《大论》中证明七日为一候，一候为一经，二候为再经，六经传遍当在四十二日。然亦有不作再经者，由其肠胃中本不燥实也。若太阳之病初起，阳明先见燥实，则先解其表，后攻其里，即为正治。

予昔治赵庭槐之妻常以一方笺书二方，治愈者不止一二次。又尝治缪桂堂亦用二方并书一笺，缪不识字，误以二方之药并煎，亦汗出便通而愈。（《经方实验录·太阳转阳明其一》）

徐柏生。初诊：微觉恶寒，头痛，左脉甚平，右脉独见浮缓，饮暖水，微有汗，而表热不去，此风邪留于肌腠也。宜桂枝汤加浮萍。

川桂枝三钱，生白芍三钱，生甘草一钱，浮萍三钱，生姜三片，枣七枚。

二诊：汗出身凉，大便不行，宜麻仁丸。脾约麻仁丸三钱，芒硝泡汤送下。

拙巢注：药后大便行，愈矣。（《经方实验录·太阳转阳明其二》）

◇ 感冒、泄泻

谢先生。三伏之天，盛暑迫人，平人汗流浃背，频频呼热，今先生重棉叠衾，尚觉凛然形寒，不吐而下利，日十数度行，腹痛而后重，小便短赤，独其脉不沉而浮。《大论》曰：太阴病，脉浮者，可发汗，宜桂枝汤。本证似之。

川桂枝钱半，白芍钱半，炙甘草钱半，生姜二片，红枣四枚，六神曲三钱，谷麦芽各三钱炒，赤茯苓三钱。

姜佐景按：谢君先是应友人宴，享西餐，冰淇汽水，畅饮鼓腹。及归，夜即病下利。三日不解，反增剧。曾投轻剂乏效。愚则依证治之，虽三伏之天，不避桂枝。服后果表解利稀，调理而瘳。

本案不吐而下利，又异于前案，所谓证有变化是也。吐者为胃不和，利者为肠不和。然而能吐能利，胃肠尚有抗毒逐邪之机能，病未得为进也。

《大论》"太阴篇"云："太阴病，脉浮者，可发汗，宜桂枝汤。"舒驰远疑本条有误，当以理中为主，内加桂枝云云。说似有见，然而理中加桂枝为偏里，桂枝汤为偏表，今脉浮表证重，故宜桂枝汤。况曰"宜"，而不曰"主之"，其宾主层次之分了然矣。

曹颖甫曰：本案桂枝汤证其实为太阴病，盖桂枝汤为证见脉浮之本方，虽重棉叠衾，尚觉恶寒，有似麻黄汤证，不知桂枝汤证原自有啬啬恶寒者，况脉浮而不紧，其不为麻黄汤证明矣。因下利之为食滞也，加六神曲、炒谷麦芽，因小便短赤也，加赤茯苓，可以悟随证加减之法矣。

姜佐景又按：本年（二十五年）六月二十四日起，天时突转炎热，友人沈君瘦鹤于其夜进冰淇淋一客，兼受微风。次日，即病。头胀，恶风，汗出，抚其额，微冷，大便溏泄，复发心悸宿恙，脉遂有结代意。与桂枝、白芍、炙甘草各钱半，生姜一片，红枣六枚切。

夜服此，又次早醒来，诸恙悉平。

惟心悸未愈，乃以炙甘草汤四剂全差。诸方均不离桂枝。

又越日，孙椒君以进梅浆，病下利，恶风，冷汗出，头胀，胸闷，骨酸，腿软，不欲食而呕，一如沈君，给方与沈同。

惟孙君以午夜市药，药肆不备红枣，任缺之。服后，一时许，热汗漐漐遍体，舒然睡去。翌早醒来，不知病于何时去。

然则桂枝汤实为夏日好冷饮而得表证者之第一效方，又岂惟治冬日北地之伤寒而已哉？

夫伤寒而必限于北地，北地而必限于冬日，抑何固执之甚邪？使有见我治沈、孙之方，而曰："桂枝、生姜皆辛热之品，值此炎令，何堪抱薪救火？甘草、大枣又悉甘腻之物，甘增中满，腻能恋邪。若芍药之酸收更属不合。综药五味，乃无一可用者。"若病者无坚决之信仰，聆此评语，得毋弃吾方而不敢服乎？

然则桂枝汤证之病理果如何，桂枝汤之药理又如何？至此，不能不有所解说。在余未陈己意之前，姑略引诸家之说，以资参考。《医宗金鉴》略云："桂枝辛温，辛能散邪，温从阳而扶卫。芍药酸寒，酸能敛汗，寒走阴而益营。桂枝君芍药，是于发汗中寓敛汗之意。芍药从桂枝，是于固表中有微汗之道……"陆氏九芝曰："桂枝者，能入营而出卫者也。太阳主开，今风乘之，而过于开，则必祛风外出，而太阳之气始复其常。但中风为虚邪，营气已弱，是宜慢泄。又风邪已近肌肉，即为肝气乘脾，故君以桂枝，而必以养血和中者为臣。风能化热，以芍药之凉者监之……"柯氏韵伯曰："此为仲景群方之魁，乃滋阴和阳，调和营卫，解肌发汗之总方也……"此皆不离营卫以为说。先贤有谓桂枝汤中不应有酸寒之芍药，而祝味菊先生则曰："本汤之组合，应以芍药为主药，桂枝为重要副药。盖适用本方之标准，在皮肤蒸发机能亢进而自汗出者，故用芍药以调节其亢进之机能。桂枝则不过补助心脏之作用而已，故麻黄汤中亦用之，其非主药可知也。"此二说也，相左特甚。汤本右卫门《皇汉医学》云："余之经验，凡用芍药、大枣、甘草之证，必诊得筋肉挛急，而于直腹筋最为明确……可为三药之腹证……亦可为本方之腹证……以上纯属理论，实际上当随师论，准据脉证外证，可以不问腹证也。"此说前后参差，亦堪商矣。众说纷纭，吾将安从？

虽然，吾侪自当从实验中求解决，安可囿于前贤近哲之说，以自锢也哉？今有桂枝汤中风证病人于此，恶风头痛，发热汗出，诸状次第呈现。顾汗出不畅，抚之常带凉意，是可谓之曰"病汗"。设其人正气旺，即自疗机能强者，其发热瞬必加甚，随得畅汗，抚之有热意，于是诸状尽失。可知一切毒素（包括外来之病原物，及内壅之排泄物）已随此畅汗以俱去，此所谓"法当汗解"是也。设其人正气不足以办此，则必须假外物或动作以为助。例如啜滚热之茶汤可以助汗；作剧烈之运动，就温水之淋浴，亦皆可以助汗。方法不一，致汗则同（当炎暑之日，吾人周身舒适无汗之时，偶作此三事，则致汗甚易，可为明证）。及此汗出，病亦寻差。然而中风证之重者，又非此简易疗法所可得而几，何况吸水太多，胃不能容，运动就浴，又易伤风，于是乎桂枝汤尚矣。

及服桂枝汤已，须臾，当饮热稀粥一小碗，以助药力，且卧床温覆。一二时许，将遍身漐漐微似汗出（似者，续也，非"似乎"也），病乃悉去。此汗也，当名曰"药汗"，而别于前之"病汗"也。"病汗"常带凉意，"药汗"则带热意。病汗虽久，不足以去病，药汗瞬时，而功乃大著，此其分也。有桂枝证者来求诊，与桂枝汤，告之曰："服此汗出，病可愈矣。"彼必曰："先生，我本有汗也。"夫常人不知病汗、药汗之分，不足为责。独怪一般医家尚有桂枝汤能发汗能止汗之辩，呶呶相争，无有已时。不知以中风证而服桂枝汤，"先得药汗"，是"发汗"也，"病汗"遂除，亦"止汗"也。是故发汗止汗二说，若以为非，则均非，若以为是，则均是，惜乎未观其通，尚差一筹耳！

桂枝为阳药，内含"挥发油"，故能发散。芍药为阴药，内含"安息酸"，故能收敛。收敛之后，继以发散，发散之极，转又收敛。二者互为起讫，如环无端，依道运行，周而复始，是故收敛并无停滞之意，发散更非不复之谓。所以分名之者，盖但示其运行之方向不同已耳。由是可知桂芍之分工，实乃合作。况微丝血管之周布于身，无远勿届，与肌肉、神经、汗腺等杂沓而居。故动静脉血运加速之后，势必生热，较此前之发热尤盛。热蒸汗腺，热必汗出。与吾人剧烈运动之后，心脏鼓动加速，脉搏加速，血运加速，全身发热，因而汗出，理正相同。惟此运动而生之汗，不必有若何毒素于其间，若夫先病后药，因而得汗，其汗必含毒素无疑。本汤煎服法中曰："遍身漐漐，微似有汗者益佳……若不汗，更服……又不汗，后服小促其间……若汗不出，乃服至二三剂……"仲圣谆谆垂教，再三叮咛，以求一汗而后已者，抑亦何哉？曰：盖惟借此"药汗"，方能排除一切毒素故耳！

炎暑之日，汗流浃背，诚能畅进冰制饮料，汗乃遂止。所以然者，冰能凉胃故也。然则凉胃既可以止汗，今欲出汗，又何可不温胃？于是温胃之良药，兼可以止呕之生姜为必需之品矣。又恐汗出过多，将伤胃液，于是用大枣以摄持之。又虑肠居胃下，胃失和则肠有受传之虞，于是预用甘草以安之。要之。姜也，枣也，草也，同为温和胃肠之圣药。胃肠性喜微温，温则能和，故云。胃肠既受三药之扶护而和，血液循环又被桂芍之激励而急，表里两合，于是遍身漐漐汗出。若其人为本汤证其一其二之表证者，随愈，即有本汤证其三之吐者，亦愈，或有本汤证其四之利者，亦无不愈。使更能明其孰轻孰重，加以权衡，则更善矣。（《经方实验录·桂枝汤证其四》）

◇ **月经后期而少**

王右，无表证，脉缓，月事后期而少，时时微恶寒，背部为甚，纳谷减，此为血运迟滞，胃肠虚弱故也，宜桂枝汤以和之。

川桂枝三钱，大白芍三钱酒炒，炙甘草三钱，生姜三片，大枣十二枚。

姜佐景按：吾国旧式妇女平日缺少运动，每致食而难化。冬日限于设备，又未能勤行沐浴。而家庭组织庞杂，妯娌姑嫂每难和睦，因而私衷抑郁，影响气血。始则气逆脘痛，纳谷不畅，自称曰肝胃气，书则谓木侮土。名虽有雅俚显晦之分，实则无二致也。驯至头晕，心悸，经事不调，成俗所谓贫血症。按其脉，常缓而无力。若贫血甚者，反成细小而数。不待风寒之侵袭，而常萧瑟恶寒，尤其在冬日为甚。余逢此等证状，常投桂枝汤原方。病者服后，陡觉周身温暖，经脉舒畅，如曝冬日之下，如就沐浴之后。此无他，桂芍活血之功也。而向之大便难者，今乃得润滑而下，因甘草安肠，本有缓下之力。若大便仍坚据不动，不妨加大黄每剂一钱，以微利之，生者固佳，制者亦可。二三剂后，便乃畅行，且胃开矣。其用甚妙，亲历者方能言之。若嫌大黄近于霸道，则不妨改用研麻仁每剂四五钱，亦可缓缓奏功。况又有姜枣以刺激其胃机能，令化谷食为精微，渊源既开，血乃渐滋。吾师常以简括之句表本汤之功，曰："桂枝汤功能疏肝补脾者也。"盖肝主藏血，血行既畅，神经胥得涵养，可杜烦躁之渐，故曰疏肝，亦曰平肝。脾本概括消化系统而言，今肠胃既健，故曰补脾，善哉言乎。

于此有一要点须注意及者，即本案王右服桂枝汤后是否汗出是也。曰：不汗出，但觉周身温暖而已。然则桂枝汤果不能发汗乎？曰：发汗与否乃服后之现象。服后之现象等于方药加病证之和，非方药可得而独专也。详言之，桂枝汤必加中风证，乃得"药汗"出，若所加者非中风证，而为如本案之里证（姑名此以别于太阳中风之表证），必不得汗出，或纵出而其量必甚微，甚至不觉也。吾人既知此义，可以泛应诸汤。例如服麻黄汤而大汗出者，必其人本有麻黄汤证；服承气汤而大下者，必其人本有承气汤证。反之，加麻黄汤于承气证，加承气汤于麻黄证，则欲下者未必剧汗，欲汗者未必剧下，有可断言者。然而病之形能既乱，于是坏病成矣。

或问曰："桂枝汤既能治表证，又能治里证，表里不一，方药却同，亦有仲圣之言可资证明乎？"曰："师曰：妇人得平脉，阴脉小弱，其人渴，不能食，无寒热，名妊娠，桂枝汤主之。"夫曰"无寒热"，非即无表证之互辞乎？曰"不能食"而"渴"，非即胃肠虚寒，不能化谷食为精微乎？曰"名妊娠"，非即谓无病而更无表证乎？

或又曰：若是论之，桂枝汤直是一首补方，纵令完全无病之人，亦可服此矣。曰：何莫不然？惟严格言之，平素肠胃实热，血压亢进之人，究不甚宜，毋须一试。若夫素体虚寒之老人及妇女服此，诚有意想不到之效力。故仲圣以本汤为温补主方，加桂即治逆气冲心，加附子即治遂漏不止，加龙骨、牡蛎即治盗汗失精，加白芍、饴糖即治腹中痛，加人参、生姜、芍药即治发汗后身疼痛，更加黄芪、当归即泛治虚劳，去白芍加生地、麦冬、阿胶、人参、麻仁即治脉结代、心动悸，无一非大补之方。综计《伤寒论》中，共一百一十三方，由桂枝汤加减者乃占二十余方。然则仲圣固好用补者也。谁谓《伤寒》方徒以攻劫为能事乎？

曹颖甫曰：本案桂枝汤证其六亦当属诸太阴。盖桂枝汤一方，外证治太阳，内证治太阴，仲师于两篇中既列有专条矣，此又何烦赘说！惟以此治太阳证，人所易知，以之治太阳病之系在太阴者，为人所不信，自有此验案，益可见仲师之言，初无虚设矣。夫仲师不云太阴病，腹满而吐，食不下，自利腹痛乎？设太阴病遇浮缓之太阳脉，即桂枝汤证矣。（《经方实验录·桂枝汤证其六》

◇ 儿科腹痛

缪姓小儿，腹痛下利，发热。经言"肠澼身热，法在不治"，然考全身疼痛腹满，乃是太阳太阴合病。发热而身痛证属太阳，腹满而痛证属太阴。

予按仲师法先授以桂枝汤，身之疼痛止，表热亦衰。窃意投以四逆，可应手愈矣。不意连服四剂，小便虽多，而利仍不愈，且不欲食，胃气不绝者如线。予曰此药败胃也。因即令其停药，每日以干姜三钱、乌梅肉三钱，煎粥饮之。八日后始得大解，十二日易粥而饭、仍日下三两行，二十四日乃瘥。（《曹颖甫医案·内科疾病·痢疾》）

◇ 疮疡

虞师舜臣尝曰："一·二八"之前，闸北有一老妇，其子服务于邮局。妇患脑疽病，周围蔓延，其径近尺许。启其所盖膏药，则热气蒸蒸上冒，头项不能转侧。余与余鸿孙先生会诊之，三日不见大效。四日诊时，天色已晚，见病者伏被中，不肯出。询其故，侍者曰：每日此时恶寒发热汗出。余乃悟此为啬啬恶寒，翕翕发热之桂枝汤证。即用桂枝五分、芍药一钱，加姜草枣轻剂投之。

次日，病大减，遂逐日增加药量，至桂枝三钱、芍药五钱，余三味亦如之，不曾加他药。数日后，竟告全愈云。

姜佐景按：脑疽，病也。虞余二先生先用治脑疽法治之，三日不见大效。及察知病人有桂枝汤证，试投桂枝汤，用桂枝不过五分，芍药不过一钱，姜草枣又皆和平之品，谅其为效也当仅矣。然而功出望外，毋怪虞师之惊奇，且用独方而竟全功，更可见惟能识证者方能治病。何况仲圣方之活用，初非限于桂枝一汤，仲圣所以于桂枝汤加减法独详者，示后人以楷模耳。果能将诸汤活而用之，为益不更大哉？由是细研，方知吾仲圣"脉证治法"之真价值。

曹颖甫曰：丁甘仁先生有言，脑疽属太阳，发背属太阳合少阴。二证妄投凉药必死。旨哉言乎！尝记予少时，居江阴东乡之后塍，有蒋昆田者，中医也，尝患脑疽，家居不出，三日。先考遇之于市上，问所患，曰：愈矣。问何法治之，曰：桂枝汤耳。问用桂枝几何，曰：四分耳。以四分之桂枝，能愈脑疽，宜虞生用五分之有特效也。惟蒋之证情轻，故四分已足。老妇之证重，故加至三钱。若狃于蒋之四分，而援以为例，设遇重证当用三四钱者则殆矣。（《经方实验录·桂枝汤证其五》）

| 桂枝加葛根汤 |

【组成】

桂枝三两去皮　芍药三两　甘草二两炙　生姜三两切　大枣十二枚劈　葛根四两

上六味，以水七升，内诸药，煮取三升，去滓，温服一升，不须啜粥。（《伤寒发微》卷第一《太阳上篇》）

【应用】

太阳经脉，出脑下项，夹脊抵腰中。寒邪随经下陷，则项背强几几（鸟之短羽貌，犹诗所谓不能奋飞也）。邪阻太阳经隧，至于拘挛不解，坐卧行起，无不牵掣，一似寒邪伤于表分，经脉被束而不舒。然果系寒郁于表，即不当见汗出恶风之中风证，今乃反见汗出恶风，则其为桂枝证无疑。但病邪既陷太阳经输，固当加葛根以提而出之。其不用葛根汤者，有汗则皮毛本开，不必再用麻黄也。（《伤寒发微》卷第一《太阳上篇》）

【方论】

二阳并病，与上太阳阳明合病，同源而异证。故有太阳水气未能作汗外泄，流入肠胃而成下利者；有因汗液不澈，水气郁于胃之上口而病呕逆者。以水气不尽，牵涉足阳明胃，故谓之合病。今以汗出不澈，转属阳明，其病亦由水气内停，非胃中有燥屎邪热上熏脑部，心神无所寄托，而作谵语之证也；亦非大实满痛，阳明支脉从腹下髀走伏兔者，牵掣右膝膑而不良于行也。虽续自汗出，不恶寒，时有阳明见象，但兼有项背强、汗出恶风诸证。一经误下，反伤在里之阳气，不能助之出表。即前文所谓外证未解，不可下，下之为逆也。此证当以发汗为正治。但仲师言可小发汗，而不出方治。张隐庵以为桂枝麻黄各半汤，似亦未当。夫麻黄本为无汗恶寒而设，岂有续自微汗出不恶寒而可用麻桂各半汤者？其必为桂枝加葛根无疑也。设太阳标热欲泄不得，则必郁而上浮。视病者之面，赤色渐次增加，则较之微汗出不恶寒者，证情殊异，治法正自不同，但需荆芥、防风、紫苏、僵蚕、蝉衣等味，煎汤熏其头面。阳气之内郁者，当从汗解。（《伤寒发微》卷第一《太阳上篇》）

【鉴别】

盖白虎汤方治，要为偏于阳热而设，且以吐下伤津液之后始用人参。故同为太阳阳明合病，太阳表病重于里热者则宜桂枝加葛根汤；阳明里热重于太阳者，则宜白虎加人参汤。夫各有所当也。（《伤寒发微》卷第二《太阳下篇》）

【禁忌】

余如桂枝将息及禁忌法。（《伤寒发微》卷第一《太阳上篇》）

| 桂枝加厚朴杏仁汤 |

【组成】

桂枝三两　甘草二两　生姜三两　芍药三两　大枣十二枚　杏仁五十枚
厚朴二两炙，去皮。后仿此

上七味，以水七升，微火煮取三升，去滓，温服一升，覆取微似汗。
（《伤寒发微》卷第一《太阳上篇》）

【应用】

喘家，作桂枝汤，加厚朴、杏子佳。凡服桂枝汤吐者，其后必吐脓血也。（《伤寒发微》卷第一《太阳上篇》）

太阳病，下之微喘者，表未解故也，桂枝加厚朴杏仁汤主之。（《伤寒发微》卷第一《太阳上篇》）

惟其虽经误下而气仍欲出表，不甚则为微喘，桂枝汤加厚朴杏子主之。（《伤寒发微》卷第一《太阳上篇》）

【鉴别】

心下水气甚微，可决为非小青龙证。此正与下后气上冲可与桂枝汤同例。究其所以喘者，则以心下微有水气，肺气不宣之故。故于桂枝汤方中，加厚朴、杏仁以蠲微饮，而宣肺郁，则汗一出而微喘定矣。此桂枝加厚朴杏子所以为下后微喘之主方也。（《伤寒发微》卷第一《太阳上篇》）

【方论】

桂枝汤方中加厚朴之苦温，以去脾脏之湿；杏仁之苦泄，以疏肺脏之热。或可用之，否则肺脾二脏多湿热之人，本不喜甘，更用大枣以助脾湿而壅肺气，无论服汤必呕，而标热一盛再盛，肺痈既成，必吐脓血。如不得已而用桂枝汤，或加厚朴、杏仁而去大枣，理亦可通。（《伤寒发微》卷第一《太阳上篇》）

太阳病下之微喘者，表未解故也，桂枝加厚朴杏子汤主之。加厚朴以舒胸膈，加杏仁以宣肺气，以肺为主气之脏，喘家为表未开而肺气郁也。（《伤寒发微》卷第二《太阳下篇》）

前文喘家用桂枝汤加厚朴杏子佳，为酒客病言之也。酒客则伤脾与肺，固当加厚朴以燥脾脏之湿，杏仁以疏肺脏之气。然究非正治，特酒客病未曾化热者宜之耳。若已化热，其势将成肺痈。（《伤寒发微》卷第一《太阳上篇》）

| 桂枝加附子汤 |

【应用】

太阳病，汗、吐、下、温针，病仍不解，仲师但言桂枝不中与，又曰观其脉证，知犯何逆，随证治之，然未尝标明何证何方，令人无从揣测。此当研求而得其大要，以为临证标准。假如发汗温针亡阳，则有脉微身寒之变，宜桂枝加附子汤。（《伤寒发微》卷第一《太阳上篇》）

但亦有恶寒蜷卧而不下利者，譬之冬令雨雪不甚，虽当阳回冰泮之期，绝无潦水流溢。时自烦者，阳回之渐，欲去衣被，则阳气勃发之象也。盖人之一身动作奋发则毗乎阳，幽昧则毗乎阴。方其恶寒蜷卧，一幽昧纯阴之象也；时自烦，则郁而欲动矣；烦而欲去衣被，则心气勃发，皮毛肌腠，阳气充溢矣。此证水气不从下消，当从汗解，但用桂枝加附子汤，便当一汗而愈，故亦云可治也。（《伤寒发微》卷第四《少阴篇》）

【医案】

◇ 血证

胡右。脉迟细而频，胁痛背寒，手足冷，吐黑血，短气，此为内有瘀血，元阳大衰，宜壮阳化瘀。

生附块二钱，炙潞党二钱，紫桂心一钱，茜草炭一钱半，藏红花三钱，桃仁泥三钱，牛膝炭一钱，十灰丸二钱。

吐黑血已止，惟阳气未回，手足厥冷，新血未复，夜不成寐，今当壮阳和血。

生附块二钱，炙潞党三钱，生白术三钱，炮姜炭一钱，全当归三钱，炙远志一钱半，广木香一钱，酸枣仁三钱，龙眼肉十枚。

夜已得睡，胁痛亦止，但背寒短气，手足厥冷，六脉若无，头眩欲厥，急当回阳。

生附块五钱，鹿角五钱，紫桂心一钱，参三七二钱，生潞党四钱，全当归三钱，生白术三钱，淡干姜二钱，炙甘草二钱，朱茯神三钱。

大进温经回阳，厥逆已回，头眩亦止，但背尚恶寒，口渴不引饮，气短神疲，脉亦未起，此属太阳水津不布，宜桂枝加附子汤主之。

川桂枝三钱，生附块四钱，生白芍二钱，生潞党四钱，煨葛根五钱，泽泻三钱，炙甘草二钱，红枣十二枚，生姜一小块，葱二十支去头尾。

服前药，脉已复，背已温，口亦不渴，惟气尚短，四肢无力，当予健脾。

炙潞党四钱，淡干姜二钱，生白术二钱，炙甘草二钱，炒谷芽三钱，炒扁豆五钱，怀山药四钱，云茯苓三钱，全当归三钱，川断肉三钱。

王慎轩记：此病始于跌伤，伤则瘀血而吐黑血，惊则气怯而阳虚，且其人素肥，血本不旺，阳本不盛，以致变病百出，治之稍缓，命必危矣。其第二方曾服六剂，以吐血重症，谁敢重用附桂。然此病前后五方，曾用附子半斤之谱，病始痊愈。若照近日时医之习惯，视附子如蛇蝎者，此人尚复有生理哉。予代诊取效，曹师云然，故并录之。（《曹颖甫医案·内科疾病·阳虚》）

| 桂枝去芍药汤 |

【应用】

太阳病，下之后，脉促胸满者，桂枝去芍药汤主之。（《伤寒发微》卷第一《太阳上篇》）

【方论】

太阳病下之后，其脉促，则太阳表气不因误下而陷，而反欲上冲。气上冲者，虽不结胸，其胸必满，无他，为其营气欲出，卫不与之和也。故其证当从汗解，上篇桂枝去芍药汤主之者，即系此证。（《伤寒发微》卷第二《太阳下篇》）

太阳病，下之后，脉促胸满者，桂枝去芍药汤主之。……下后气上冲，则脉促而胸满。气上冲者，阳有余而阴不足，芍药苦泄伤阴，非阴虚者所宜，故去之。（《伤寒发微》卷第一《太阳上篇》）

桂枝加芍药生姜各一两人参三两新加汤

【组成】

桂枝三两　芍药四两　甘草二两　人参三两　大枣十二枚　生姜四两

上六味，以水一斗二升，煮取三升，去滓，温服一升。（《伤寒发微》卷第一《太阳上篇》）

【应用】

发汗后，身疼痛，脉沉迟者，桂枝加芍药生姜人参新加汤主之。（《伤寒发微》卷第一《太阳上篇》）

【方论】

新加汤方，惟桂枝、甘草、大枣剂量同桂枝汤。盖桂枝汤原方，本为宣发脾阳而设，今加人参以增胃液。胃主肌肉，脾亦主肌肉，但使胃液内生，脾阳外散；更倍通瘀之芍药，散寒之生姜，引在内之津液，贯输孙络而略无阻碍，则肌肉之疼痛可愈矣。（《伤寒发微》卷第一《太阳上篇》）

瓜蒌桂枝汤

【组成】

瓜蒌根二两　桂枝三两　芍药三两　甘草二两　生姜三两　大枣十二枚

上六味，以水九升，煮取三升，分温三服，微汗。汗不出，食顷，啜热粥发之。（《金匮发微》卷之一《痉湿暍病脉证治》）

【应用】

太阳病，其证备，身体强，几几然，脉反沉迟，此为痉，瓜蒌桂枝汤主之。（《金匮发微》卷之一《痉湿暍病脉证治》）

肌腠外疏，营魄弱而汗液泄，风乘其虚，始则中风，风燥伤筋，因转为痉，此即瓜蒌桂枝汤证也。（《金匮发微》卷之四《妇人妊娠病脉证治》）

【方论】

血不养筋，而见沉伏之痉脉，故以培养津液为主，而君瓜蒌根，仍从太阳中风之桂枝汤，以宣脾阳而达营分，使卫与营和，汗出热清，筋得所养，而柔痉可以不作矣。（《金匮发微》卷之一《痉湿暍病脉证治》）

柔痉起于中风，故用瓜蒌桂枝汤。瓜蒌蔓生上行，主清经络之热，功用与葛根同。（《金匮发微》卷之一《痉湿暍病脉证治》）

里气不温，则水寒不能化气，是当用瓜蒌桂枝以解表，加熟附以温里。（《金匮发微》卷之一《痉湿暍病脉证治》）

| 桂枝附子汤 |

【组成】

桂枝四两　附子三枚炮，去皮，破八片　生姜三两切　甘草二两炙　大枣十二枚擘

上五味，以水六升，煮取二升，去滓，分温三服。（《金匮发微》卷之一《痉湿暍病脉证治》）

桂枝四两　附子三枚炮　大枣十二枚　生姜三两　甘草二两

上五味，以水六升，煮取二升，去滓，分温二服。（《伤寒发微》卷第二《太阳下篇》）

【应用】

伤寒八九日，风湿相搏，身体疼烦，不能自转侧，不呕不渴，脉浮虚而涩者，桂枝附子汤主之。（《伤寒发微》卷第二《太阳下篇》）

伤寒八九日，风湿相搏，身体疼烦，不能自转侧，不呕不渴，脉浮虚而涩者，桂枝附子汤主之。（《金匮发微》卷之一《痉湿暍病脉证治》）

【方论】

桂枝附子汤为阳旦汤变方而要有差别。阳旦之证，表阳盛而营血未为湿困，故加桂以助芍药之泄营。此证脉见浮虚而涩，表阳已虚，营血先为湿困，故但加熟附以温里，以营虚不可泄，而去疏泄营气之芍药。阳旦所以用生附者，所以助里阳而泄在表之水气也；此用熟附三枚者，所以助表阳而温化其湿也。彼为表实，此为表虚也。顾同一风湿相搏，身体疼烦，不能转侧，不呕、不渴之证，何以大便燥、小便自利者，便须加白术而去桂枝？加术为去湿也。大便坚、小便自利，似里已无湿，而反加白术；身烦疼不能自转侧，似寒湿独留于肌腠，而反去解肌之桂枝，此大可疑也。不知不呕、不渴，则大便之坚，直可决为非少阳、阳明燥化，小便自利，则以阳气不行于表，三焦水道以无所统摄而下趋也。盖此证小便色白，故用附子以温肾；湿痹肌肉，故加白术以扶脾。但使术、附之力，从皮中运行肌表，然后寒湿得从汗解，津液从汗后还入胃中，肠中乃渐见

润泽，大便之坚，固当以不治治之。（《金匮发微》卷之一《痉湿暍病脉证治》）

但臂不遂者，此为寒湿痹于筋络，当用威灵仙、独活等合桂枝附子汤以治之，不当与中风同治矣。（《金匮发微》卷之二《中风历节病脉证并治》）

| 桂枝芍药知母汤 |

【组成】

桂枝四两　芍药三两　甘草　麻黄　附子各二两炮　白术　知母　防风各四两　生姜五两

上九味，以水七升，煮取二升，温服七合，日三服。（《金匮发微》卷之二《中风历节病脉证并治》）

【应用】

诸肢节疼痛，身体尪羸，脚肿如脱，头眩短气，温温欲吐，桂枝芍药知母汤主之。（《金匮发微》卷之二《中风历节病脉证并治》）

【方论】

桂枝芍药知母汤方，惟知母一味，主治欲吐，余则桂、芍、甘草、生姜以通阳而解肌，麻黄、附子、白术以开表而去湿，防风以祛风，方治之妙，不可言喻。（《金匮发微》卷之二《中风历节病脉证并治》）

【禁忌】

历节一证，大约寒湿痹于关节，阳气痹于肌表。阴痹而阳欲外泄，则热发而黄汗出；阳痹而寒湿阻于筋脉，则疼痛不可屈伸。此为阴寒重证，非桂枝芍药知母汤所能通治，故不得已而用乌头汤。（《金匮发微》卷之二《中风历节病脉证并治》）

【医案】

◇ 痹病

耿右。

初诊：八月二十七日。一身肢节疼痛，脚痛，足胫冷，日晡所发热，脉沉而滑，此为历节，宜桂枝芍药知母汤。瘰病，从缓治。

川桂枝五钱，赤白芍各三钱，生甘草三钱，生麻黄三钱，熟附块五钱，生白术五钱，肥知母五钱，青防风五钱，生姜一块打。

二诊：九月一日。服桂枝芍药知母汤，腰痛略减，日晡所热度较低，惟手足酸痛如故，仍宜前法。

川桂枝五钱，赤白芍各五钱，生甘草三钱，净麻黄四钱，苍白术各五钱，肥知母五钱，青防风四钱，生姜一块打，咸附子三钱生用勿泡。

曹颖甫曰：肢节疼痛，病名历节。此证起于风邪外感，汗出不畅，久久湿流关节，脉迟而滑，属寒湿。其微者用桂枝芍药知母汤。其剧者宜乌头汤。尝治一吴姓男病，予用：

净麻黄三钱，生白芍三钱，生绵芪三钱，炙甘草三钱，乌头二枚切片。

用蜜糖一碗另煎，煎至半碗，盖悉本《金匮》法也。

诸肢节疼痛，不可屈伸，此名历节，乌头汤主之。

生附块三钱，生麻黄三钱，生白芍二钱，生黄芪四钱，炙甘草二钱。

王慎轩记：次日来诊，病已大瘥，令其再服，后不再来，谅已愈矣。

（《经方实验录·历节》）

| 黄芪桂枝五物汤 |

【组成】

黄芪三两　芍药三两　桂枝三两　生姜六两　大枣十二枚

上五味，以水六升，煮取二升，温服七合，日三服。（《金匮发微》卷之二《血痹虚劳病脉证并治》）

【应用】

血痹，阴阳俱微，寸口关上微，尺中小紧，外证身体不仁，如风痹状，黄芪桂枝五物汤主之。（《金匮发微》卷之二《血痹虚劳病脉证并治》）

【方论】

病至气血两虚，与上节本原柔脆，正虚病轻者，固自不同。寸口关上脉微，尺中小紧，阴血不充，阳气郁塞之脉证也。气血不通，故身体不仁，如风痹状，甚则两足痿弱；或更因阳气闭塞，不濡分肉，麻木不知痛处。此证治法，以宣达脾阳，俾风邪从肌肉外泄为主，故用解肌去风之桂枝汤去甘草，而用黄芪者，正以补里阴之虚而达之表分也。（《金匮发微》卷之二《血痹虚劳病脉证并治》）

| 桂枝加龙骨牡蛎汤 |

【组成】

桂枝　芍药　生姜各三两　甘草二两　大枣十二枚　龙骨　牡蛎各三两

上七味，以水七升，煮取三升，分温三服。（《金匮发微》卷之二《血痹虚劳病脉证并治》）

【应用】

夫失精家，少腹弦急，阴头寒，目眩，发落，脉极虚芤迟，为清谷，亡血失精；脉得诸芤动微紧，男子失精，女子梦交，桂枝龙骨牡蛎汤主之。（《金匮发微》卷之二《血痹虚劳病脉证并治》）

【方论】

盗汗者，桂枝加龙骨牡蛎汤主之，此《金匮》"虚劳篇"治亡血失精之例也。（《伤寒发微》卷第三《阳明篇》）

【医案】

◇ 遗精

周左。早年精气不固，两足乏力，头晕目花，证属虚劳，宜桂枝加龙骨牡蛎汤。

桂枝三钱，生白芍三钱，生甘草二钱，龙骨一两先煎，左牡蛎三两先煎，大黑枣十二枚，生姜八片。

姜佐景按：《要略》云："男子失精，女子梦交，桂枝加龙骨牡蛎汤主之。"故本汤之治遗精，医者所尽知也。顾知之而不能用之，其所用者，每偏于肾气丸一方，加补益之品，如续断、杜仲、女贞子、菟丝子、核桃肉之属。吾师治此种病，一二剂即已。余依师法而行之，其效亦然。

《时事新报》馆黄君舜君患遗精已久，多劳则剧，不喜服重剂药，为疏：桂枝、白芍各钱半，炙草一钱，生姜一片，大枣四枚，龙骨、牡蛎各三钱。三服而瘥。

另有邹萍君年少时，染有青年恶习（指手淫，编者注），久养而愈，本冬遗精又作。服西药，先二星期甚适，后一星期无效，更一星期服之反剧。精出甚浓，早起脊痛头晕，不胜痛苦。自以为中西之药乏效，愁眉不展。余慰之曰：何惧为，予有丹方在，可疗之。以其人大胆服药，予：

桂枝、白芍各三钱，炙草二钱，生姜三大片，加花龙骨六钱、左牡蛎八钱以上二味打碎，先煎二小时。

一剂后，当夜即止遗，虽邹君自惧万分，无损焉。第三日睡前，忘排尿，致又见一次。以后即不复发，原方加减，连进十剂，恙除，精神大振。计服桂枝、芍药各三两，龙骨六两，牡蛎八两矣。其他验案甚多，不遑枚举。

曹颖甫曰：此方不惟治遗精，并能治盗汗。十余年中，治愈甚众，但以数见不鲜，未录方案，并姓名居址而忘之矣。按桂枝汤本方原为营弱卫强，脾阳不振，不能令汗出肌腠而设。故辛甘发散以助脾阳，令肌腠中发出之汗液，与皮毛中原有之汗液混合而出，然后营气和而自汗可止。盗汗常在夜分，营气夜行于阳，则其病当属肌腠不密，汗随营气而外泄。营病而卫不病，亦为卫不与营和，故用桂枝汤本方，以和营卫二气，加龙骨、牡蛎以收外浮之阳，故盗汗可止。若营卫未和，而漫事收敛，吾知其必无济也。（《经方实验录·桂枝加龙骨牡蛎汤证其一》）

◇ 汗证

季左。十月十二日，夜寐喜盗汗，脉阳浮阴弱，宜桂枝加龙骨牡蛎汤。

川桂枝四钱，生白芍三钱，生草一钱，龙骨四钱，左牡蛎一两，生姜八片，红枣十二枚。

姜佐景按：《要略》云："男子平人，脉虚弱细微者，喜盗汗也。"《巢源·虚劳盗汗候》云："盗汗者，因眠睡而身体流汗也。此由阳虚所致，久不已，令人羸瘠枯瘦，心气不足，亡津液故也。诊其脉，男子平人脉虚弱微细，皆为盗汗脉也。"丹波氏云："《金鉴》云此节脉证不合，必有脱简，未知其意如何。盖虚劳盗汗，脉多虚数，故有此说乎？"吾师则曰此证桂枝加龙骨牡蛎汤所得而主之也。如本案所示，即其一例。服药后，每每周身得微微热汗出，以后即不盗汗矣。余用本方者屡，得效与治失精同。吴兄凝轩昔尝患盗汗之恙，医用浮小麦、麻黄根、糯稻根以止其汗。顾汗之止仅止于皮毛之里，而不止于肌肉之间，因是皮肤作痒异常，颇觉不舒。后自检方书，得本汤服之，汗止于不知不觉之间云。本汤既可治盗汗，又可治遗精，更可治盗汗之兼遗精者，所谓虚劳人是也。（《经方实验录·桂枝加龙骨牡蛎汤证其二》）

天雄散

【组成】

天雄三两炮　白术八两　桂枝六两　龙骨三两

上四味，杵为散，酒服半钱匕，日三服。不知，稍增之。（《金匮发微》卷之二《血痹虚劳病脉证并治》）

【应用】

　　而男子亡血失精，独无方治，而补阳摄阴之法，要以天雄散为最胜。天雄以温下寒，龙骨以镇浮阳，白术、桂枝以扶中气，而坎离交济矣。(《金匮发微》卷之二《血痹虚劳病脉证并治》)

【医案】

　　◇ 小便不利

　　虚劳腰痛，少腹拘急，小便不利，此肾阳不充之证。肾脏虚寒，则水湿不能化气，膨急于上则腰痛，膨急于下则少腹拘急。此证仲师主以崔氏八味丸，然予曾用之，绝然不应。乃知陈修园易以天雄散为不刊之论也。原肾脏所以虚寒者，则以肾阳不藏之故。肾阳不藏，则三焦水道得温而气反升。水欲下泄，虚阳吸之，此水道所以不通也。

　　方用龙骨、天雄以收散亡之阳，白术补中以制逆行之水，桂枝通阳以破阴霾之塞，于是天晴云散，水归其壑矣。(《曹颖甫医案·内科疾病·虚劳腰痛》)

| 厚朴七物汤 |

【组成】

　　厚朴半斤　甘草　大黄各三两　大枣十枚　枳实五枚　桂枝二两　生姜五两

　　上七味，以水一斗，煮取四升，温服八合，日三服。呕者加半夏五合，下利去大黄，寒多者加生姜至半斤。(《金匮发微》卷之二《腹满寒疝宿食病脉证治》)

【应用】

　　病腹满，发热十日，脉浮而数，饮食如故，厚朴七物汤主之。(《金匮发微》卷之二《腹满寒疝宿食病脉证治》)

| 桂枝加黄芪汤 |

【组成】

　　桂枝　芍药各三两　甘草　黄芪各二两　生姜三两　大枣十二枚

　　上六味，以水八升，煮取三升，温服一升。须臾，啜热稀粥一升余以助药力，温覆取微汗。若不汗，更服。(《金匮发微》卷之三《水气病脉证并治》)

【应用】

太阳寒水不行于膀胱，即出于皮毛，表虚不达，加以外寒，水气遇寒，即病振栗；营热内抗，即生表热。后文所云诸病黄家当利小便，脉浮者当以汗解，桂枝加黄芪汤主之，即此证也。（《金匮发微》卷之三《黄瘅病脉证并治》）

诸病黄家，但利其小便，假令脉浮，当以汗解之，宜桂枝加黄芪汤主之。（《金匮发微》卷之三《黄瘅病脉证并治》）

【方论】

黄瘅之病，起于湿，成于水，利小便发汗，仲师既出茵陈五苓散及桂枝加黄芪汤方治矣，食古而不化，此笨才也。（《金匮发微》卷之三《黄瘅病脉证并治》）

黄汗之病，两胫自冷，假令发热，此属历节。食已汗出，又身常暮盗汗出者，此营气也。若汗出已，反发热者，久久其身必甲错；发热不止者，必生恶疮。若身重、汗出已辄轻者，久久必身瞤，瞤即胸中痛；又从腰以上汗出，下无汗，腰髋弛痛，如有物在皮中状，剧者不能食，身疼重，烦躁，小便不利，此为黄汗，桂枝加黄芪汤主之。（《金匮发微》卷之三《水气病脉证并治》）

| 桂枝去芍药加龙骨牡蛎汤 |

【应用】

太阳伤寒者，加温针必惊也。

此证为浮阳遇火劫而暴升，与上"脉浮"节意旨略同，为桂枝去白芍加龙骨牡蛎证。（《伤寒发微》卷第二《太阳下篇》）

产后亡血而阳浮于上，阳浮则表虚而汗出，阴寒袭虚，内脏微弱益不能支，因致郁而上冒若暴厥状，此桂枝去芍药加龙骨牡蛎汤证也。（《金匮发微》卷之四《妇人妊娠病脉证治》）

| 竹叶汤 |

【组成】

竹叶一把　葛根三两　防风　桔梗　桂枝　人参　甘草各一两　附子一枚炮　生姜五两　大枣十五枚

上十味，以水一斗，煮取二升半，分温三服，覆使汗出。颈项强，用大

附子一枚、破之如豆大，前药扬去沫；呕者加半夏半升洗。（《金匮发微》卷之四《妇人产后病脉证治》）

【应用】

产后中风发热，面正赤，喘而头痛，竹叶汤主之。（《金匮发微》卷之四《妇人产后病脉证治》）

【方论】

惟喘而头痛，究为风热相抟。竹叶汤方治，竹叶、葛根以清胃热，防风、桔梗以散风而定喘，余则仍从阳旦汤意去芍药而加人参。所以去芍药加人参者，则以阴虚不任苦泄而急于营养之故。伤寒少阴下利，真武汤去芍药，吐下后液亏，桂枝、白虎二汤加人参，此其例也。（《金匮发微》卷之四《妇人产后病脉证治》）

予早年闻北京产妇三日后即服吉林参汤，一月后产妇气体如未产时，此其明证。

又按：本方清太阳、阳明风热，温脾脏之虚寒，与桂枝加葛根汤、瓜蒌桂枝汤用意略同，不使阳邪内陷经腧，发为柔痉，倘亦上工治未病之旨乎。（《金匮发微》卷之四《妇人产后病脉证治》）

| 抵当乌头桂枝汤 |

【组成】

乌头五枚

上一味，以蜜二升，煎减半，去滓，以桂枝汤五合解之，令得一升后，初服五合；不知，即服三合；又不知，复加至五合，其知者如醉状，得吐者为中病。（《金匮发微》卷之二《腹满寒疝宿食病脉证治》）

【应用】

寒疝，腹中痛，逆冷，手足不仁，若身疼痛，灸刺诸药不能治，抵当乌头桂枝汤主之。（《金匮发微》卷之二《腹满寒疝宿食病脉证治》）

【方论】

腹痛逆冷、手足不仁、身疼痛，视大乌头煎一证，似为稍缓。

按：《伤寒论》凡身疼痛而无里证者，用麻黄汤以解表；兼里证而欲使之外达者，则用桂枝汤以解肌。乌头桂枝汤用乌头煎以回里阳，复加桂枝汤

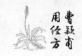

以救表阳，以蜜二升煎减半煮者，煎去蜜之半而止，复减其半，而取桂枝汤之半数相加，合得一升，而又仅服五合；不知，更服三合；又不知，更服五合，岂不慎之又慎？最后却云，其知者如醉状，得吐者为中病，此非亲验者不能言。盖乌头性同附子，麻醉甚于附子，服后遍身麻木，欲言不得，欲坐不得，欲卧不得，胸中跳荡不宁，神智沉冥，如中酒状，顷之，寒痰从口一涌而出，胸膈便舒，手足温而身痛止矣。服生附子者，往往有此见象。（《金匮发微》卷之二《腹满寒疝宿食病脉证治》）

| 桂枝白虎汤 |

【应用】

盖温疟之为病，但热不寒，即寒亦甚微，渴饮恶热，不胜烦苦，本属阳明热证。用桂枝白虎汤后，表虽解而腹及少腹必胀痛，即不痛，亦必大便不行。

若但热不渴者，则为桂枝白虎汤证，为其入阳明而未离太阳也。（《伤寒发微》卷第二《太阳下篇》）

【医案】

◇ 伤寒

厥后予治举子业，辍而弗理。光绪中，赴试金陵，途中卧病，偕行者略知医方，日以藿香、佩兰进之，汗出而热不除，抵金陵，病益殆。适先表伯陈葆厚先生来同寓，诊予脉曰：病当速愈，但累经发汗，津液已耗。因向药肆中购荷叶露三大瓶，及哀家梨十余枚，曰：渴即饮之，饥即啖之！予从其言，半日而尽。抵暮，携药及煎粥之器及米炭来，予睡方醒，闻药香，葆伯令待者进一瓯，自觉满身沾渍，中夜，衣被俱湿，葆伯为予易衣被，问其方，则曰：桂枝白虎汤也。予至是，全体舒畅，呼粥尽二碗，安眠达旦，非复病夫之故态矣。予至是，益信经方，然以家君子期望予摄取科名，未暇尽瘁研究。（《经方实验录·原序》）

◇ 温疟

予尝治斜桥一妊妇，先病温疟，继病腹痛。先用桂枝白虎汤；愈后，继以腹痛下利，用大承气汤而愈。（《金匮发微》卷之一《疟病脉证并治》）

| 麻黄汤 |

【组成】

麻黄二两　桂枝二两　甘草一两　杏仁七十枚

上四味，以水九升，先煮麻黄减二升去上沫，内诸药，煮取二升半，去滓。温服八合，覆取微似汗，不须啜粥，余如桂枝将息法。（《伤寒发微》卷第一《太阳上篇》）

【应用】

太阳病，头痛发热，身疼腰痛，骨节疼痛，恶风无汗而喘者，麻黄汤主之。（《伤寒发微》卷第一《太阳上篇》）

太阳之证，身疼痛者，救表皆宜麻黄汤。（《伤寒发微》卷第四《阴阳易差后劳复篇》）

又有无汗而喘，以麻黄汤发汗而愈者。（《伤寒发微》卷第三《阳明篇》）

伤寒，脉浮紧，不发汗，因致衄者，麻黄汤主之。

即如太阳伤寒，恶寒发热其常也，此麻黄汤证也。（《伤寒发微》卷第二《太阳下篇》）

夫太阳伤寒提纲曰脉浮紧，此当用麻黄汤以汗者也。（《伤寒发微》卷第三《阳明篇》）

阳明病，脉浮，无汗而喘者，发汗则愈，宜麻黄汤。（《伤寒发微》卷第三《阳明篇》）

利止而表未解，至于身体疼痛，均之为麻黄汤证。（《伤寒发微》卷第四《厥阴篇》）

太阳与阳明合病，喘而胸满者，不可下，宜麻黄汤。（《伤寒发微》卷第一《太阳上篇》）

【鉴别】

伤寒之为病，虽壮热，往往拥被而卧；虽在盛暑，衣必装棉，并欲向火，兼有目珠火热，鼻中燥，唇口疮发者。要以背如冷水浇灌，为病之真相，甚者如卧井水中。但胸腹之间，绝无患苦。此节病未入里之验，所谓标热本寒也。此时用麻黄汤原方，当可一汗而愈。（《伤寒发微》卷第一《太阳上篇》）

按：《伤寒论》凡身疼痛而无里证者，用麻黄汤以解表；兼里证而欲使之外达者，则用桂枝汤以解肌。（《金匮发微》卷之二《腹满寒疝宿食病脉证治》）

伤寒大下后，复发汗，心下痞，恶寒者，表未解也。不可攻痞，当先解表，表解乃可攻痞。解表宜麻黄汤，攻痞宜大黄黄连泻心汤。（《伤寒发微》卷第二《太阳下篇》）

伤寒医下之，续得下利清谷不止，身疼痛者，急当救里。后身疼痛，清便自调者，急当救表。救里宜四逆汤，救表宜麻黄汤。（《伤寒发微》卷第二《太阳下篇》）

下利后，腹胀满，身体疼痛者，先温其里，乃攻其表；温里宜四逆汤，攻表宜麻黄汤攻治也。（《金匮发微》卷之四《呕吐哕下利病脉证治》）

【方论】

《伤寒论》有中风，《杂病论》亦有中风，同名而异病。究竟是一是二，此不可以不辨也。仲师云：寸口脉浮而紧，紧则为寒，浮则为虚，寒虚相抟，邪在皮肤。此即太阳伤寒麻黄汤证也。此时营血不虚，络脉中热血出而相抗，因病发热。表气未泄，则犹宜麻黄汤。（《金匮发微》卷之二《中风历节病脉证并治》）

盖太阳伤寒，病由实为毛孔水液被外寒凝冱在气分，而不在血分，故但须麻黄汤开泄皮毛。若加温针以助血热，毛孔方为重寒所锢，阳气不得外泄为汗，血热重发于内，必至上冲于脑，而心神为之不宁。譬之关门捕盗，必至反斩伤人不止也。（《伤寒发微》卷第二《太阳下篇》）

寒从表郁则里热，无所发泄，迫而上冲于脑而为头痛，太阳穴最空虚，故受之最早。血热与外寒抗拒，故发热；表寒甚则周身血液与水气皆凝，故身疼；腰痛者，太阳寒水不得通于下焦也；一身骨节疼痛者，水气不能外散流入关节也。表寒故恶风；皮毛与肺气俱闭，故无汗而喘。但病象虽多，要以开泄毛孔，使魄汗外达为不二法门。但令肺气外通，则诸恙不治自愈。此麻黄汤所以为伤寒之圣药也。独怪近人畏忌麻黄，徒以荆芥、防风、豆豉、牛蒡等味，敷衍病家。病家亦以其平易而乐用之，卒之愈疾之功不见。呜呼！此医道之所以常不明也。（《伤寒发微》卷第一《太阳上篇》）

伤寒身疼痛，以寒邪由表及肌，伤及孙络，血络不通之故。故但须麻黄汤发汗，肌表通彻而疼痛自止。（《伤寒发微》卷第一《太阳上篇》）

太阳寒水，发于外者为汗，壅阻皮毛之内即成湿，故太阳伤寒皮毛不开、无汗恶寒、发热体痛者，宜麻黄汤以汗之。（《金匮发微》卷之一《痉湿暍病脉证治》）

惟太阳伤寒，始病则起于皮毛，卫阳为表寒所困，水气不能外达，因而无汗；肌肉中血热与之相抗，血热战胜因而发热。但血分之热度高低不等。设令血中热度，仅足与表寒相抵，则服麻黄汤后，热当随汗而解。设血中热度太高，虽服麻黄汤后，表证略轻，然以阳热太甚之人，骤得麻黄升发之力，郁热必上冲于心而发烦，上冲于脑而目为之瞑。甚则颅骨为开，血从骨缝中溢出，从颏上下走鼻孔，是为衄，衄后，其病方解。所以然者，血热太胜，不能悉从皮毛外散故也。至如血之热度最高者，虽不服麻黄汤，亦能自衄而愈。所以然者，血与汗同源而异物。故夺血者不可发汗，疮家不可发汗，有金创者不可发汗，以血去液少故也。近日医家以血为红汗，意即本此。（《伤寒发微》卷第一《太阳上篇》）

太阳病而脉见浮紧，为伤寒本脉；无汗身疼痛，无论发热与否，俱为伤寒本病。虽过经一二日，虽发热而脉证未变，其为麻黄汤证确然无可疑者。（《伤寒发微》卷第一《太阳上篇》）

伤寒为病，脉浮紧无汗，为一定不易之病理；麻黄汤一方，亦为一定不易之治法。但阳气太重之人，有服麻黄汤后，以衄解者。亦有不待服麻黄汤，而以衄解者。似不发汗而致衄，病当从衄解矣。乃自衄之后，脉之浮紧如故，发热恶寒无汗亦如故，此麻黄汤证不为衄解，而仍宜麻黄汤者，与营虚不可发汗之证，固未可同日语也。（《伤寒发微》卷第一《太阳上篇》）

设当春令阳回之时，而天气忽然大寒，春行冬令，是谓至而不去。皮毛未开，寒邪中之，多麻黄汤证。（《金匮发微》卷之一《脏腑经络先后病脉证》）

未经发汗者，即后文脉浮而数，宜麻黄汤之证也。若经误下之后，肌肉无阳气而见身重，营血虚而见心悸，此证与血家不可发汗、失精家不可发汗同例。此证阳浮而阴弱，不可急治。当俟其阴气渐复，得与阳和，乃能汗出而愈。尺中脉微，胞中血虚之征，故曰里虚也。此麻黄、桂枝二汤证，因表实里虚，津液不和，而不能发汗者也。（《伤寒发微》卷第一《太阳上篇》）

脉浮紧，为寒束于表，而血热内抗。法当身疼痛者，则以寒伤肌肉之故。此伤寒之脉证，宜麻黄汤以汗之者也。然尺中脉迟，与前条尺中脉微正同。尺中主下焦，亦为胞中血少而不当发汗，此亦在夺血者不可发汗之例。此麻黄汤证，因营气不足，而不可发汗者也。（《伤寒发微》卷第一《太阳上篇》）

痰饮之源，始于水气，水气之病，则起于伤寒。使寒近皮毛，早服麻黄汤，一汗之后，表气当从汗孔散出。（《伤寒发微》卷第一《太阳上篇》）

惟大肠燥热必蕴蒸输尿管及膀胱，而小便赤痛。若小便清者，则肠中无热，病邪尚在皮毛，便当用麻黄汤以发皮毛之汗。以病在肺与皮毛，太阳寒水用事，故小便清也。（《伤寒发微》卷第一《太阳上篇》）

脉浮者，病在表，可发汗，宜麻黄汤。脉浮而数者，可发汗，宜麻黄汤。

此节为里气不虚者言之。故一见无汗身疼痛之证，脉浮及脉浮数者，皆可用麻黄汤以发之。与下后身重、心悸、脉浮数而尺中微，及未经误下而尺中迟者，固自不可也。（《伤寒发微》卷第一《太阳上篇》）

况本论又云，桂枝本为解肌，若其人脉浮紧汗不出者，不可与之。则身疼痛而急当救表之证，身必无汗，脉必浮紧，桂枝汤正在禁例，何得反云宜桂枝汤？故知仲景原文，必云救表宜麻黄汤。学者读仲景书，不观其通，一切望文生训，一旦用之失当，反令活人方治不能取信于病家，此真与于不仁之甚也。（《伤寒发微》卷第二《太阳下篇》）

以伤寒之例求之，则脉浮为风；以杂病之例求之，则数亦为风。疟脉之弦数为风发，可为明证。予因用麻黄汤外加防风、潞参、当归、川芎、熟地等味，宗海针手足三里、曲池、委中、肩井、合谷、环跳、跗阳、丰隆、离钩等穴而灸之，三日即能步行。（《金匮发微》卷之二《中风历节病脉证并治》）

有自伤寒传来者，则卫气先伤。以其所闭在皮毛，为卫阳疏泄汗液之区也。伤寒之证，卫病而营不病。卫病者，汗液不通于外；营不病者，血热抗拒于里；脉浮者，卫气受病之征也。此证皮毛未解，寒邪阻其肺气之呼吸，必无汗而喘，可仍从太阳伤寒例，用麻黄汤发皮毛之汗，使寒邪由肺出表，一汗而表疏喘定矣。（《伤寒发微》卷第三《阳明篇》）

太阳与阳明合病，有寒水陷肠胃而下利者，有水气积于心下、胃不能受而呕逆者，前文已详言之矣。惟太阳之表寒未彻，阳热内郁，肺气不宣，则上冲而喘。太阳水气积于心下，胃不能受，则病胸满。此证表寒为甚，不可妄下，下之必成结胸。但令毛孔开泄，胸膈间水气悉化为汗，而泄于皮外，则水气尽而胸满除，肺气开而喘自定矣。此其所以宜麻黄汤也。（《伤寒发微》卷第一《太阳上篇》）

伤寒下后，续得下利清谷，此本太阳表证误下，本气之寒陷入肠胃之证也。太阳伤寒，身必疼痛，以寒伤皮毛肌腠，津液凝冱，血络不通之故。盖即上节本发汗而医反下之之证也。但既经误下，表证仍在，里证复起，法当先救其里而后救其表。所以然者，一因里寒下陷，有生命之虞；一因水气在下，虽经发汗，汗必牵制而不出；又恐一汗而阴阳离决，将有虚脱之变也。若但身疼痛而绝无里证，自当以解表祛寒为急，而绝无可疑。此皆初学之人不待烦言而自解者。惟体痛为伤寒的证，他病所无。故身疼痛、腰痛、骨节疼痛，麻黄汤主之。脉浮紧者，法当身疼痛，宜以汗解之。师虽未出方治，其为麻黄汤证，决然无疑。《金匮·痉湿暍篇》云：风湿相搏，一身尽疼痛，法当汗出而解。（《伤寒发微》卷第二《太阳下篇》）

麻黄、杏仁以开肺与皮毛之郁；桂枝以宣阳气；甘草以平呕逆。（《伤

寒发微》卷第一《太阳上篇》)

【禁忌】

惟麻黄剂量，万不可轻，轻则无济（余常以二三钱为标准，重证或用至五六钱，章成之亦能用之。世言麻黄发汗能亡阳，予治病多年未见有亡阳者。时医但用二三分又加蜜炙，故无济）。（《伤寒发微》卷第一《太阳上篇》）

予读《伤寒论》至应以汗解之，阳热反以冷水噀之，若灌之，窃怪古代庸工，与今日之西医，何其不谋而合也。夫太阳标热，其气外张，发于皮毛者无汗，发于肌腠者多汗。设用麻黄汤以解表，桂枝以解肌，皆当一汗而愈。予每见近日西医戴之以冰帽，加之以冰枕，卧之以冰床，标热被寒气所遏，不得外散，其热益炽，至是欲汗不得，汗孔闭而气欲外达，以致肉上粟起，甚至标热渐消，真阳外尪，其热有加至三五倍者。医又固守成见，自胸至腹皆压之以冰块，为日既久，真阳内消，始去其冰，彼方以为用冰之功，其人已无救矣。方今水噀之灌之法已亡，西医继之，造成生灵厄运，此真可为痛哭流涕长太息者也。要之太阳标热，异于阳明实热者，不无凭证。浮热外张，其口必燥，故意欲饮水；胃中无热，故不渴。太阳本气，不从汗解，反因凄沧之水，逼而入里，心下有水气，故津不上承，而欲饮水。文蛤当是蛤壳，性味咸寒而泄水，但令水气下泄，则津液得以上承，而口不燥矣。服文蛤散而不差，或以文蛤泄水力薄之故，改用五苓以利小便，则水气尽而津液得以上行矣。此冷水迫太阳水气入里，脾精为水气阻隔，不达舌本，真寒假渴之方治也。若太阳本寒之气，以冷水外迫，内据心下，而成寒实之结胸，则当用黄连以降逆，生半夏以泄水，栝蒌实以通腑滞，非以其有宿食也。不如是，不能导水下行也。至如白散则尤为猛峻。桔梗、贝母以开肺，巴豆能破阴寒水结，导之从大肠而出。夏令多饮寒水，心下及少腹痛，诸药不效者，皆能胜之。此冷水迫阴寒入里，浸成水结之方治也。（《伤寒发微》卷第二《太阳下篇》）

【预后】

太阳病，脉浮紧，发热、身无汗，身疼痛。八九日不解，表证仍在，此当发其汗，麻黄汤主之。服药已，微除，其人发烦目瞑，剧者必衄，衄乃解。所以然者，阳气重故也。（《伤寒发微》卷第一《太阳上篇》）

伤寒初病为麻黄汤证，发汗已，则其病当愈。（《伤寒发微》卷第一《太阳上篇》）

脉但浮无余证者，与麻黄汤；若不尿，腹满加哕者，不治。（《伤寒发

微》卷第三《阳明篇》）

【医案】

◇ 感冒

白漾街金左。泄泻表未解，当先解表。

生麻黄二钱，紫浮萍三钱，白杏仁三钱，生白术四钱，生薏苡仁四钱，川桂枝三钱，炙甘草二钱。（王慎轩《曹颖甫先生医案·泻痢门·发热泄泻》）

曹颖甫曰：发热恶寒无汗，而两脉浮紧者，投以麻黄汤，无不应手奏效。

辛未六月，有乡人子因事居舍弟裔伯家，卒然发病，发热恶寒，拥被而卧，寒战不已。长女昭华为疏麻黄汤。服后，汗出神昏，裔伯大恐。不逾时，沉沉睡去，日暮始醒，病若失。大约天时炎热，药剂太重，以致神昏，非有他也。

今年阴历十一月初一日，予在陕西渭南县，交通银行行长曹某之弟志松病，发热无汗脉浮紧。予用：麻黄三钱，桂枝四钱，生甘草三钱，杏仁五钱。服后微汗出，脉微嗜卧，热退身凉，不待再诊，病已愈矣。

又记昔在丁甘仁先生家，课其孙济华昆季，门人裴德炎因病求诊于济万，方治为荆防等味，四日，病无增减，亦不出汗。乃招予往诊，予仅用：麻黄二钱，桂枝一钱半，杏仁三钱，生甘草一钱。明日，德炎不至，亦不求再诊，予甚疑之。越日，德炎欣然而来曰：愈矣。

予按：伤寒始病脉之所以浮紧者，以邪正之交争于皮毛肌腠间，相持而不下也。一汗之后，则皮毛肌腠已开，而邪正之交争者解矣。世人相传麻黄多用亡阳，而悬为厉禁，然则病太阳伤寒者，将何自而愈乎？（《经方实验录·麻黄汤证其四》）

黄汉栋。夜行风雪中，冒寒，因而恶寒，时欲呕，脉浮紧，宜麻黄汤。

生麻黄三钱，桂枝三钱，光杏仁三钱，生甘草钱半。

拙巢注：汉栋服后，汗出，继以桔梗五钱、生甘草三钱，泡汤饮之，愈。

姜佐景按：麻黄汤全部脉证固如前案拙按所云，但并不谓必如此诸状悉具，乃可用本汤，若缺其一，即不可施也。反之，若病者体内之变化，确属麻黄汤证之病理，则虽见证稍异，亦可以用之而效。缘病者体气不同，各如其面，加以受邪有轻重之别，时令有寒热之殊，故虽同一汤证，彼此亦有差池。若前按所引，有喘而无呕；本案所载，则有呕而无喘是也。《大论》曰："太阳病，或已发热，或未发热，必恶寒，体痛，呕逆，脉阴阳俱紧者，名为伤寒。"窃谓此"必"字犹言"多"也，并非一定之谓。盖其人胃气本弱，或有湿痰，故牵引而作呕。若夫喘，则实为麻黄汤之主证，较呕著要多多，此吾人所当了然于胸中者也。（《经方实验录·麻黄汤证其二》）

梅溪街金左。形寒发热，头痛项背强，身疼无汗，脉浮紧。虽在炎暑，而病机实属伤寒。宜麻黄汤主之。

生麻黄三钱，川桂枝三钱，光杏仁四钱，炙甘草二钱。

王慎轩记：今之时医，多谓南方无伤寒，夏月无伤寒。然此方系六月廿四日所开，连服两剂，病即豁然。七月中旬天气骤寒，患此者甚众，曹师（指曹家达，编者注）均用是方，莫不即愈。慎轩七月廿一亦患此证，承曹师书此方，一服即痊。可见仲师伤寒诸方，不仅为北方严冬而设也。特志之，与研究斯道者一商榷焉。（王慎轩《曹颖甫先生医案·伤寒门·太阳伤寒》）

俞右。住高昌庙维德里一号。伤寒，头项强痛，恶寒，时欲呕，脉紧，宜麻黄汤。

麻黄五钱，桂枝五钱，杏仁三钱，生甘草三钱。

姜佐景按：病者服此方后，绝不汗出。阅者或疑余作诳言，安有服麻桂各五钱，而无反响者乎？非也，有其故在。缘病者未进药之先，自以为大便不通，误用泻盐下之。及其中气内陷，其脉即由浮紧转为微细，故虽服麻黄汤，而汗勿出。

二诊，师加附子以振心阳，救逆而差，此不汗出之因于误治者也。

余更目睹师治史惠甫君之弟，发热，恶寒，无汗，用麻、桂各三钱，一剂，亦绝不汗出。二剂加量，方得微似汗解。其故安在？盖史君弟执业于鸿昌造船厂，厂址临江，江风飒飒，史弟平日督理工场之间，固曾饱尝风露者，此不汗出之因于地土者也。

又余在广益医院治一人，衣冠楚楚，发热，恶寒，无汗，头痛，与麻、桂各三钱，余药称是。

次日二诊，谓服药后，了无变化。嘱再服原方。

三诊又然，予疑院中药量不足，嘱改从药铺购服。

四诊，仍然未汗出，予百思不得其故。及细询其业，曰：吾包车夫也。至是，予方恍然。盖若是之人，平日惯伍风寒，本不易受风寒之侵袭。若果受其侵袭，则其邪必较常人为重，此不汗出之因于职业者也。然凡此诸例，其不汗出，犹可理解。（《经方实验录·麻黄汤证其四》）

予友沈镜芙之房客某君，十二月起，即患伤寒。因贫无力延医，延至一月之久。沈先生伤其遇，乃代延余义务诊治。察其脉浮紧，头痛，恶寒，发热不甚，据云初得病时即如是。因予麻黄汤。

麻黄二钱，桂枝二钱，杏仁三钱，甘草一钱。

又因其病久胃气弱也，嘱自加生姜三片、红枣二枚，急煎热服，盖被而卧。果一刻后，其疾若失。按每年冬季气候严寒之日，患伤寒者特多，我率以麻黄汤一剂愈之，谁说江南无正伤寒哉？

姜佐景按：《内经》一日太阳，二日阳明，三日少阳……之说，殊不足以为训。若本案所示，其人作麻黄汤证，不服药者一月之久，而麻黄汤证仍然存在。及投以麻黄汤，一剂而愈，其效又依然如响。是盖其人正气本旺，故能与邪久持也。余在广益医院施诊，曾遇一小儿惊厥之恙，目瞪神呆，大便不行，危在旦夕。迭用承气下之，白虎清之，数日方定。旋竟转为少阳寒热往来之证，予以小柴胡汤加味。如是数日，又略安，意其愈矣。某日偶巡视邻近某善堂，惊见此儿又在就医调理。予更细察其病情，则寒热日数度发，又是麻桂各半汤之证矣。屈指计之，距其起病之日，已近一月。观其病变曲折，仿佛"离经叛道"，是又岂一日二日之说，所得而限之哉？（《经方实验录·麻黄汤证其三》）

◇ 伤寒

范左。伤寒，六七日，形寒发热，无汗而喘，头项腰脊强痛，两脉浮紧，为不传也，麻黄汤主之。

麻黄一钱，桂枝一钱，炙甘草八分，杏仁三钱。

姜佐景按：此吾师早年之方也，观其药量之轻，可以证矣。师近日所疏麻桂之量，常在三五钱之间，因是一剂即可愈疾。师常诏余侪曰："予之用大量，实由渐逐加而来，非敢以人命为儿戏也。夫轻剂愈疾也缓，重量愈病也迅。医者以愈病为职者也，然则予之用重量，又岂得已也哉？"

何公度作《悼恽铁樵先生》文中之一节云："……越年，二公子三公子相继病伤寒殇。先生痛定思痛，乃苦攻《伤寒论》……如是者有年，而四公子又病伤寒，发热，无汗，而喘。遍请诸医家，其所疏方，仍不外乎历次所用之豆豉、山栀、豆卷、桑叶、菊花、薄荷、连翘、杏仁、象贝等味。服药后，热势依然，喘益加剧。先生乃终夜不寝，绕室踌躇。迨天微明，乃毅然曰：此非《伤寒论》'太阳病，头痛，发热，身疼，腰痛，骨节疼痛，恶风，无汗，而喘者，麻黄汤主之'之病而何？乃援笔书：麻黄七分，桂枝七分，杏仁三钱，炙甘草五分。持方与夫人曰：'吾三儿皆死于是，今四儿病，医家又谢不敏。与其坐而待毙，曷若含药而亡！'夫人默然。嗣以计无他出，乃即配药煎服。先生则仍至商务印书馆服务。及归，见病儿喘较平，肌肤有润意，乃更续予药，竟得汗出喘平而愈。四公子既庆更生，先生乃益信伤寒方……"（录《现代中医月刊》第二卷第九期）。以上所引文字，不过寥寥数行。然而以吾观之，其中含蓄之精义实多。时医遇风热轻证，能以桑菊栀翘愈之，一遇伤寒重恙，遂不能用麻黄主方。罹其殃者，夫岂惟恽氏三儿而已哉？此其一义也。恽先生苦攻《伤寒论》有年，及用轻剂麻黄汤，尚且绕室踌躇，足见医学之难。此其二义也。然此诸义非吾所欲讨究，吾之所求者，借以表白麻黄汤全证耳。

麻黄汤之全部脉证，厥为喘，其甚者鼻扇，两脉浮紧，按之鼓指，头痛，恶寒，无汗，或已发热，或未发热，呕逆，身疼腰痛，骨节酸疼等。考其简要病理：厥为寒气外犯皮毛，内侵肺脏。肺脏因寒而闭，呼吸不利，故上逆而作喘；肺脏既失职，鼻管起代偿动作，故鼻扇。皮毛因寒而收，排泄失司，故凛冽而恶寒。血液循环起救济，故发热。血运呈紧张，故脉紧。胃受影响，故呕。神经不舒，故痛。若欲求其详，虽长篇累牍难以尽之。但凭脉证以施治，已足以效如桴鼓，此仲圣之教，所以为万世法也！（《经方实验录·麻黄汤证其一》）

俞哲生。初诊：微觉恶寒，头痛，发热，脉浮小紧，宜麻黄汤。

净麻黄三钱，桂枝三钱，生甘草一钱，光杏仁三钱。

二诊：汗出，热除，头痛恶寒止，唯大便三日不行，胸闷，恶热，脉浮大，宜承气汤，所谓先解其表后攻其里也。

生川军三钱后入，枳实四钱，川朴二钱，芒硝二钱冲。

拙巢注：服药后，下四次，病痊愈。（《经方实验录·太阳转阳明其三》）

予以六月二十七日回里，朱（指朱彭甫，江阴杨绍彭同居。编者注）患泄泻，于二十八日杨（指江阴杨绍彭，编者注）代朱延予，予不在申，因延邵成夫治之，不应。

朱愤甚，遂往来东南医院，西医某授以冰枕，加以冰帽，更加块冰于腹部，二十余日，热度愈高。杨招予往视朱，正在七月二十三日夜间，当时已昏不知人。杨拟令其出院，仍招予诊。

明日，杨忽病太阳伤寒，予为麻黄汤加葛根，既愈，使人视朱，朱已死矣。（《曹颖甫医案·内科疾病·洞泄》）

云左。形寒发热，头痛项背强，无汗，虽在炎暑司令，而病机属伤寒。近世医家辄谓江南无伤寒，此真谬说。但见脉象弦紧而浮，即太阳伤寒之确证也。

生麻黄三钱，川桂枝三钱，光杏仁一钱半，炙甘草二钱。

王慎轩记：今之时医，多谓江南无伤寒，夏月无伤寒，然此方系六月前日所开，连服二剂，病即豁然。七月中旬，天气骤冷，病人甚众，师均用是方，莫不即愈。慎轩七月二十一日亦患此证，承师书此方，一服即瘥。可见仲师伤寒诸方，不仅为北方严冬而设也。特志之，与研究其道者一商榷焉。（《曹颖甫医案·内科疾病·太阳伤寒》）

◇ **中风**

郐炳生。予尝治四明郐炳生右手足不用，与无锡华宗海合治之。诊其脉，微而数，微为血虚。其向患咯血便血。营分之虚，要无可疑。日常由外滩报关行夜半回福田庵路寓所，风邪乘虚，因而致病。以伤寒之例求之，则脉浮为风；以杂病之例求之，则数亦为风。疟脉之弦数为风发，可为明证。

予因用麻黄汤外加防风、潞党、当归、川芎、熟地等味，宗海针手足三里、曲池、委中、肩井、合谷、环跳、跗阳、丰隆、离钩等穴而灸之，三日即能步行。

独怪金元四家，主痰，主火，主风，而不辨其为虚，根本先谬。独不见侯氏黑散有人参、芎归以补虚，风引汤重用龙骨、牡蛎以镇风阳之犯脑耶，又不见防己地黄汤之重用地黄汁耶。（《曹颖甫医案·内科疾病·中风》）

◇ **麻木**

十指大腿麻木，发热无汗，此为风寒湿气，合为皮痹。当从汗泄。

生麻三钱，川桂枝三钱，光杏仁三钱，生薏苡仁五钱，西秦艽三钱，炙甘草一钱。

王慎轩记：是年中元节后，患此者甚众，均用此方，莫不应手而愈。（王慎轩《曹颖甫先生医案·诸痛门·皮痹》）

◇ **子肿**

余（指姜佐景，编者注）又曾治一妊妇肿病，面目手足悉肿。一时意想所至，径予麻黄汤加味。次日复诊，肿退其半。问曾汗出否？曰：否。问小便较多否？又曰：否。然余未之信也，予原方加减。三日，肿将退净，仍问其汗与小便各如何？则又绝口否认。倘其言果属真切，则若不曰：水化为气，无形外泄，而承认生理学上之所谓"潜汗"，直无理足以释之。嘻，病情万变，固有不可以常理格之者，惟亲历者能信是言。（《经方实验录·麻黄汤证其四》）

| 葛根汤 |

【组成】

葛根四两　麻黄三两　芍药二两　生姜二两　甘草二两　大枣十二枚桂枝二两

上七味，以水一斗，先煮麻黄、葛根减二升，去上沫，内诸药，煮取三升，温服一升，覆取微似汗。(《伤寒发微》卷第一《太阳上篇》)

葛根四两　麻黄三两去节　桂枝　甘草炙　芍药各二两　生姜三两　大枣十二枚

上七味，以水一斗，先煮麻黄、葛根减三升，去沫，内诸药，煮取三升，去滓，温服一升，覆取微似汗，不须啜粥，余如桂枝汤法将息及禁忌。(《金匮发微》卷之一《痉湿暍病脉证治》)

【应用】

太阳病，项背强几几，无汗，恶风，葛根汤主之。(《伤寒发微》卷第一《太阳上篇》)

太阳病，无汗而小便反少，气上冲胸，口噤不得语，欲作刚痉，葛根汤主之。(《金匮发微》卷之一《痉湿暍病脉证治》)

身热至恶寒，为葛根汤证。(《金匮发微》卷之一《痉湿暍病脉证治》)

既传经络，未及脏腑，即用葛根汤以发之，则内因之内陷者寡矣。(《金匮发微》卷之一《脏腑经络先后病脉证》)

身热足寒，颈项强急、恶寒为无汗之刚痉，属太阳，即《金匮》所谓葛根汤主之者。

刚痉之成，起于风寒两感，故用葛根汤。(《金匮发微》卷之一《痉湿暍病脉证治》)

【方论】

中风本先发热，风从上受，而不及于下，故身热而足寒；颈项强急，为风寒袭太阳经络；恶寒者，表未解也，此葛根汤方治，所谓寓生津于发汗之中者也。(《伤寒发微》卷第四《阴阳易差后劳复篇》)

太阳病无汗，小便反少，气上冲，此与"太阳篇"下后气上冲，可与桂枝汤如前法同。惟筋脉强急，牙关紧而见口噤，风痰阻塞会厌而不得语，实为刚痉见端，以气上冲而用桂枝，此为太阳中风正治法。惟本证为风寒两感，寒冱皮毛，内阻肺气，故外见无汗，内则会厌隔阻。故本方于桂枝汤加麻黄，期于肌表双解。(《金匮发微》卷之一《痉湿暍病脉证治》)

寸口脉弦，即太阳病浮紧之脉。太阳之脉，出脑下项，夹脊抵腰中。太阳本寒入里，故胁下拘急而痛，啬啬恶寒。病在皮毛，此当用葛根汤，使下陷之寒邪循经上出而外达皮毛，便当一汗而愈。盖胁下之拘急，原等于项背强也。(《金匮发微》卷之二《腹满寒疝宿食病脉证治》)

仲师曰：脉促者，表未解也。表属皮毛，皮毛未解，固不宜专用解肌之

桂枝汤。脉促即浮紧之变文。曰表未解，则仍为葛根汤证。（《伤寒发微》卷第一《太阳上篇》）

太阳之气，卫外之阳气也，合营卫二气以为用者也。气之化为水者，汗也，故称太阳寒水。寒水者，里气为表寒所化，与病邪俱去之大转机也（服麻黄汤后所出之汗多冷，此为明证）。设寒水不能外泄为汗，郁于经输之内为强为痛；陷于足阳明胃，下泄而为利，上泛而为呕。故必用升提之品，将内陷之邪提出，然后太阳寒水乃能从肌腠皮毛外泄而为汗，此葛根汤之作用也。独怪近世庸工，于大热之阳明府证，往往漫投葛根。夫清阳明之热，自有白虎、承气二方，安用此升提之品乎？元人张洁古妄以为阳明仙药，并言邪未入阳明，不可轻用。不知桂枝加葛根汤及葛根汤二方，果为邪入阳明设乎？抑邪入阳明之后，可更用麻黄、桂枝以发皮毛肌腠之汗乎？李时珍《本草》犹采其说，真所谓大惑不解矣。

按：次节自下利，与首节下陷经输同，故但用葛根汤本方以升提之。三节不下利但呕，为水气上逆，故加生半夏以抑之。所谓同中求异也。

又按：太阳、阳明合病，非太阳表证未罢，即见潮热渴饮、不大便、谵语之谓；以太阳汗液不能畅行于表，反入于里，与太阴之湿并居。水气甚，则由胃入肠而成下利之证。水气不甚，则渗入中脘，胃不能受而成不下利而呕逆之证。不曰太阳与太阴合病，而曰与阳明合病者，一因下利由胃入肠，一因水气入胃，胃不能受而病呕逆，病机皆假道阳明，故谓与阳明合病也。（《伤寒发微》卷第一《太阳上篇》）

【医案】

◇ 感冒

封姓缝匠。病恶寒，遍身无汗，循背脊之筋骨疼痛不能转侧，脉浮紧。余诊之曰：此外邪袭于皮毛，故恶寒无汗，况脉浮紧，证属麻黄，而项背强痛，因邪气已侵及背输经络，比之麻黄证更进一层，宜治以葛根汤。

葛根五钱，麻黄三钱，桂枝二钱，白芍三钱，甘草二钱，生姜四片，红枣四枚。

方意系借葛根之升提，达水液至皮肤，更佐麻黄之力，推运至毛孔之外，两解肌表，虽与桂枝二麻黄一汤同意，而用却不同。服后顷刻，觉背内微热再服，背汗遂出，次及周身，安睡一宵，病遂告差。

姜佐景按：葛根汤主治温病者也。学者当知今人所谓温病，非仲圣所谓温病。仲圣所谓温病，非今人所谓温病。吾人先具今人温病之概观，乃读《伤寒论》温病之条文，无怪格不相入。我姑仿狭义伤寒、广义伤寒之例，当日仲圣所谓温病乃狭义温病，今人所谓温病乃广义温病。虽然，我但愿学者心知此意，我却不愿杜撰名辞，转滋纠纷。今为求名正言顺计，不妨称仲圣之所谓温病为太阳温病，如是即可别于今人之所谓温病。称仲圣之所谓伤寒，与温病对称者，为太阳伤寒，如是即可别于《伤寒论》广义之伤寒。称仲圣之所谓中风，与伤寒对称者，为太阳中风，如是即可别于杂病中之中风。命名既定，乃论大旨。

然则太阳温病之异于太阳中风、太阳伤寒者何在乎？余斗胆，敢揭一旨。曰：太阳中风、太阳伤寒是皆太阳病之津液未伤者也。若其人先自伤津，续得太阳病，是即太阳温病。是故"伤津"二字，实为太阳温病之内蕴，此乃绝无可疑者。惟其内津已伤，不能上承口舌，故作"渴"。故仲圣曰："太阳病，发热，而渴……者，为温病。"且将"渴"字特置于"而"字之下，以彰其首要。惟其内津已伤，不能注输背脊，故非但头痛项强，且进而为背部亦强几几矣。故仲圣曰："太阳病，项背强几几……葛根汤主之。"是故"渴"与"项背强几几"同是"伤津"之外证，实一而二、二而一者也。

学者既已知渴与项背强几几同为太阳温病葛根汤证之主证，更可由此左右推求，自得逢源之乐。例如由太阳温病之渴，可以推知太阳中风、太阳伤寒之不渴。故恽铁樵先生教学子谓：桂枝汤、麻黄汤当同以口中和为主证云云。学子遵此施治，不啻指南良针。实则口中和即不渴之易辞，不渴即由太阳温病之渴字悟来。仲圣待人以智，故遂不自觉其言之约耳。更例如由太阳温病之"项背强几几"，可以推知太阳痉病之"背反张""身体强几几然"者，乃疾病之传变也。诚以"项背强几几"尚为津伤邪袭之轻者，若治不如法，更汗下以伤其津，势必"背反张""身体强几几然"，而为进一层之痉病矣。此《伤寒》《金匮》之可以通释者也。

阅者必将发问曰：然则《伤寒论》温病条下之"若发汗已，身灼热者，名曰风温"，又作如何解说？答曰：此乃仲圣后人之注语，非仲圣原文也。虽然，彼为仲圣之后人，犹为吾侪之前贤，故其言非无理致。彼之意若曰："假使逢太阳温病之葛根汤证，医者误认为太阳伤寒之麻黄汤证，径予麻黄汤以发其汗，则汗虽出，表虽解，必将引起全身之灼热，必不克一剂而竟全功。若是者其初病非为伤寒，实为温病。但嫌温病之病字与太阳病之病字重，故不若改称'风温'，因葛根汤原有麻桂以治风，葛根以治温也。"由是观之，风温即是温病之别名，初不必另眼视之。又此风温与近日温热家所说之风温亦异，为免除混淆计，宁削而不论。抑尤有进者，学者当知发汗已，身灼热，并非绝对坏病之谓，不过由太阳转入阳明。此时但随其证，或用白虎以清之，或用麻杏甘石以开之，或用葛根芩连以折之，其病即得全差，初不必过事张皇。惟经方家之治病，其可以一剂愈者，不当用二剂，即其可以用葛根汤一剂全愈者，不当用麻黄汤使入阳明，以致二剂而愈。

阅者又将问曰：然则《伤寒论》原文"风温为病，脉阴阳俱浮，自汗出，身重，多眠睡，鼻息必鼾，语言难出。若被下者，小便不利，直视，失溲。若被火者，微发黄色，剧则如惊痫，时瘛疭。若火熏之，一逆尚引日，再逆促命期"，又作如何解说？答曰：此亦仲圣后人之言也。注家有视此为错误，任意颠倒改易，以求曲符己意者矣，是乃窃所不取。细按此条大意，重在申明二禁，一禁被下，二禁被火。何以禁下？盖下为阳明正治，今温病病在太阳，未到阳明，故不可下，下之将更伤其津。何以禁火？盖温病津液既已内伤，安堪更以火灼烁之？如此治之，是为一逆再逆。逆之重者，促命期；逆之轻者，或语言难出，或直视，或惊痫，或瘛疭。合考种种症状，无一不由津液内竭，神经失其濡养所致。或小便不利，则伤津之重者，几无余液足以外泄。或微发黄色，则津竭血溶，血液变色，尤为显明之病理。夫下与被火未始合于太阳中风、太阳伤寒之治，今独在温病条下剀切告诫者，抑亦何哉？无非中风伤寒者津液未伤，虽误下误火，逆犹不甚，今温病者津液已伤，实未许毫厘误治故也。呜呼，前贤之旨微矣！（《经方实验录·葛根汤证其一》）

葛根汤方治取效之速，与麻黄汤略同，且此证兼有渴饮者。予近日在陕州治夏姓一妇见之。其证太阳穴剧痛，微恶寒，脉浮紧，口燥，予用下方。

葛根六钱，麻黄二钱，桂枝三钱，白芍三钱，生甘草一钱，天花粉四钱，枣七枚。

按诊病时已在南归之前晚，亦未暇问其效否。及明日，其夫送至车站，谓夜得微汗，证已全愈矣。予盖因其燥渴，参用瓜蒌桂枝汤意。吾愿读经方者，皆当临证化裁也。

姜佐景按：本案为吾师所亲撰。夏姓妇所病者即太阳温病也，向使吾师用葛根汤原方，未始不可优治之。今又以花粉易生姜，则更为恰切。

虽然，读者于此，有不能释疑者在焉。曰：温病条言"不恶寒"，葛根汤条言"恶风"，风寒本属互称，如是得毋自相矛盾乎？答曰：此正仲圣之互文见意处，可以深长思者也。夫曰风寒为互称，此言不谬。但当知寒为重，风为轻，恶寒为重，恶风为轻。故温病及葛根汤二条合一之后，即成"恶风不恶寒"。其意犹曰"微恶风寒"，节言之，即本案吾师所谓"微恶寒"是也，为其尚不能尽脱恶寒本色，而合于太阳首条提纲之旨，故仲圣称此为太阳病。又为其兼口渴津伤，易于化热，故仲圣称此为太阳温病。

历来伤寒注家有一绝大错误，贤贤相承，莫能自觉者，即以温病为阳明病是也。佐景觉之，不容缄默。夫依吾说，温病为太阳病之一纲，判然异于阳明病，固矣，然窃以为尚有辨证之法在。《大论》曰："问曰：阳明病，外证云何？答曰……反恶热也。"然则恶热者方为阳明病，其但渴而不恶热之温病得称阳明病乎？然则恶热者当用膏、知、硝、黄，其但渴而不恶热者得用辛温发散之麻桂，仲圣于此又岂非暗暗点明乎？余之旨，盖在于此。今试排列太阳、阳明之主证如下。

太阳伤寒：或已发热或未发热；恶风恶寒。太阳中风：发热；恶风。太阳温病：发热而渴；恶风不恶寒。阳明：发热谵语；不恶寒反恶热。

阅者试察上文，其中层次何等分明。太阳伤寒当"或未发热""恶寒"之时，完全为寒象，且不但曰"恶风"，兼曰"恶寒"，显见其恶风寒之重。至太阳中风，即但曰"发热"，显无"或未发热"之时，且但曰"恶风"，不兼曰"恶寒"，显见其恶风寒之轻。至太阳温病，不但曰"发热"，且加"渴"以示其津液之伤；曰"恶风"，又曰"不恶寒"，显见其恶风寒之微。至阳明，其甚者曰"谵语"，以示其津竭之后，神经且受热灼矣，又曰"反恶热"，至此完全为热象，与太阳伤寒之完全为寒象者适相反。由是吾人可得外感疾病传变之第一原则，曰"由寒化热"是也。此原则实为吾人依经探讨之收获，而温病之不得称为阳明病，又其余事也矣！（《经方实验录·葛根汤证其二》）

◇ **神昏**

予昔在西门内中医专校授课，无暇为人治病，故出诊之日常少。光华眼镜公司有袁姓少年，其岁八月，卧病四五日，昏不知人。其兄欲送之归，延予诊视以决之。余往诊，日将暮。病者卧榻在楼上，悄无声息。余就病榻询之，形无寒热，项背痛，不能自转侧。诊其脉，右三部弦紧而浮，左三部不见浮象、按之则紧，心虽知为太阳伤寒，而左脉不类。时其兄赴楼下取火，少顷至。予曰：乃弟沉溺于酒色者乎？其兄曰：否，惟春间在汕头一月，闻颇荒唐，宿某妓家，挥金且甚巨。予曰：此其是矣。今按其左脉不浮，是阴分不足，不能外应太阳也。然其舌苔必抽心，视之，果然。予用葛根汤。

葛根二钱，桂枝一钱，麻黄八分，白芍二钱，炙甘草一钱，红枣五枚，生姜三片。

予微语其兄曰：服后，微汗出，则愈。若不汗，则非予所敢知也。临行，予又恐其阴液不足，不能达汗于表，令其药中加粳米一酒杯，遂返寓。明早，其兄来，求复诊。予往应之，六脉俱和。询之，病者曰：五日不曾熟睡，昨服药得微汗，不觉睡去。比醒时，体甚舒展，亦不知病于何时去也。随请开调理方。予曰：不须也，静养二三日足矣。闻其人七日后，即往汉口经商云。

姜佐景按：《素问·金匮真言论》曰："夫精者，身之本也。故藏于精者，春不病温。"《生气通天论》曰："冬伤于寒，春必病温。"此数语也，凡习中医者类能道之。然而议论纷纷，每悖经旨。佐景不敏，请以本案袁姓少年病为《内经》之注释可也。简言之，袁姓少年宿妓荒唐，不藏于精，故生温病。治之以葛根汤，应手而起者，以葛根汤为温病之主方故也。夫精者，津之聚于一处者也。津者，精之散于周身者也。故精与津原属一而二、二而一之物。其人平日既不藏精，即是津液先伤，及其外受邪风之侵，乃不为太阳中风，亦不为太阳伤寒，而独为太阳温病，乃不宜乎桂枝汤，亦不宜乎麻黄汤，而独宜乎葛根汤。《内经》《伤寒》之可以通释者也。

抑尤有当知者，藏精之要，初不必限于冬时，然尤以冬时为甚。故《伤寒例》曰："冬时严寒，万类深藏。君子固密，则不伤于寒。触冒之者，乃名伤寒耳。"温病之成，初不必限于春日，观袁姓少年之呻吟于仲秋可知，然尤以春日为甚。盖春继冬来，于时为迩，冬不闭藏，使扰乎阳，则春不发陈，无能随天地万物以俱生荣也。精之泄，初不必限于男女之间，凡志勤而多欲，心怵而常惧，形劳而致倦，高下必相慕，嗜欲伤目，淫邪惑心者，是皆不藏于精之类也，然尤以直耗肾精为甚。故吾人可作结论曰："冬不藏精，春必病温。"必，犹言多也。此经旨之所当达观者也。

虽然，余走笔至此，窃不禁凛然有所惧焉。所惧者何？曰：人将以本案为根据，而伸其温病伏少阴之说，盖所谓少阴云者，指足少阴经肾言也。余曰：肾精亏耗者，全身津液不足，一旦外受邪风之侵，无能祛邪，反易化热，此犹为抽象之言，差近于是，犹曰：平素肠胃虚寒者易患桂枝汤证，同不失为平正之论。若必欲一口咬定温病之邪气久伏于肾，则犹曰中风证之邪气必久伏于肠胃，其可通乎？不特此也，小儿天真烂漫，肾精不耗，为何患麻疹等一类温病特多？盖为其纯阳之体，长育之日，需津既亟，化热自易，初不关肾家事也。奈何温病伏于少阴，发于他经之说，竟亦风行医林，斯乃不可解者。（《经方实验录·葛根汤证其三》）

◇ **儿科麻疹**

镇江赵锡庠，章次公门人也，诊所在曹家渡，尝治康脑脱路忻康里四十八号蔡姓女孩，约一周岁，先病百日咳，月余未瘥，忽股背间隐约有红点，咳甚剧，目赤多泪，惟身热不扬，手足逆冷，常自汗出，皮肤宽缓，颜面淡白，无出疹状。锡庠告其母曰，瘄疹欲出，表阳虚而不足以达之，此即俗所称白面痧也。

方用：葛根三钱，桂枝一钱，白芍钱半，生草一钱，姜一片，枣二枚。

因其咳也，加前胡钱半、射干钱半、桔梗八分、象贝三钱，复加牛蒡子三钱，以助其提达出表。明日复诊，颜面红疹渐显，神色虽佳，而手足尚冷，遂令再进一剂。二日后，手足温和，周身红疹透达。越二日而回，一切平安，寇咳亦愈。

姜佐景按：学者既已知中风伤寒温病各为太阳病一纲矣，然此犹为未足。吾今当为学者作进一步言。曰：所谓中风，所谓伤寒，所谓温病，所谓太阳病，推而至于六经病，是皆非疾病之真名，不过疾病之代名耳。更细晰言之，六经病方为疾病之代名，所谓中风伤寒温病，尚为疾病中一证之代名耳。病犹戏剧之全部，证犹戏剧之一幕，故病之范围大，而证之范围小。更详尽言之，谓中风伤寒温病等为一证之代名，犹不切，毋宁谓之曰一证之通名。何者，知此等通名病证之方治，将可以泛应万病故也。例如吾人知太阳温病之方治，可以泛治痉病，可以泛治麻疹，可以泛治一切类似之病。所谓痉病、所谓麻疹，方是疾病之真名。仲景之所以为圣，即在先教人以病证之通名通治（指《伤寒》），后教人以病证之专名专治（指《金匮》）。后人不晓病证之通名通治，独断断于伤寒温病等代名之争。既不知疾病之通名通治，更不晓何者为证。而余之所欲大声疾呼者，亦即在使学者知仲圣通名通治之大道。柯氏曰："因知仲景方可通治百病，与后人分门证类，使无下手处者，可同年而语耶？"是柯氏宁非得道之深者。

余谓吾人既知太阳温病之方治，即可以泛治麻疹者，犹曰用葛根汤方可以治麻疹之初起也（麻疹之顺者可勿服药，服药而误，反易偾事）。阅者将疑麻桂之决不可治疹病者乎，则吾师遇麻疹病之遏伏甚而不透发者，且用麻黄汤。服汤已，疹乃畅发。惟窃细心考察，间有透发之后，引起灼热者，是正所谓"若发汗已，身灼热者，名曰风温"。但余早已言及，此所谓灼热并非不得了之谓，其轻者将自已，其重者亦可以补治。惟窃意与其补治于后，宁早用葛根预防于前，故余之治小儿麻疹，葛根乃为第一味要药。回观本案赵先生方中，既用前胡、牛蒡、桔梗等开发之品，即可以代麻黄之司。故谓本方为桂枝汤加葛根加味，毋宁谓葛根汤加味，与余之方治乃密合无间也。

余用麻黄常由八分至二钱，用桂枝常由钱半至三钱，用葛根常由二钱至四钱，若吾师之用此三药，则更倍蓰于是。故三药之中，以葛根最为和平。奈何今之医尚多不敢下笔，徒知拾前人之唾余，曰"葛根是阳明药，若邪未入阳明而早用之，将引邪入内"，曰"葛根竭胃汁"，是可慨也。

曹颖甫曰：世之论者动称温病无主方，而《伤寒论》一书几疑为专治伤寒而设，不知越人言伤寒有五，温病即在其中。今姜生能于《大论》中发明葛根汤为太阳温病之主方，真能发前人所未发。盖葛根汤证与伤寒不同者，原以津液不足之故，故于桂枝汤中加麻黄而君葛根。中风证而津液不足者即用桂枝汤本方而加葛根。太阳标热内陷而下利者即用葛根芩连汤，以清热生津为主。盖人体中水分多于血分，则易从寒化，故藏于精者，春不病温。血分多于水分，则易从热化，故冬不藏精，春必病温。从寒化者，伤寒不愈，浸成痰饮，虽天时转阳，犹宜小青龙汤。从热化者，中风误治即成热病，为其津液少也。即此意以求之，则葛根为太阳温病主药，葛根汤为太阳温病主方，不益可信乎？（《经方实验录·葛根汤证其四》）

| 大青龙汤 |

【组成】

麻黄六两　桂枝　甘草各二两　生姜三两　杏仁四十个　大枣十二枚石膏如鸡子大一枚

上七味，以水九升，先煮麻黄减二升，去上沫，内诸药，煮取三升，去滓，温服一升，取微似汗，汗多者温粉扑之。（《金匮发微》卷之三《痰饮咳嗽病脉证治》）

麻黄六两　桂枝二两　甘草二两　杏仁四十枚　大枣九枚　生姜三两石膏如鸡子大

上七味，以水九升，先煮麻黄减二升，去上沫，内诸药，煮取三升，去滓，温服一升，取微似汗。出多者，温粉扑之。一服汗出者，停后服。（《伤寒发微》卷第一《太阳上篇》）

【应用】

太阳中风，脉浮紧，发热恶寒，身疼痛，不汗出而烦躁者，大青龙汤主之。（《伤寒发微》卷第一《太阳上篇》）

伤寒脉浮缓，身不疼，但重，乍有轻时，无少阴证者，大青龙汤发之。（《伤寒发微》卷第一《太阳上篇》）

病溢饮者，当发其汗，大青龙汤主之，小青龙汤亦主之。（《金匮发微》卷之三《痰饮咳嗽病脉证治》）

【鉴别】

设中风未化热，则病犹在表，故中风亦间用麻黄。本书大青龙汤，及《金匮》风湿用麻黄加术，用麻黄杏仁甘草薏苡，其明证也。盖必具此通

识，然后可与读仲景书。(《伤寒发微》卷第二《太阳下篇》)

【方论】

此二节，表明大青龙汤证治，而并申言其禁忌也。盖表证为发热恶寒、身疼痛，里证为烦躁，皆以不汗出为主要。一身之毛孔受气于肺，肺在人身譬之发电总机，总机停止，则千百电机为之牵掣而俱停。肺中一呼吸，毛孔亦一呼吸。今以风寒遏皮毛与肺，以致表里俱病。故汗一出而发热、恶寒、疼痛、烦躁悉愈。是何异总电机发而光焰四出也。此首节用大青龙汤之义也。(《伤寒发微》卷第一《太阳上篇》)

若夫脉浮缓，则其病在肌而不在表。气疏故身不疼；寒湿沍于肌理，不能作汗外泄，故身重。乍有轻时者，此非外寒渐减，实为里热之将盛。肌理为营血所居，与统血之脾相应。人之一身，惟血最热。肌理不开，里热易炽，故亦宜大青龙汤发脾脏之伏寒积湿，悉化为汗，从皮毛外出而里热自清。盖即本论所谓脉浮而缓，手足自温，系在太阴之证。病机系在太阴，而发于太阳之肌腠，故治法仍以太阳为标准。此次节用大青龙汤之义也。(《伤寒发微》卷第一《太阳上篇》)

皮毛闭塞于外，即内藏之呼吸不灵，发为喘咳；皮毛一日不从汗解，即咳逆一日不平，水气流溢于四肢者一日不去。此病溢饮者，所以宜大小青龙汤也。但大青龙汤方治，为表寒里热而设，即麻杏石甘汤加桂枝、姜、枣耳。溢饮发汗用此方，或用小青龙汤，其旨安在？盖脾主四肢，胃亦主四肢，中脘有热，逼内藏之水旁溢四肢者，故主以大青龙汤；水饮太甚，内藏不能相容，自行流溢四肢者，故主以小青龙汤，要其为发汗则已也。(《金匮发微》卷之三《痰饮咳嗽病脉证治》)

然则太阳中风，不汗出而烦躁者，何以用大青龙汤？曰：此阴液未伤，阳气欲达未达，故一汗而病已解。(《伤寒发微》卷第二《太阳下篇》)

至如脉微弱则里阴虚，汗出恶风则表阳又虚，更以发汗重伤其表阳，则为厥逆。里阴虚者，水液本不足供发汗之用。而更用大青龙汤责汗于血，则血不足以养筋濡分肉，则里阴重伤，必且筋惕而肉瞤。盖脉微弱与脉微细者相近，汗出恶风与恶风蜷卧者亦相近，此正为太阴将传少阴之候。合观无少阴证者，大青龙汤发之，可以知所宜忌矣。黄坤载补真武汤为救逆方治，确有见地。(《伤寒发微》卷第一《太阳上篇》)

盖此方与桂枝二越婢一汤同意，但以杏仁易芍药耳。前以发热恶寒为发于阳，故虽脉浮紧、身疼痛、不汗出并同伤寒，仲师犹以中风名之，为其发于阳也。惟其风寒两感，故合麻黄桂枝二方，以期肌表两解。惟其里热为表寒所压，欲泄不得，因而烦躁不安，故加鸡子大之石膏一枚。(《伤寒发微》

卷第一《太阳上篇》）

【禁忌】

太阳中风……若脉微弱，汗出恶风者，不可服。服之则厥逆，筋惕肉
瞤，此为逆也。（《伤寒发微》卷第一《太阳上篇》）

| 小青龙汤 |

【组成】

麻黄　桂枝　芍药　细辛　干姜　甘草各三两　半夏半斤洗　五味子
半斤

上八味，以水一斗，先煮麻黄减二升，去上沫，内诸药，煮取三升，去
滓，温服一升。（《伤寒发微》卷第一《太阳上篇》）

麻黄去节　芍药　干姜　甘草炙　细辛　桂枝各三两　五味子　半夏各
半升

上八味，以水一斗，先煮麻黄减二升，去上沫，内诸药，煮取三升，去
滓，温服一升。（《金匮发微》卷之三《痰饮咳嗽病脉证治》）

【应用】

伤寒表不解，心下有水气，干呕，发热而咳，或渴，或利，或噎，或小
便不利、少腹满，或喘者，小青龙汤主之。（《伤寒发微》卷第一《太阳
上篇》）

水气凌心，则心下悸，是为小青龙汤证。（《金匮发微》卷之一《脏腑
经络先后病脉证》）

咳逆倚息，不得卧，小青龙汤主之。（《金匮发微》卷之三《痰饮咳嗽
病脉证治》）

妇人吐涎沫，医反下之，心下即痞，当先治其吐涎沫，小青龙汤主之。
（《金匮发微》卷之四《妇人杂病脉证并治》）

病溢饮者，当发其汗，大青龙汤主之，小青龙汤亦主之。（《金匮发微》
卷之三《痰饮咳嗽病脉证治》）

卒病者，伤寒也；虽然痰饮痼疾也，感于表寒而病，可用小青龙汤以汗
之。（《金匮发微》卷之一《脏腑经络先后病脉证》）

轻则背冷如掌大，而为小青龙汤证。（《金匮发微》卷之三《痰饮咳嗽
病脉证治》）

【鉴别】

咳而脉浮,水气在胸膈间,病情与痰饮同;咳而脉沉,水气在胁下,病情与痰饮异,惟病原等于痰饮。故厚朴麻黄汤方治略同小青龙汤,所以去桂枝、芍药、甘草者,桂、芍、甘草为桂枝汤方治,在《伤寒论》中,原所以扶脾阳而泄肌腠。(《金匮发微》卷之二《肺痿肺痈咳嗽上气病脉证治》)

上节云不可与桂枝汤,得之则呕,后节又云凡服桂枝汤呕者,其后必吐脓血,可见虽加厚朴、杏子犹非所宜也。若本节太阳病下之微喘,此方乃为正治。盖病在太阳,原有因误下而成痞、成结胸者。若下后不见坏病,而但见微喘,则病气犹在肺与皮毛。盖伤寒表不解,原有水停心下而喘,宜小青龙汤者,但微喘而不兼咳。(《伤寒发微》卷第一《太阳上篇》)

要之,脉浮者当以汗解,浮而大,则里热甚于水气,故用越婢加半夏汤,重用石膏以清里而定喘;脉但浮,则水气甚于里热,故用蠲饮之小青龙汤加石膏以定喘,重用麻、桂、姜、辛,以开表温里,而石膏之剂量独轻。观麻杏石甘之定喘,当可悟二方之旨矣。(《金匮发微》卷之二《肺痿肺痈咳嗽上气病脉证治》)

不大便五六日,有因津液内竭,有因水湿内壅,未可定为有燥屎也。大肠自右至左,环出小肠之上,而适当脐之部分,故绕脐痛为病在大肠。烦者心烦,即上所谓心中懊侬而烦也。燥者口燥,即上所谓口干舌燥也。斯二者,皆阳明的证。然必以发作有时为验者,一为日中阳气极盛之时,一为日晡所阳衰之时。但阳盛之时而烦躁始剧,则胃中阳热犹轻。惟日晡阳衰之时,而阳热与阴气相抗,胃中阳热乃炽。故仲师以日晡所剧者属阳明。此与寒证日中而剧者,可为对照(予尝治崇明黄生元龙寒饮,日中形寒吐酸,用重剂小青龙汤而愈,可以证明病气与天时之反抗)。故日晡所而烦躁加剧,胃中必无津液,不能由小肠滋溉大肠,而肠中必有燥屎,此即五六日不大便之由。(《伤寒发微》卷第三《阳明篇》)

【方论】

皮毛闭塞于外,即内藏之呼吸不灵,发为喘咳。皮毛一日不从汗解,即咳逆一日不平,水气流溢于四肢者一日不去。此病溢饮者,所以宜大小青龙汤也。但大青龙汤方治,为表寒里热而设,即麻杏石甘汤加桂枝、姜、枣耳。溢饮发汗用此方,或用小青龙汤,其旨安在?盖脾主四肢,胃亦主四肢,中脘有热,逼内藏之水旁溢四肢者,故主以大青龙汤;水饮太甚,内藏不能相容,自行流溢四肢者,故主以小青龙汤,要其为发汗则已也。(《金匮发微》卷之三《痰饮咳嗽病脉证治》)

咳逆则气出不续，倚息不得卧，则终夜叠被而倚之，不得平卧也。寒气郁于表，饮邪被遏，则激而上冲，固应解表温里，俾外寒与里水双解。此小青龙汤方治，所以为龥饮之主方也。（《金匮发微》卷之三《痰饮咳嗽病脉证治》）

故小青龙汤为"痰饮篇"咳逆倚息之主方。但令太阳水气得温药之助，作汗从毛孔外泄，则心下水邪既尽，津液不能独存，故服汤已而渴者，为欲解。但此条为不渴者言之耳。若阳气为水邪隔塞，不得上至咽喉而渴，得小青龙汤温化，必反不渴，以水气作汗外泄，胃中津液以无所阻隔而上承也（说见《金匮》苓甘五味姜辛汤条下）。（《伤寒发微》卷第一《太阳上篇》）

凡水气在膈上者，宜散之，此即《金匮》"水在腰以上当发其汗"之义也。厥阴证厥而心下悸，此时水在膈间，阻塞中脘，阳气不得外达四肢。水气在上焦者，不当参用下焦药，故"太阳篇"心下有水气，已成留饮者，则为小青龙汤证，此即散之之义也。（《伤寒发微》卷第四《厥阴篇》）

膈间有寒饮，乃吐涎沫，此宜温药和之者也。乃不用温药而反下之，上膈水痰，断不能一下而尽，加以卫气不行，水气郁于皮毛之里，一经误下，在表水液乘虚入里，乃留积心下而成痞。故治此者当用小青龙汤，俾饮邪从汗外解，然后用大黄黄连泻心汤以泻心下之痞。（《金匮发微》卷之四《妇人杂病脉证并治》）

若渴，去半夏，加瓜蒌根三两；若微利，去麻黄，加荛花如鸡子大，熬令赤色；若噎，去麻黄，加附子一枚炮；若小便不利，少腹满，去麻黄，加茯苓四两；若喘，去麻黄，加杏仁半斤去皮、尖。（《伤寒发微》卷第一《太阳上篇》）

【预后】

伤寒，心下有水气，咳而微喘，发热不渴，小青龙汤主之。服汤已，渴者，此寒去欲解也。（《伤寒发微》卷第一《太阳上篇》）

【医案】

◇ 伤寒

王左。

初诊：二十四年三月五日。起病于浴后当风，恶寒而咳，一身尽痛，当背尤甚，脉弦，法当先解其表。得汗后，再行攻里。大便七日不行，从缓治。

生麻黄三钱，川桂枝三钱，杏仁三钱，北细辛二钱，干姜三钱，五味子二钱，生甘草一钱，制半夏三钱，白前四钱。

姜佐景按：本案病者王君平素有疾必就师诊，每诊一二次，疾必良已。这番又来，自谓病重甚，不知能如前速愈否？师笑谓无妨，汗出续诊一次可矣。君欣然告辞。

二诊：三月六日。发汗已，而大便未行，食入口甜，咽肿脘胀，右脉滑大，下之可愈。

生川军三钱，枳实四钱，川朴一钱，芒硝三钱冲。

姜佐景按：诊后病者问明日尚须复诊否，察其神情，盖已非昨日病象矣。师笑曰，无须再劳驾矣。后如师言。

学者当知疾病之传病，绝无一定之成规。若我前所谓桂枝汤证一变而为白虎汤证，麻黄汤证一变而为麻杏甘石汤证，葛根汤证一变而为葛根芩连汤证，此皆言其至常者也。若以上太阳转阳明诸案，或由桂枝证传为承气证或麻子仁丸证，或由麻黄汤证或由小青龙汤证传为承气证，又皆不失其常者也。若其他种种传变，或由葛根汤证传为承气证，或由大青龙汤证传为承气证，又悉在可能之中，何必一一赘列？是故医者但求能辨证用方，初不必虑其病变多端；但求能大胆细心，初不必泥于温热伤寒也。

"邪之着人，如饮酒然。凡人醉酒，脉必洪而数，气高身热，面目俱赤，乃其常也。及言其变，各有不同。有醉后妄言妄动，醒后全然不知者；有虽沉醉，而神思终不乱者；醉后应面赤而反刮白者，应委顿而反刚强者，应壮热而反恶寒战栗者；有易醉而易醒者，有难醉而难醒者，有发呼欠及喷嚏者，有头眩眼花及头痛者。因其气血虚实之不同，脏腑禀赋之各异，更兼过饮少饮之别。考其情状，各自不同。至论醉酒一也，及醒，一时诸态如失。"此吴氏又可借饮酒以喻邪之传变无定者也。因其言通俗易晓，故借录之。（《经方实验录·太阳转阳明其四》）

◇ **咳嗽**

咳而上气，恶寒，脉浮紧，此为中有伏饮，外感新凉，当发其汗。宜小青龙汤加减。

生麻黄三钱，川桂枝二钱，生白芍二钱，淡干姜二钱，细辛一钱，仙半夏三钱，射干三钱，前胡二钱，桔梗三钱，炙草一钱。

王慎轩记：此之前方，有五味子二钱，无射干，服之无效。后服此方，两剂而愈。（王慎轩《曹颖甫先生医案·咳嗽门·寒饮咳嗽》）

咳嗽吐白痰，肢节酸，此为风水，宜小青龙汤。

生麻黄二钱，淡干姜二钱，制半夏二钱，桂枝二钱，细辛一钱，炙草一钱，生白芍钱半，五味子一钱，旋覆花二钱包，防风二钱。（王慎轩《曹颖

甫先生医案·咳嗽门·风水咳嗽》）

张志明，住五洲大药房。

初诊：十月十八日。暑天多水浴，因而致咳，诸药乏效，遇寒则增剧，此为心下有水气，小青龙汤主之。

净麻黄钱半，川桂枝钱半，大白芍二钱，生甘草一钱，北细辛钱半，五味子钱半，干姜钱半，姜半夏三钱。

姜佐景按：张君志明为余之好友，尝患疔毒。自以西药治之，增剧，因就余以中药治愈，乃叹中药之神。自后恙无大小，每必垂询，顾余以事冗，居恒外出，致常相左。

某晨，君又贲临，曰：咳嗽小恙耳，何中医久治不差？并出方相示，则清水豆卷、冬桑叶、前胡、杏仁、赤苓、枳壳、桔梗、竹茹、牛蒡、贝母、瓜蒌皮、冬瓜子、枇杷叶之属。因询之曰：君于夏月尝习游泳乎？曰：然。君之咳遇寒则增剧乎？曰：然。余乃慰之曰：此证甚易，一剂可愈，幸毋为虑。因书上方与之。越二日，来告曰：咳瘥矣。即为书下方调理焉。

二诊：十月二十日。咳已全愈，但觉微喘耳，此为余邪，宜三拗汤轻剂，夫药味以稀为贵。

净麻黄六分，光杏仁三钱，甘草八分。

姜佐景按：余屡用本方治咳，皆有奇效。顾必审其咳而属于水气者，然后用之，非以之尽治诸咳也。水气者何？言邪气之属于水者也。

如本案张君因习游泳而得水气，其一例也。

又如多进果品冷饮，而得水气，其二例也。

又如远行冒雨露，因得水气，其三例也。

更如夙患痰饮，为风寒所激，其四例也。

凡此种水气之咳，本汤皆能优治之。

顾药量又有轻重之分。其身热重，头痛恶寒甚者，当重用麻桂。其身微热，微恶寒者，当减轻麻桂，甚可以豆豉代麻黄，苏叶代桂枝。其痰饮水气甚者，当重用姜、辛、半、味，因此四者协力合作，犹一药然，吾师用五味尝多至三钱，切勿畏其酸收。其咳久致腹皮挛急而痛者，当重用芍草以安之。否则，轻用或省除之，奏效如一。

要之小青龙证。在里为水气，在表为咳（咳之前喉间常作痒）。其表证之重轻，初可勿拘，其舌苔亦不必限于白腻。遑论其他或喘或渴或利或噎哉？此皆经验之谈，不必泥于书本者也。

本年夏，友好多人皆习游泳，耽之不倦，虽雨天不已，一月前后，十九患咳，余悉以本汤加减愈之。（《经方实验录·小青龙汤证》）

◇ 痰饮

寒饮。予尝治崇明黄生元龙寒饮，日中形寒吐酸，用重剂小青龙汤而愈。可以证明病气与天时之反抗。(《曹颖甫医案·内科疾病·寒饮》)

| 小青龙加石膏汤 |

【组成】

麻黄　芍药　桂枝　细辛　干姜　甘草各三两　五味子　半夏各半升石膏二两

上九味，以水一斗，先煮麻黄，去上沫，内诸药，煮取三升，强人服一升，羸者减之，日三服，小儿服四合。(《金匮发微》卷之二《肺痿肺痈咳嗽上气病脉证治》)

【应用】

肺胀，咳而上气，烦躁而喘，脉浮者，心下有水，小青龙加石膏汤主之。(《金匮发微》卷之二《肺痿肺痈咳嗽上气病脉证治》)

| 苓甘五味姜辛汤 |

【组成】

茯苓四两　甘草　干姜　细辛各三两　五味子半升

上五味，以水八升，煮取二升，去滓，温服半升，日三服。(《金匮发微》卷之三《痰饮咳嗽病脉证治》)

【方论】

降冲气而冲气低，则上冒之浮阳当息，而咳逆可止矣。而反再咳，胸满，似前方失之太轻。是不然，盖前用小青龙汤麻黄开泄太甚，迫其汗液，而阳气暴张，小腹之客气，因而上逆。中阳即痹，始则手足厥逆，继而手足痹，甚至上下颠倒，浮阳窜乱，一似电光石火，闪烁无定。此时若以温药化饮，不免助浮阳外抗。于是不得已用苓桂五味甘草汤，以收散亡之阳。盖必冲气渐低，然后可进温药。师于是有苓甘五味姜辛汤方治，以发抒胸中阳气而除其咳满。此先标后本之治也。(《金匮发微》卷之三《痰饮咳嗽病脉证治》)

【禁忌】

设谓支饮不涉阴寒，则后文之咳而胸满者与冒而呕者，不当用苓甘五味姜辛汤及苓甘五味姜辛半夏汤矣。（《金匮发微》卷之三《痰饮咳嗽病脉证治》）

｜苓甘五味加姜辛半夏杏仁汤｜

【组成】

茯苓四两　甘草　干姜　细辛各三两　五味　半夏　杏仁各半升

上七味，以水一斗，煮取三升，去滓，温服半升，日三服。（《金匮发微》卷之三《痰饮咳嗽病脉证治》）

【方论】

前方内半夏以去水，则心下之水气当去。水邪去，则胆胃之火不复上冲，而呕亦当止。但水方停贮中脘，气不外散，一旦决而去之，未尽之水气不能从表汗外泄，或转留皮毛之里，变为形肿。

按：水气病，一身面目黄肿者，则越婢加术汤主之；一身悉肿，则越婢汤主之。此水气甚而形肿，药剂中应纳麻黄之证也。但此证业经半夏去水，水气不甚，则形肿当属虚胀。"水气篇"又云：虚胀者为气水，发其汗即已。脉沉者，宜麻黄附子甘草汤，此又水气不甚而形肿，药剂中应纳麻黄之证也。故仲师既于前方中加杏仁，以利肺气而泄皮毛。复申之曰，其证应内麻黄，以其人遂痹，故不内之。若逆而内之，必厥。所以然者，以其人血虚，麻黄发其阳故也，夫此证之应内麻黄，仲师既言之矣。但何以见此证血虚？何以见形肿之为痹？何以见麻黄发汗之必厥？历来注释家，固未有能言其意者。盖水盛则血寒，血中热度既低，则吸收力薄，精液不能贯输脉道，而络脉益虚，水病所以血虚也。痹之言闭，血分热度不足，则水气之在表者，不能蒸化成汗，故毛孔闭塞而形肿。若用麻黄强责其汗，太阳阳气，一时张发于外，则里气益寒而手足见厥。此即衄家不可发汗，疮家不可发汗，失精家不可发汗之例也。（《金匮发微》卷之三《痰饮咳嗽病脉证治》）

【医案】

◇ 咳嗽

叶瑞初君，丽华公司化妆部。

初诊：二月十七。咳延四月，时吐涎沫，脉右三部弦，当降其冲气。

茯苓三钱，生甘草一钱，五味子一钱，干姜钱半，细辛一钱，制半夏四钱，光杏仁四钱。

二诊：二月十九日。两进苓甘五味姜辛半夏杏仁汤，咳已略平，惟涎沫尚多，咳时痰不易出，宜与原方加桔梗。

茯苓三钱，生甘草一钱，五味子五分，干姜一钱，细辛六分，制半夏三钱，光杏仁四钱，桔梗四钱。

姜佐景按：叶君昔与史惠甫君为同事，患咳凡四阅月，问治于史。史固辞之，以习医未久也。旋叶君咳见痰中带血，乃惧而就师诊。服初诊方凡二剂，病即减轻。服次诊方后，竟告霍然。（《经方实验录·苓甘五味加姜辛半夏杏仁汤证》）

| 苓甘五味加姜辛夏杏大黄汤 |

【组成】

茯苓四两　甘草二两　干姜　细辛各三两　五味　半夏　杏仁各半升大黄三两

上八味，以水一斗，煮取三升，去滓，温服一升，日三服。（《金匮发微》卷之三《痰饮咳嗽病脉证治》）

【方论】

水去呕止，有未尽之水气，因水方外散，痹于表分而形肿者。亦有水分已尽，胃中燥热上冒头面者，于是有面热如醉之形态。盖累进温中泄水之剂，证情决非戴阳，故于前方加杏仁外，更加大黄以利之。所以然者，则以水邪去路，不出于肺，必出大肠也。（《金匮发微》卷之三《痰饮咳嗽病脉证治》）

| 苓甘五味姜辛半夏汤 |

【组成】

茯苓四两　甘草二两　细辛二两　干姜二两　半夏半升　五味半升

上六味，以水八升，煮取三升，去滓，温服半升，日三服。（《金匮发微》卷之三《痰饮咳嗽病脉证并治》）

【应用】

偏弦为饮，为小青龙及苓甘五味姜辛半夏汤证。（《金匮发微》卷之三《痰饮咳嗽病脉证治》）

【方论】

　　咳满即止，而冲气复发者，以细辛、干姜为热药也；服之当遂渴，而渴反止者，为支饮也；支饮者，法当冒，冒者必呕，呕者复内半夏以去其水。（《金匮发微》卷之三《痰饮咳嗽病脉证治》）

　　以细辛、干姜为热药句为假设之词，当属下读，非承上冲气复发言之。若承上言，似但指冲气一层。服之当遂渴句，转类节外生枝。若原有"更复渴"三字，则下文当遂渴、反不渴，俱不可通矣。此节大旨，谓咳满止后，上膈气机已疏，当不复病。然亦有咳满方止，冲气复发者。倘因干姜、细辛为热药而发其冲气，服后当立见燥渴。乃本病燥渴，服干姜、细辛而渴反止，则前此之渴，实为支饮隔塞在胸，津液不得上承喉舌，而初非真燥。（《金匮发微》卷之三《痰饮咳嗽病脉证治》）

【医案】

　　此证（指苓甘五味姜辛半夏汤证，编者注）予寓小北门时治宋姓妇人亲见之。病者平时常患口燥，所服方剂，大率不外生地、石斛、麦冬、玉竹、知母、花粉、西洋参之类。予见其咳吐涎沫，脉弦而体肥，决为痰饮，授以此方。

　　服后，终日不曾饮水，略无所苦。乃知仲师渴反止为支饮之说，信而有征也（此证后以咳逆不得卧，乳中胀痛，用十枣汤加王不留行，大下水痰而愈）。但支饮在胸膈间，中脘阳气被遏，必见郁冒。冒者，胃底胆汁不能容水，冲激而上逆也。故仲师言冒家必呕。盖中阳与支饮相拒，轻则虚阳上浮，甚则卒然呕吐清水痰涎。可知热药实为对病。故治法特于前方中加生半夏以去水，不更忌细辛、干姜也。（《金匮发微》卷之三《痰饮咳嗽病脉证治》）

| 麻黄杏仁甘草石膏汤 |

【组成】

　　麻黄四两　杏仁五十个　甘草二两　石膏半斤

　　上四味，以水七升，煮麻黄减二升，去上沫，内诸药，煮取二升，去滓，温服一升。（《伤寒发微》卷第一《太阳上篇》）

【应用】

　　汗出而喘，无大热者，可与麻黄杏仁甘草石膏汤主之。（《伤寒发微》卷第一《太阳上篇》）

水气外加，标热反入于里，是与发汗后汗出而喘同例，当与麻黄杏仁甘草石膏汤，一以开肺与皮毛，一以清内陷之标热，而喘自定矣。（《伤寒发微》卷第一《太阳上篇》）

下后不可更行桂枝汤，若汗出而喘，无大热者，可与麻黄杏子甘草石膏汤。（《伤寒发微》卷第二《太阳下篇》）

【方论】

"太阳篇"云：汗出先不彻，因转属阳明，续自微汗出，不恶寒。若太阳病证不罢者，不可下，下之为逆，如此可小发汗。设面色缘缘正赤者，阳气怫郁在表，当解之熏之。盖此证不惟表热无汗，两太阳穴必痛。或用麻杏石甘汤表里双解，或并用药汁烧沸取下，俯首药甑之上，蒙衣物而熏之，则表汗出而头痛愈矣。（《伤寒发微》卷第三《阳明篇》）

揆之本条，欲解之义，未能强合结胸之脉，寸口必浮。若关上见沉紧，即为大结胸证。设但见浮脉，标热在上，将成小结胸证。脉紧固伤寒本脉，下后脉紧咽痛者，表气因下骤虚，外寒闭其皮毛，阻遏阳气，因病咽痛。按：此为麻杏石甘汤证。（《伤寒发微》卷第二《太阳下篇》）

麻黄杏子甘草石膏汤用麻黄、杏仁开肺而通皮毛，石膏、甘草助脾而泄肌理，则表寒里热并散，喘定而热解矣。（《伤寒发微》卷第二《太阳下篇》）

惟其身无大热，其喘仍为肺气不宣，故宜麻杏石甘汤。麻黄汤去桂枝疏达肺气，加石膏以清里热，则表里和而喘定矣。（《伤寒发微》卷第一《太阳上篇》）

【医案】

◇ 感冒

冯衡荪，嵩山路萼庐账房，十月二十九日。始而恶寒，发热，无汗，一身尽痛。发热必在暮夜，其病属营，而恶寒发热无汗，则其病属卫，加以咳而咽痛，当由肺热为表寒所束，正以开表为宜。

净麻黄三钱，光杏仁四钱，生石膏五钱青黛四分同打，生甘草三钱，浮萍三钱。

姜佐景按：本案脉案中所谓营卫，盖本《内经》"营气夜行于阳，昼行于阴；卫气昼行于阳，夜行于阴"之说。余则谓本案乃麻黄汤证化热而为麻杏石甘汤证耳。观其恶寒发热、无汗身疼，非麻黄汤证而何？观其咳而咽痛，非由寒邪化热，热邪灼津而何？方依证转，病随药除。

桂枝汤证，或以服药故，或以病能自然传变故，可一变而为白虎汤证。同理，麻黄汤证可一变而为麻杏石甘汤证。此可证之以《大论》曰："发汗后不可更行桂枝汤，汗出，而喘，无大热者，可与麻黄杏仁甘草石膏汤。"此言本属麻黄汤证，予麻黄汤发汗，孰知药剂太重，竟致肺部转热，虽汗出，而仍喘。浅人无知，见无汗变为有汗，疑麻黄汤证转为桂枝汤证。初不知身无大热，热反聚于肺脏，而肺脏之邪，并非传于肠胃也。经文俱在，可以复按。

余前谓白虎汤为桂枝汤之反面，今当续曰，麻杏甘石汤为麻黄汤之反面。此说当更易明了。何者？二汤中三味相同，所异者，一为桂枝，一为石膏。而后知麻黄汤证为寒实，麻杏甘石汤证为热实。攻实虽同，寒热不一。麻黄汤证有喘，麻杏甘石汤证亦有喘。其喘虽同，而其喘之因不一。喘为肺闭，而其所以闭之因不一。人当健时，肺部寒温调匀，启阖合度，无所谓闭。及其受寒则闭，受热则亦闭。闭者当开，故均用麻杏以开之，甘草以和之，而以桂枝、石膏治其原。于是因寒而闭者开，因热而闭者亦开，仲圣制方之旨，于焉大明！（《经方实验录·麻黄杏仁甘草石膏汤证其二》）

◇ **妊娠感冒**

钟右，住圣母院路。

初诊：十一月初三日。伤寒七日，发热无汗，微恶寒，一身尽疼，咯痰不畅，肺气闭塞使然也。痰色黄，中已化热，宜麻黄杏仁甘草石膏汤加浮萍。

净麻黄三钱，光杏仁五钱，生石膏四钱青黛四分同打，生草三钱，浮萍三钱。

姜佐景按：据史惠甫师兄言，钟姓少妇先因外出探望其父疾，心滋忧戚，归途白雪纷飞，到家即病。曾经中西医师杂治未痊，又因身怀六甲，家人忧惧万分。耳师名，叩请出诊，惠甫兄随侍焉。初诊时，病者面赤气喘，频频呼痛，腹部尤甚，按脉浮紧。师谓此易治，不足忧，径疏本方。

二诊：十一月初四日。昨进麻杏甘石汤加浮萍，汗泄而热稍除，惟咳嗽咯痰不畅，引胸腹而俱痛，脉仍浮紧，仍宜前法以泄之。

净麻黄三钱五分，生甘草二钱，生石膏六钱薄荷末一钱同打，光杏仁四钱，苦桔梗五钱，生薏仁一两，中川朴二钱，苏叶五钱。

姜佐景按：据史惠甫兄言，二诊时病者已能与师对语，神情爽适，不若初诊时之但呼痛矣。稔知服药后，微汗出，一身尽疼者悉除。惟于咳嗽时，胸腹部尚觉牵痛耳。师谓本可一剂全愈，适值天时阴雨，故稍缠绵，乃加苡仁、厚朴、苏叶等与之。

自服第二方后，又出微汗，身热全除，但胸背腹部尚有微痛，游移不

居。又越一日，病乃全瘥，起床如常人。（《经方实验录·麻黄杏仁甘草石膏汤证其一》）

◇ **烂喉痧**

前年三月间，朱锡基家一女婢病发热，请诊治。予轻剂透发，次日热更甚，未见疹点。续与透发，三日病加剧，群指谓猩红热，当急送传染病医院受治。锡基之房东尤恐惧，怂恿最力。锡基不能决，请予毅然用方，予允之。细察病者疹已发而不畅，咽喉肿痛，有白腐意，喘声大作，呼吸困难不堪，咯痰不出，身热胸闷，目不能张视，烦躁不得眠。此实烂喉痧之危候，当与：

净麻黄钱半，生石膏五钱，光杏仁四钱，生草一钱。略加芦根、竹茹、蝉衣、蚤休等透发清热化痰之品。

服后，即得安睡、痧齐发而明，喉痛渐除。续调理，三日全愈。事后婢女叩谢曰，前我病剧之时，服药（指本方）之后，凉爽万分，不知如何快适云。

姜佐景按：夫麻疹以透净为吉，内伏为凶，尽人所知也。而透之之法却有辨别。盖疹毒内伏，须随汗液乃能外出。而汗液寄汗腺之内，须随身热乃能外泌。故痧前之身热乃应有之现象。惟此种身热亦有一定之标准，过低固不可，过高亦不佳。事实上过高者少，过低者多。故用药宜偏于温，尤不可滥用凉剂以遏之。及疹毒正发之时，小儿身热往往过度，与未发前成反比。不知身热过重又妨痧毒之外透。此时热迫肺部则喘急，热蒸汗腺则汗出，热灼心君则神昏，热熏痰浊则干咳，此为麻杏甘石之的证，重剂投之，百发百中，又岂平淡之药所能及哉？

疹病之兼喉病者，中医谓之烂喉痧，西医称之曰猩红热。丁甘仁擅治此病，其治法大意，略曰喉痧当以疹为本、以喉为标，但求疹透，则喉自愈，可谓要言不烦。而本汤之治喉痧所以得特效者，即此故也。

本汤条文曰："发汗后（又曰下后），不可更行桂枝汤，汗出而喘，无大热者，可与麻黄杏仁甘草石膏汤"云云。而或者欲易之为无汗而喘，大热者。不知麻黄汤证，由或未发热进为发热，其证势为由郁而发。麻杏甘石汤证，由身大热转为身无大热，其证势为由表入里。惟其逐渐由表入里，由寒化热，故无汗渐转为汗出。独其喘则必不除。然后知"热喘"二字实为本汤之主证。得此一隅，庶几三反。而经文何必涂改之耶！（《经方实验录·麻黄杏仁甘草石膏汤证其三》）

◇ **乳蛾**

王左。乳蛾双发，红肿疼痛，妨于咽饮，身热，微微恶风，二便尚自可，脉微数，舌微绛，宜辛凉甘润法。

薄荷一钱后下，杏仁三钱，连翘二钱，象贝三钱，桑叶二钱，生草钱半，赤芍二钱，蝉衣一钱，僵蚕三钱炙，桔梗一钱，马勃八分，牛蒡二钱，活芦根一尺去节。

另用玉钥匙吹喉中。

姜佐景按：当九十月燥气当令之时，喉病常多，其轻者但觉喉中梗梗然妨于咽饮，其略重者则咽喉两关发为乳蛾，红肿如桃。西医称此为扁桃腺肿，但须照上列方随意加减，可以一剂知，二剂已。蛾退之后，悉如常态。至若乳蛾渐由红肿而化白腐，或生白点，可加玄参一味以治之，其效如神。若更由白腐而化脓，乃可用刺法，使脓出亦愈。然使早用辛凉甘润，必不至如此地步，此辛凉甘润法之所以可贵也。

有一派喉科医生治喉，喜用苦寒之药，如板蓝根、川连、地丁、人中黄之属。服后，虽可暂折邪气，每致郁而不宣，牵延时日，甚或转变重症，至堪危虑。凡患乳蛾因服苦寒药不解，续进辛凉甘润药者，则见效必较缓，甚或初剂、二剂竟毫不见效，余试之屡矣。又有一派医生治喉，喜用重腻育阴之药，如生地、麦冬、石斛、沙参之属，竟重用至八钱、一两者。以此治乳蛾，亦不能速愈。友人谢君维岐籍隶吴县，患喉痛小恙，名医与以育阴重剂，多费而少效。余卒用辛凉轻剂，一服见功，二服全愈。此辛凉甘润法之所以可贵也。辛凉甘润乃仲圣大法，温热家不过伸言之耳。

叶氏《幼科医案》曰："春月暴暖忽冷，先受温邪，继为冷束，咳嗽痰喘最多……夫轻为咳，重为喘，喘急则鼻掀胸挺。"此实麻杏甘石汤之的证，使及时投以麻杏甘石汤重剂，则药到病除，何致有"逆传心包"之危？依佐景临床所得，本汤证以小儿病者居多，且多发在冬春之间，与夫白虎加桂枝汤证之多发于夏日及大人者，悉相反，与叶氏所言颇合，是叶氏明知麻杏甘石汤者也。吴氏鞠通亦知之，故虽在《条辨》上焦、中焦二篇隐而不言，及在下焦篇第四十八条，即不复藏匿。曰："喘、咳、息促、吐稀涎，脉洪数，右大于左，喉哑，是为热饮，麻杏甘石汤主之。"然则温热诸家果能识，宜施用辛凉甘润法之麻杏甘石汤证，并即以此为基础，更从而变化之、扩充之，欲自成为广义之温病学说，实无疑义。惜乎不肯道破根源耳。故余敢作公平之论，曰：温热家立说并非不可，时方轻方并非全不可用，但当明其与伤寒经方间之师承贯通处，然后师经方之法，不妨用时方之药，且用之必更神验，此为亲历之事实，所可忠告于同仁者也。（《经方实验录·麻黄杏仁甘草石膏汤证其四》）

| 麻黄加术汤 |

【组成】

麻黄三两去节　桂枝二两　甘草一两　白术四两　杏仁七十个去皮尖

上五味，以水九升，先煮麻黄减二升，去上沫，内诸药，煮取二升半，去滓，温服八合，覆取微汗。（《金匮发微》卷之一《痉湿暍病脉证治》）

【应用】

《金匮·痉湿暍篇》又云：湿家身烦疼，可与麻黄加术汤发其汗。（《伤寒发微》卷第二《太阳下篇》）

湿家发热身疼者，宜麻黄加术汤以汗之。加术者，所以去中焦之湿也。（《金匮发微》卷之一《痉湿暍病脉证治》）

湿家，身烦疼，可与麻黄加术汤，发其汗为宜，慎不可以火攻之。（《金匮发微》卷之一《痉湿暍病脉证治》）

小便不利者，宜麻黄加术汤，已详阳明系在太阴条。（《伤寒发微》卷第四《阴阳易差后劳复篇》）

【方论】

伤寒，其脉微涩，此在三阴篇中，原为四逆汤证。所以然者，体温弱而结液不能化气，水盛而血寒也。本是霍乱，今是伤寒，即承上节利止更复发热言之，谓霍乱止而表证仍在也。设当其发热恶寒，头痛身疼，病在太阳之时，即用麻黄加术汤以救其表，则不难一汗而愈。（《伤寒发微》卷第四《霍乱篇》）

太阳病，发汗后、或自汗，风邪乘之，毛孔闭塞，汗液之未尽者，留著肌里成湿，一身肌肉尽痛，是为风湿相搏。此证本应发汗，与太阳伤寒之体痛同，后文麻黄加术汤、麻黄杏仁薏苡甘草汤，其主方也。以麻黄之发汗，白术、薏苡之去湿，本期风湿俱去，然适当天时阴雨，病必不去，药可与病气相抗，而地中之湿与雨中之寒，决非药力所能及。故虽发汗，病必不愈。（《金匮发微》卷之一《痉湿暍病脉证治》）

胸膈阳微，不能作汗，则水留膈上，阻塞肺脏出纳之气，因病短气；水在胸中，津液不得上承，故渴（必喜热饮）；水不循三焦故道下行，乃流溢四肢而历节痛，此为当发汗之溢饮证，于麻黄加术为宜。（《金匮发微》卷之三《痰饮咳嗽病脉证治》）

湿家之病，起于太阳寒水。表汗不出，则郁于肌理，而血络为之不通。一身尽疼者，寒湿凝沍肌腠也。此证始则恶寒，继则发热，终则湿热蕴蒸，

而身色晦暗如熏黄。湿证小便不利，大率以麻黄加术为主方。（《金匮发微》卷之一《痉湿暍病脉证治》）

但头汗出，约有二端：阳热之证，阴液内竭，则但头汗出；寒湿之证，毛孔闭塞，则亦但头汗出。寒湿郁于经腧，故背强（此与太阳病之项背强同）。寒洹皮毛，内连肌肉，恶寒甚者，遂欲得被向火（此与太阳伤寒同）。此时正宜麻黄加术汤以发其汗，使水气外达。（《金匮发微》卷之一《痉湿暍病脉证治》）

若表热甚者，宜桂枝二越婢一汤，或用麻黄加术汤，随证酌剂可也。（《伤寒发微》卷第四《阴阳易差后劳复篇》）

若夫喘逆而躁疾，则为肺实，而胀为风遏太阳寒水不能外达皮毛之证，欲作风水则为风水未成。盖风水既成，必至一身尽肿，此证独无，故曰发其汗，即愈；麻黄加术汤、越婢汤、小青龙汤，俱可随证酌用。此上气以肺实而易愈者也。（《金匮发微》卷之二《肺痿肺痈咳嗽上气病脉证治》）

寒湿在里，未曾化燥，无论三承气汤皆不可用，即麻仁丸亦在禁例。脉浮者宜麻黄加术汤。（《伤寒发微》卷第三《阳明篇》）

惟湿证则非一汗所能愈，以太阳与太阴同病也。故治湿证，但有麻黄加术汤、麻黄杏仁甘草薏苡汤，表里同治，然后风湿俱去，此风湿初病无汗之治法也。（《伤寒发微》卷第四《阴阳易差后劳复篇》）

但既痹之后，阳气一虚，即脉不应大。此证初起，当与风湿同治，麻黄加术、麻黄杏仁薏苡甘草二汤，皆可用之。（《金匮发微》卷之二《血痹虚劳病脉证并治》）

【医案】

◇ 感冒

风之中人，必乘营血之虚，脉之所以迟也。营虚则风从卫分传入者，营血热度不足以相闭拒，风乃得乘闲而入，此中风之大略也。邪气中经，身痒瘾疹，当即世俗所谓风疹，其病犹在表也。

予尝治其寿侄及上海姚金福室人，并以麻黄加术汤取效。

又在清和坊治愈一老妇人，亦用此方，可为明证。惟营不足，风邪乃转而入里。夫胸为太阳出入之道路，上中二焦水气分布之总区也（西医谓之淋巴干）。风从皮毛入，遏其清阳之气，阻水液之散布，故令胸满而气短。仲师不出方治，窃谓当用桂枝汤去芍药加参、术、防风、黄芪，助心阳而补脾阴，使营气略和，风将自息。风引汤似不合病。（《曹颖甫医案·外科疾病·瘾疹》）

陈左。发热恶寒，一身尽烦疼，脉浮紧，此为风湿，麻黄加术汤主之。

生麻黄三钱，桂枝二钱，杏仁三钱，炙甘草一钱，生白术三钱。

次诊：服前方已，诸恙均瘥，惟日晡尚剧，当小其制。

生麻黄一钱，杏仁泥二钱，生薏苡仁二钱，炙甘草一钱（王慎轩《曹颖甫先生医案·伤寒门·太阳风湿》也录有本案：只记有火神庙陈左一诊。编者注）。（《曹颖甫医案·内科疾病·太阳风湿》）

| 麻黄连翘赤小豆汤 |

【组成】

麻黄二两　连翘二两　赤小豆一升　生梓白皮一斤　杏仁四十枚　大枣十二枚　生姜二两　甘草二两

上八味，以潦水一斗，先煮麻黄，再沸去上沫，内诸药。煮取三升，去滓，分温三服，半日服尽。（《伤寒发微》卷第三《阳明篇》）

【应用】

伤寒瘀热在里，身必发黄，麻黄连翘赤小豆汤主之。（《伤寒发微》卷第三《阳明篇》）

【方论】

伤寒为病，起于表寒；血热内抗，因生表热。血为脾所统，散在孙络，而密布于分肉之中。表热不从汗解，与太阴之湿并居，乃为瘀热在里，肌表为之发黄。麻黄连翘赤小豆汤，连翘以清上热，生梓白皮以清相火，赤小豆以去里湿，加麻黄、杏仁以疏肺与皮毛，大枣、生姜、甘草以助脾阳，使里气与表气相接，则湿随汗解，而里热不瘀矣。按此方连翘、赤小豆、生梓白皮合桂枝麻黄各半汤，而去桂枝、芍药。以卫气之阻，表汗不出而君麻黄；以营气虚而生热，而去桂、芍；以一身上下皆热，而用连翘、生梓白皮；以瘀湿成热，毒留血分，而用赤小豆（《金匮》下血用之，痈脓亦用之，可证也）。又非以上三证之发黄所可混同施治矣。（《伤寒发微》卷第三《阳明篇》）

| 麻黄杏仁薏苡甘草汤 |

【组成】

麻黄半两　杏仁十个去皮尖　薏苡半两　甘草一两炙

上锉麻豆大，每服四钱匕（匕者，茶匙也；四钱匕，四茶匙也）。水一盏半，煎八分，去滓，温服，有微汗，避风。（《金匮发微》卷之一《痉湿

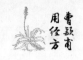

喝病脉证治》)

【应用】

《金匮·痉湿喝篇》又云：病者一身尽痛，日晡所剧者，可与麻黄杏仁薏苡甘草汤。(《伤寒发微》卷第二《太阳下篇》)

【方论】

病者，一身尽疼，发热，日晡所剧者，此名风湿。此病伤于汗出当风，或久伤取冷所致也，可与麻黄杏仁薏苡甘草汤。(《金匮发微》卷之一《痉湿喝病脉证治》)

三曰昼瘥暮甚，此即身疼发热日晡所剧之麻黄杏仁薏苡甘草汤证也。(《金匮发微》卷之二《五脏风寒积聚病脉证并治》)

水气壅在皮毛而发为虚胀，故曰气水。气水者，汗液欲出不出、表气不能开泄之谓，发其汗则水还化气成汗，故其胀即消。杏子汤方阙，窃意可用风湿证之麻杏甘薏汤，要以发汗为一定之标准也。(《金匮发微》卷之三《水气病脉证并治》)

【医案】

◇ 感冒

李右。新凉外袭，汗液失宜，因而成湿，湿留肺经，因而多痰，脉浮滑，表有热，当宣太阳。

前胡二钱，麻黄一钱，桔梗二钱，杏仁泥三钱，生白术二钱，生苡仁五钱，炙甘草一钱。(《曹颖甫医案·内科疾病·太阳病感冒挟痰湿》)

曾左。泄泻表未解，当先解表。

生麻黄二钱，紫浮萍三钱，光杏仁三钱，生白术四钱，生苡仁四钱，川桂枝三钱，炙甘草二钱。(《曹颖甫医案·内科疾病·发热泄泻》)

◇ 麻木

吉左。十指大腿麻木，发热无汗，此为风寒湿气，合为皮痹，当从汗泄。

生麻黄三钱，生薏仁五钱，川桂枝三钱，西秦艽三钱，光杏仁三钱，炙甘草三钱。

王慎轩记：是年中元节后，患此者甚众，均用此方，莫不应手而愈。(《曹颖甫医案·内科疾病·皮痹》)

| 乌头汤 |

【组成】

麻黄　芍药　黄芪　甘草各三两炙　乌头五枚㕮咀，以蜜二升，煎取一升，即出乌头

上四味，以水三升，煮取一升，去滓，内蜜煎中，更煎之，服七合，不知，尽服之。（《金匮发微》卷之二《中风历节病脉证并治》）

【应用】

病历节不可屈伸，疼痛，乌头汤主之。亦治脚气疼痛，不可屈伸。（《金匮发微》卷之二《中风历节病脉证并治》）

【方论】

历节一证，大约寒湿痹于关节，阳气痹于肌表。阴痹而阳欲外泄，则热发而黄汗出；阳痹而寒湿阻于筋脉，则疼痛不可屈伸。此为阴寒重证，非桂枝芍药知母汤所能通治，故不得已而用乌头汤。（《金匮发微》卷之二《中风历节病脉证并治》）

【医案】

◇ 历节

耿右。

初诊：八月二十七日。一身肢节疼痛，脚痛，足胫冷，日晡所发热，脉沉而滑，此为历节，宜桂枝芍药知母汤。瘰疬，从缓治。

川桂枝五钱，赤白芍各三钱，生甘草三钱，生麻黄三钱，熟附块五钱，生白术五钱，肥知母五钱，青防风五钱，生姜一块打。

二诊：九月一日。服桂枝芍药知母汤，腰痛略减，日晡所热度较低，惟手足酸痛如故，仍宜前法。

川桂枝五钱，赤白芍各五钱，生甘草三钱，净麻黄四钱，苍白术各五钱，肥知母五钱，青防风四钱，生姜一块打，咸附子三钱生用勿泡。

曹颖甫曰：肢节疼痛，病名历节。此证起于风邪外感，汗出不畅，久久湿流关节，脉迟而滑，属寒湿。其微者用桂枝芍药知母汤。其剧者宜乌头汤。尝治一吴姓男病，予用：

净麻黄三钱，生白芍三钱，生绵芪三钱，炙甘草三钱，乌头二枚切片。

用蜜糖一碗另煎，煎至半碗，盖悉本《金匮》法也。

诸肢节疼痛，不可屈伸，此名历节，乌头汤主之。

生附块三钱，生麻黄三钱，生白芍二钱，生黄芪四钱，炙甘草二钱。

王慎轩记：次日来诊，病已大瘥，令其再服，后不再来，谅已愈矣。（《经方实验录·历节》）

| 射干麻黄汤 |

【组成】

射干三两　麻黄　生姜各四两　细辛　紫菀　款冬花各三两　大枣七枚　半夏半升　五味子半升

上九味，以水一斗二升，先煮麻黄两沸，去上沫，内诸药，煮取三升，分温三服。（《金匮发微》卷之二《肺痿肺痈咳嗽上气病脉证治》）

【应用】

咳而上气，喉中水鸡声，射干麻黄汤主之。（《金匮发微》卷之二《肺痿肺痈咳嗽上气病脉证治》）

【鉴别】

有水痰者，宜射干麻黄汤。（《金匮发微》卷之一《脏腑经络先后病脉证》）

【方论】

太阳水气不能作汗外泄，则留著胸膈而成寒饮，饮邪上冒则为咳；胸有留饮，吸入之气不顺，则为上气；呼吸之气引胸膈之水痰出纳喉间，故喉中如水鸡声，格格而不能止。此固当以温药利之者也。故射干麻黄汤方治，麻黄、细辛、半夏、五味子并同小青龙汤，惟降逆之射干，利水之紫菀（《本草汇》云能通小便），散寒之生姜，止咳之款冬，和中之大枣，则与小青龙汤异。究其所以然，咳而上气之证究为新病，不似痰饮之为痼疾，及时降气泄水、开肺散寒尚不至浸成痰饮外，此若细辛之治咳、五味之治气冲、生麻黄之散寒、生半夏之去水，不惟与小青龙汤同，并与苓甘五味姜辛半夏汤同，可以识立方之旨矣。（《金匮发微》卷之二《肺痿肺痈咳嗽上气病脉证治》）

【医案】

◇ 喘证

冯仕觉，七月二十一日。自去年初冬始病咳逆，倚息，吐涎沫，自以为痰饮。今诊得二脉浮弦而大，舌苔腻，喘息时胸部间作水鸣之声。肺气不得疏通，当无可疑。昔人以麻黄为定喘要药，今拟用射干麻黄汤。

射干四钱，紫菀三钱，五味子二钱，生远志四钱，净麻黄三钱，北细辛二钱，生姜三片，桔梗五钱，款冬花三钱，制半夏三钱，红枣七枚。

拙巢注：愈。（《经方实验录·射干麻黄汤证》）

门人卢扶摇之师曹殿光，芜湖人，年五十所，患痰饮宿疾，病逾十载，扶摇不能治，使来求诊。其证心下坚满，痛引胸胁，时复喘促，咳则连声不已，时时吐浊痰，稠凝非常，剧则不得卧。余谓其喘咳属支饮，与《伤寒论》之心下有水气，《痰饮篇》之咳逆不得卧，证情相类，因投以小青龙汤，不效。更投以射干麻黄汤合小半夏汤，又不效。而咳逆反甚，心殊焦急。更思以十枣汤攻之，而十枣又为胸胁悬饮之方。思以葶苈大枣降之，而泻肺系为肺胀肺痈而设，皆非的对之剂。纵投之，徒伤元气，于病何补？因念其时吐痰浊，剧则不得卧，与《金匮》所载皂荚丸证，大旨相同。遂以皂荚炙末四两，以赤砂糖代枣和汤，与射干麻黄汤间服之。共八剂，痰除喘平，诸恙尽退。（《经方实验录·皂荚丸证其二》）

◇ **哮证**

曹颖甫曰：有张大元者向患痰饮，初，每日夜咯痰达数升，后痰较少，而胸中常觉出气短促，夜卧则喉中如水鸡声，彻夜不息。当从《金匮》例，投射干麻黄汤，寻愈。（《经方实验录·射干麻黄汤证》）

又有杨姓妇，素患痰喘之证，以凉水浣衣即发，发时咽中常如水鸡声，亦用《金匮》射干麻黄汤应手辄效。

又当其剧时，痰涎上壅，气机有升无降，则当先服控涎丹数分，以破痰浊，续投射干麻黄汤，此又变通之法也。（《经方实验录·射干麻黄汤证》）

| 厚朴麻黄汤 |

【组成】

厚朴五两　麻黄四两　石膏如鸡子大　杏仁半升　半夏半升　干姜　细辛各二两　小麦一升　五味子半升

上九味，以水一斗二升，先煮小麦熟，去滓，纳诸药，煮取三升，温服一升，日三服。（《金匮发微》卷之二《肺痿肺痈咳嗽上气病脉证治》）

【应用】

咳而脉浮者，厚朴麻黄汤主之。（《金匮发微》卷之二《肺痿肺痈咳嗽上气病脉证治》）

【鉴别】

中医所谓脾，即西医谓膵，在胃底，为吸收小肠水气发舒津液作用，属中焦。此证咳而脉浮，水气留于胸膈，胸中行气发水作用，西医谓之淋巴干，中含乳糜，属上焦。去桂、芍、甘草加厚朴者，正以厚朴去湿宽胸，能疏达上焦太多之乳糜故也。人体之中，胃本燥热，加以胸膈留饮，遏而愈炽，所以加石膏者，清中脘之热，则肺气之下行者顺也；所以加小麦者，咳则伤肺，饮食入胃，由脾津上输于肺，小麦之益脾精，正所以滋肺阴也（妇人脏躁悲伤欲哭，用甘麦大枣，悲伤欲哭属肺虚，三味皆补脾之药，可为明证也）。此厚朴麻黄汤大旨，以开表蠲饮为主治者也。惟病原异于痰饮，故泽漆汤方治，君行水之泽漆（《本草》利大小肠，治大腹水肿），而去水之生半夏、利水之紫菀佐之（原作紫参，非）；咳在上则肺热不降，故用黄芩以清之，白前以降之；水在下则脾脏有寒，故用生姜以散之，桂枝以达之；水气在下则胃气不濡，故用人参、甘草以益之。此泽漆汤大旨，以去水肃肺和胃为主治者也。（《金匮发微》卷之二《肺痿肺痈咳嗽上气病脉证治》）

咳而脉浮，水气在胸膈间，病情与痰饮同；咳而脉沉，水气在胁下，病情与痰饮异，惟病原等于痰饮。故厚朴麻黄汤方治略同小青龙汤，所以去桂枝、芍药、甘草者，桂、芍、甘草为桂枝汤方治，在《伤寒论》中，原所以扶脾阳而泄肌腠。（《金匮发微》卷之二《肺痿肺痈咳嗽上气病脉证治》）

| 越婢汤 |

【组成】

麻黄六两　石膏半斤　生姜三两　甘草二两　大枣十二枚

上五味，以水六升，先煮麻黄，去上沫，内诸药，煮取三升，分温三服。恶风加附子一枚，风水加术四两。（《金匮发微》卷之三《水气病脉证并治》）

【应用】

一身悉肿，则越婢汤主之。（《金匮发微》卷之三《痰饮咳嗽病脉证治》）

风水，恶风，一身悉肿，脉浮不渴，续自汗出，无大热，越婢汤主之。（《金匮发微》卷之三《水气病脉证并治》）

【方论】

犹是风水之证。恶风脉浮与前证同，恰身重则病在肌肉，一身悉肿则病在皮毛，不渴则胃中无热，续自汗出者，风主疏泄故也。但风为阳邪，当得发热，观中风证便知。今病者无大热而但有微热，则皮毛不开，阳气不得发越之象。故用越婢汤内扶脾阳，外开皮毛肌腠，使风随汗液外解，而其肿自消，所谓因势利导也。(《金匮发微》卷之三《水气病脉证并治》)

失此不治，表阳日痹，寒水陷于皮中，乃变为一身悉肿之风水，而为越婢汤证，甚则为久咳苦冒之支饮证。(《金匮发微》卷之二《五脏风寒积聚病脉证并治》)

| 越婢加半夏汤 |

【组成】

麻黄六两　石膏半升　生姜三两　大枣十五枚　甘草二两　半夏半升

上六味，以水六升，先煮麻黄，去上沫，内诸药，煮取三升，分温三服。(《金匮发微》卷之二《肺痿肺痈咳嗽上气病脉证治》)

【应用】

咳而上气，此为肺胀，其人喘，目如脱状，脉浮大者，越婢加半夏汤主之。(《金匮发微》卷之二《肺痿肺痈咳嗽上气病脉证治》)

皮毛不开，肺气内闭，里热与水气相搏，因喘咳而病肺胀。所以不渴者，水气未入中脘，不能阻阳气之上承也。所以其状如肿者，水气郁于皮毛也。证属暴感，宜越婢加半夏汤以开表清里，而其喘自定，所谓发汗即愈也。(《金匮发微》卷之三《水气病脉证并治》)

【鉴别】

要之，脉浮者当以汗解，浮而大，则里热甚于水气，故用越婢加半夏汤，重用石膏以清里而定喘；脉但浮，则水气甚于里热，故用蠲饮之小青龙汤加石膏以定喘，重用麻、桂、姜、辛，以开表温里，而石膏之剂量独轻。观麻杏石甘之定喘，当可悟二方之旨矣。(《金匮发微》卷之二《肺痿肺痈咳嗽上气病脉证治》)

| 越婢加术汤 |

【应用】

里水，越婢加术汤主之，甘草麻黄汤亦主之。(《金匮发微》卷之三《水气病脉证并治》)

【方论】

腹为足太阴部分，风中脾脏，里湿应之，风湿相搏，故腹中烦重；风淫于上，吸水湿上行，肺气为之阻塞，故皮目瞤瞤而短气。此证湿邪不流关节而入于里，轻则为风湿，重则为风水，风邪吸于上，则湿邪壅于腹部而不行，非去其上之所吸，则下部之壅湿不去，窃意越婢加术汤亦可用也。(《金匮发微》卷之二《五脏风寒积聚病脉证并治》)

前方内半夏以去水，则心下之水气当去。水邪去，则胆胃之火不复上冲，而呕亦当止。但水方停贮中脘，气不外散，一旦决而去之，未尽之水气不能从表汗外泄，或转留皮毛之里，变为形肿。

按：水气病，一身面目黄肿者，则越婢加术汤主之。(《金匮发微》卷之三《痰饮咳嗽病脉证治》)

| 甘草麻黄汤 |

【组成】

甘草二两　麻黄四两

上二味，以水五升，先煮麻黄，去上沫，内甘草，煮取三升，温服一升，重覆汗出，不汗再服，慎风寒。(《金匮发微》卷之三《水气病脉证并治》)

【方论】

里水一证，用越婢加术，使水湿与里热悉从汗解，前文已详言之矣。此节特补出甘草麻黄汤方治，用麻黄汤之半以发表汗为急务，盖专为无里热者设也。(《金匮发微》卷之三《水气病脉证并治》)

| 麻黄附子汤 |

【组成】

麻黄三两　附子一枚　甘草二两

上三味，以水七升，先煮麻黄，去上沫，内诸药，煮取二升半，温服八合，日三服。(《金匮发微》卷之三《水气病脉证并治》)

【鉴别】

水之为病，其脉沉小，属少阴。浮者为风，无水，虚胀者为气水，发其汗即已。脉沉者宜麻黄附子汤，浮者杏子汤。(《金匮发微》卷之三《水气病脉证并治》)

【方论】

水邪虽陷，与表气未曾隔绝；寒水下陷，要为中阳之虚方治，特于麻黄附子汤内加炙甘草以益中气，使中气略舒，便当外达皮毛肌腠变为汗液，而水病自除。若夫脉浮为风，与太阳中风之脉浮同。此证尚属风湿而未成为水。(《金匮发微》卷之二《水气病脉证并治》)

｜半夏麻黄丸｜

【组成】

半夏　麻黄各等分

上二味，末之，炼蜜和丸小豆大，饮服三丸，日三服。(《金匮发微》卷之三《惊悸吐衄下血胸满瘀血病脉证治》)

【应用】

心下悸者，半夏麻黄丸主之。(《金匮发微》卷之三《惊悸吐衄下血胸满瘀血病脉证治》)

【方论】

太阳寒水内陷，水气凌心则心下悸。此非可漫以镇心之治治也。皮毛不开，则水气之在表者不去；浊阴失降，则水气之在里者不除。半夏麻黄丸，用生半夏以去水，生麻黄以发汗，不治悸而悸当自定。所以用丸者，欲其缓以攻之。盖因水气日久化为黏滞之湿痰，非如暴感之证，水气尚清，易于达毛孔而为汗也。(《金匮发微》卷之三《惊悸吐衄下血胸满瘀血病脉证治》)

| 文蛤汤 |

【组成】

麻黄三两　杏仁五十枚　大枣十二枚　甘草　石膏　文蛤各五两　生姜三两

上七味，以水六升，煮取二升，温服一升，汗出即愈。（《金匮发微》卷之四《呕吐哕下利病脉证治》）

【应用】

吐后，渴欲得水而贪饮者，文蛤汤主之，兼主微风，脉紧头痛。（《金匮发微》卷之四《呕吐哕下利病脉证治》）

【方论】

吐后渴欲得水而贪饮，似与前证吐而渴欲饮水者无别，何以前证用茯苓泽泻汤，此证独宜文蛤汤，此不可以不辨也。盖吐而渴欲饮水，为随吐随渴，随饮随吐，水气溜胃之上口而里无热之证；吐后渴欲得水而贪饮，为吐后之渴，水气出上膈而里有热之证。惟其无里热，故但疏阳气通小便，使水热自下焦泄之；惟其有里热，故上发汗而下泄热，使水气从上下二焦分泄之，夫各有所当也。（《金匮发微》卷之四《呕吐哕下利病脉证治》）

| 桂枝麻黄各半汤 |

【组成】

桂枝一两十六铢　芍药　生姜　麻黄去节，后仿此　甘草各一两　大枣四枚　杏仁二十四枚汤浸，去皮尖及两仁者

上七味，以水五升，先煎麻黄一二沸，去上沫，内诸药，煮取二升，去滓，温服一升。（《伤寒发微》卷第一《太阳上篇》）

【应用】

若面有热色微烦，如郁冒状，则营热欲泄为汗，而皮毛不达也。且营热内张，毛孔外塞，则其身必痒，故宜桂枝麻黄各半汤，以期肌表双解，则一汗而愈矣。（《伤寒发微》卷第一《太阳上篇》）

【鉴别】

风伤皮毛，寒伤肌腠，乃病身疼。《内经》所谓"形寒饮冷则伤肺"者，此证是也。盖风寒由表入肌，汗液之未泄者，悉凝聚而成寒湿。湿伤肌肉，故一身尽疼；卫气外闭，营血内抗，是生表热，此即前条"法当汗出而解"之证。若疼痛甚者，宜桂枝麻黄各半汤。（《伤寒发微》卷第四《阴阳易差后劳复篇》）

【方论】

太阳病，得之八九日，如疟状，发热恶寒，热多寒少，其人不呕，清便欲自可，一日二三度发。脉微缓者，为欲愈也；脉微而恶寒者，此阴阳俱虚，不可更发汗、更吐、更下也；面色反有热色者，未欲解也，以其不能得小汗出，身必痒，宜桂枝麻黄各半汤。（《伤寒发微》卷第一《太阳上篇》）

所以为阳明中风者，太阳初转阳明必有潮热，邪风闭遏皮毛，肺气不舒，因而微喘；肌表同病，故发热恶寒；湿热不从汗解，流入太阴部分，因而腹满；阳明燥热，迫胃中胆汁上抗，因而口苦咽干；皮毛不开，故脉浮紧。若以腹满之故，疑为阳明内实，妄行攻下水液，一下而尽，小便遂难；况湿邪黏腻，渗入膀胱，尤难疏泄。盖此证宜桂枝麻黄各半汤，或大青龙汤之表里双解，俾风湿由汗而解。设中脘不运，更为斟酌下法以去内实，此亦先解其表、后攻其里之意也。（《伤寒发微》卷第三《阳明篇》）

【医案】

◇ 伤寒

顾左，住方斜路，十月二十一日。寒热交作，一日十数度发，此非疟疾，乃太阳病，宜桂枝麻黄各半汤。

姜佐景按：桂枝麻黄各半汤方，原法分为三服；桂枝二麻黄一汤方，原法分为再服。取前方原量三之一，后方原量二之一而较之，得麻杏同量，而后方之桂芍姜草枣悉比前方约多一倍，故前方名各半，而后方名桂二麻一也。然而近代煎服法，率分二次煎服，与古者不同，况其分量上下，又甚微细，故吾人但知此二方之应用足矣，初不必过分斤斤于铢两之间也。

曹颖甫曰：此证甚轻，故轻剂而病易愈，不徒与铢两不合已也。（《经方实验录·桂枝麻黄各半汤证》）

◇ 儿科伤寒

余（指姜佐景，编者注）在广益医院施诊，曾遇一小儿惊厥之恙，目瞪神呆，大便不行，危在旦夕。迭用承气下之，白虎清之，数日方定。旋竟转为少阳寒热往来之证，予以小柴胡汤加味。如是数日，又略安，意其愈矣。某日偶巡视邻近某善堂，惊见此儿又在就医调理。予更细察其病情，则寒热日数度发，又是麻桂各半汤之证矣。屈指计之，距其起病之日，已近一月。观其病变曲折，仿佛"离经叛道"，是又岂一日二日之说，所得而限之哉？（（《经方实验录·麻黄汤证其三》）

| 桂枝二麻黄一汤 |

【组成】

桂枝一两十七铢　芍药一两六铢　麻黄十六铢　生姜一两六铢　杏仁十六枚　甘草一两二铢　大枣五枚。

上七味，以水五升，先煮麻黄一二沸，去上沫，内诸药，煮取二升，去滓，温服一升，日再服。（《伤寒发微》卷第一《太阳上篇》）

【方论】

若形似疟，日再发者，汗出必解，宜桂枝二麻黄一汤。若即服桂枝汤，形似热多寒少之疟，日再发而无定候，但令营气与卫气和，则一汗可愈。然必用桂枝二麻黄一汤者，则以营分之血热，胜于卫分之水气故也。（《伤寒发微》卷第一《太阳上篇》）

【医案】

◇ 伤寒

王右。六月二十二日，寒热往来，一日两度发，仲景所谓宜桂枝二麻黄一汤之证也。前医用小柴胡，原自不谬，但差一间耳！

川桂枝五钱，白芍四钱，生草三钱，生麻黄二钱，光杏仁五钱，生姜三片，红枣五枚。

姜佐景按：病者服此，盖被自卧，须臾发热，遍身漐漐汗出，其病愈矣。又服药时，最好在寒热发作前约一二小时许，其效为著。依仲圣法，凡发热恶寒自一日再发（指发热二次，非谓合发热恶寒二次）以至十数度发，皆为太阳病。若一日一发，以至三数日一发，皆为少阳病。少阳病多先寒而后热，太阳如疟证却有先热而后寒者，观《大论》称少阳曰寒热往来，称太阳如疟曰发热恶寒、热多寒少，不无微意于其间软。以言治法，少阳病宜柴胡剂，太阳病宜麻桂剂，证之实验，历历不爽。若反其道以行之，以柴胡剂治寒热日数度发之太阳如疟，每每不效，以麻桂剂治寒热一作之少阳病，虽偶或得效，究未能恰中规矩。

《方极》云："桂枝二麻黄一汤治桂枝汤证多、麻黄汤证少，桂枝麻黄各半汤治桂枝汤麻黄汤二方证相半者。"此言似是而非，将令人有无从衡量之苦。余则凭证用方，凡发热恶寒同时皆作，有汗者用桂枝汤，无汗者用麻黄汤，发热恶寒次第间作，自再发以至十数度发者，择用桂二麻一等三方，层次厘然，绝无混淆。

曹颖甫曰：少阳病之所以异于太阳者，以其有间也。若日再发或二三度发，则为无间矣。太阳所以异于阳明者，以其有寒也，若但热不寒，直谓之阳明可矣，恶得谓之太阳病乎？固知有寒有热，一日之中循环不已者为太阳病，寒热日发，有间隙如无病之人者为少阳病，此麻桂二汤合用与柴胡汤独用之别也。病理既明，随证用药可矣。（《经方实验录·桂枝二麻黄一汤证其一》）

施右，住唐家湾肇周路仁德里二号。

姜佐景按：本年七月十五日，予施诊于广益中医院，有施姓妇者蹙颏告诉曰："先生，我昨服院外他医之方，病转剧，苦不堪言。"余为之愕然，令陈其方，照录如下：经事淋漓，入夜寒热，胸闷泛恶，苔灰腻，治宜荆芩四物汤加味。

炒荆芥钱半，炒条芩钱半，全当归二钱，大川芎八分，炒丹皮钱半，赤白芍各钱半，金铃子二钱，制香附钱半，延胡索钱半，贯众炭三钱，荷叶一角。

余曰：方未误，安得转剧？妇曰：否，初我夜寐粗安，大便如常，自进昨药，夜中心痛甚剧，辗转不能成寐，且大便转为泄泻，乞先生一治之。予按例首问其病历，妇曰：半月矣。次问其寒热，妇曰：候冷候热，不计其次。余闻其言，若有所得焉。妇自陈其异状，汗出自首至胸而止，既不达于胸下，亦不及于两臂。予思论有"齐颈而还"之语，此殆齐胸而还乎？察其舌，黑近墨而不焦，口奇干。余疑其方进陈皮梅、松花蛋之属。妇曰：非是，日来苔黑，常作此状。按其脉，幸尚不微细。两肩至臂颇麻木。加以经事淋漓不止，妇几不能悉陈其状。予对此错杂之证，亦几有无从下笔之苦。使从所谓对症治法，琐琐而治之，则用药得毋近数十味？然而此非我所能也，因书方曰：

初诊：七月十五日。寒热往来，每日七八度发，已两候矣。汗出，齐胸而还，经事淋漓，法当解表为先，以其心痛，加生地，倍甘草。

净麻黄一钱，川桂枝二钱，生甘草三钱，生苡仁一两，杏仁三钱，生白芍钱半，生地五钱，制川朴一钱，生姜二片，红枣六枚。

二诊：七月十六日。昨进药后，汗出，遍身漐漐，心痛止，经事停，大便溏薄瘥，麻木减，仅自臂及指矣，黑苔渐退，口干渐和，夜中咳嗽得痰，并得矢气，是佳象。前方有效，不必更张。

净麻黄一钱，川桂枝钱半，生甘草二钱，生白芍钱半，大生地五钱，制小朴一钱，杏仁三钱，生姜二片，红枣六枚。

姜佐景按：予遵仲圣脉证治法，而疏昨方，心未尝不惴惴也！以为次日复诊，能得寒热略除，即是大功，乃喜出望外，非但热退神振，抑且诸恙并差，有如方案所云，斯亦奇矣！试求其所以能愈病之理，以证状学之立场言之，必曰能治其主证，斯一切客证或副证不治自愈也。此言不误，然而无补于病理之了解。幸有博雅君子，阅吾此案，赐予说明其中一切病理。如苔黑口干，何以反宜麻桂？发汗伤津，何以反除心痛？经水淋漓，大便溏泄，犹风马牛不相及，何以戛然并止？所深愿也。

曹颖甫曰：太阳水气留于心下，则津不上承而渴，此意丁甘仁先生常言之。舌黑不焦，大便又溏，知非阳明热证，而黑色亦为水气，水气凌心，心阳不振，故痛。大便溏，则为条芩之误，不用条芩，溏薄自止，非本方之功也。水气不能化汗外泄，故脾阳不振，而指臂麻。经水淋漓，亦水分多于血分，为水气所压故也。知病之所从来，即知病之所由去，不待烦言矣。

三诊：七月十七日。寒热如疟渐除，大便已行，舌苔黑色亦淡，麻木仅在手指间，惟余咳嗽未楚，胸胁牵痛，有喘意，参桂枝加厚朴杏子法。

杏仁四钱，厚朴钱半，川桂枝二钱，生草三钱，白芍二钱，大生地六钱，丝瓜络四钱，生姜一片，红枣六枚。

姜佐景按：服此大佳，轻剂调理而安。（《经方实验录·桂枝二麻黄一汤证其二》）

| 桂枝二越婢一汤 |

【组成】

桂枝　芍药　麻黄　甘草各十八铢　大枣四枚　生姜一两二铢　石膏二十四铢碎，棉裹，后仿此

上七味，以水五升，煮麻黄一二沸，去上沫，内诸药，煮取二升，去滓，温服一升。（《伤寒发微》卷第一《太阳上篇》）

【应用】

太阳病，发热恶寒，热多寒少，宜桂枝二越婢一汤。脉微弱者，此无阳也，不可发汗。（《伤寒发微》卷第一《太阳上篇》）

太阳病，无问伤寒中风，其脉必浮，浮而见数，则为中风发热。动者不静之谓。风中肌腠，则上胃太阳之穴而头痛。数为营气之热，肌腠闭而营虚不能作汗。风热上郁，故头痛而脉数。医者苟遇此证，一见头痛发热，汗出恶寒者，不特腠理未解，即皮毛亦未解。桂枝二越婢一汤，其正治也。（《伤寒发微》卷第二《太阳下篇》）

若表热甚者，宜桂枝二越婢一汤，或用麻黄加术汤，随证酌剂可也。（《伤寒发微》卷第四《阴阳易差后劳复篇》）

【方论】

此节为风寒两感治法。中风之确证在发热，伤寒之确证在恶寒。热多寒少，则风重而寒轻。师于是用桂枝二以解肌，越婢一以解表，便当汗出而愈。设令寒多热少，麻黄重于桂枝，不可言知，越婢之有石膏，又当在禁例矣。（《伤寒发微》卷第一《太阳上篇》）

｜五苓散｜

【组成】

泽泻一两六铢　猪苓　茯苓　白术各十八铢　桂枝半两

上五味，为末，白饮服方寸匕，日三服，多服暖水，汗出愈。（《金匮发微》卷之三《痰饮咳嗽病脉证治》）

猪苓十八铢　泽泻一两六铢　白术十八铢　茯苓十八铢　桂枝半两

上五味，捣为末，以白饮和服方寸匕，日三服，多饮暖水，汗出愈。（《伤寒发微》卷第一《太阳上篇》）

【应用】

太阳病，发汗后，大汗出，胃中干，烦躁不得眠，欲得饮水者，少少与饮之，令胃气和则愈。若脉浮，小便不利，微热，消渴者，五苓散主之。（《伤寒发微》卷第一《太阳上篇》）

中风发热，六七日不解而烦，有表里证，渴欲饮水，水入则吐者，名曰水逆，五苓散主之。

脐下悸，吐涎沫颠眩者，为有水，则宜五苓散，直折其水气而使之下行。病根已拔，更无须甘温补中。此虚实之辨也。（《伤寒发微》卷第一《太

假令瘦人脐下有悸，吐涎沫而颠眩，此水也，五苓散主之。（《金匮发微》卷之三《痰饮咳嗽病脉证治》）

痞不解，其人渴而口燥烦，小便不利者，五苓散主之。（《伤寒发微》卷第二《太阳下篇》）

脉浮，小便不利，微热，消渴，宜利小便，发汗，五苓散主之。（《金匮发微》卷之三《消渴小便不利淋病脉证并治》）

渴欲饮水，水入则吐者，名曰水逆，五苓散主之。（《金匮发微》卷之三《消渴小便不利淋病脉证并治》）

若夫本渴、饮水而呕，是名水逆，为五苓散证，或中有留饮故也。（《伤寒发微》卷第二《太阳下篇》）

发汗已，脉浮数，烦渴者，五苓散主之。伤寒汗出而渴者，五苓散主之。（《伤寒发微》卷第一《太阳上篇》）

霍乱，头痛发热，身疼痛，热多欲饮水者，五苓散主之。（《伤寒发微》卷第四《霍乱篇》）

【鉴别】

病在阳，应以汗解之，反以冷水噀之，若灌之，其热被劫，不得去，弥更益烦，肉上粟起，意欲饮水，反不渴者，服文蛤散。若不差者，与五苓散。（《伤寒发微》卷第二《太阳下篇》）

【方论】

太阳病，寸缓、关浮、尺弱，其人发热汗出，复恶寒，不呕，但心下痞者，此以医下之也。如其不下者，病人不恶寒而渴，此转属阳明也。小便数者，大便必硬，不更衣十日无所苦也。渴欲饮水者，少少与之，水停心下，但以法救之。渴者，宜五苓散。（《伤寒发微》卷第三《阳明篇》）

伤寒无表汗则汗之以麻黄，中风表汗泄而肌理无汗则汗之以桂枝，此仲师定法，不可变易者也。若医反下之，则太阳寒水，不能外达为汗，反乘下后里虚，内陷于肠胃而下利日数十行，致有完谷不化、腹中雷鸣诸变。要知卒发之变证，为水气暴迫所致，但用五苓散以利小便，而更无余病，不似病久太阴寒湿，肠胃俱虚，必待四逆、理中也。（《伤寒发微》卷第二《太阳下篇》）

伤寒不从外解，太阳标热循三焦水道贯肾脏而下膀胱，因有蓄水之证，而少腹满。但蓄水者小便必不利，五苓散主之，猪苓汤亦主之。（《伤寒发

微》卷第二《太阳下篇》）

太阳腑气通，阴液得随阳上升，而汗液自畅。此又为五苓散证，而无取大陷胸汤者也。（《伤寒发微》卷第二《太阳下篇》）

太阳寒水之气，循手少阴三焦上行，外出皮毛则为汗；由手少阳三焦下行，输泄膀胱则为溺。若夫二阳并病，则上行之气机不利而汗出不彻，下行之气机不利而小便难。水道不通，正宜五苓散以达之。（《伤寒发微》卷第二《太阳下篇》）

中风证发于阳，血分热度本高，故未有不发热者。六七日，则已过六日，一候之期不解而烦，有表里证，则已由太阳而传阳明，故有渴欲饮水之证。然水入则吐，则水气内阻，津液不生，非由胃中燥热所致，故名水逆。水逆者，下流壅塞也。故必利其水，然后阳气始得外散，不复如从前之郁热不解矣。（《伤寒发微》卷第一《太阳上篇》）

若脉浮、小便不利、微热、消渴，则为大汗之后，浮阳张发于外，输尿管中水气被吸，不得下行。如是则宜五苓散以利小水，但使水道下通，而阳气得以还入胃中，和其入胃之水饮，而消渴自愈。

此正与痰饮心下有水气而渴，服干姜、细辛而反不渴者同例。方治后"多饮暖水，汗出愈"七字，与本证不合，或传写之误也。（《伤寒发微》卷第一《太阳上篇》）

发汗汗出，淋巴管中水液随阳气尽发于外，故有脉浮数而烦渴者，亦有不待发汗汗出而渴者。自非引水下行，则在表之水液，必不能还入胃中，故皆宜五苓散。（《伤寒发微》卷第一《太阳上篇》）

凡物冷热相挽，则味变而质败。近人于饱食之后，饮冰冻汽水，或冰淇淋，往往发霍乱之证。所以然者，冷与热参杂腹中，中气淆乱而吐利作也。气上冲则头痛而发热，表有寒则身疼痛。惟霍乱当先治里，前于发热头痛条下已详言之。治里有热多寒多之辨，热多则标阳在上而渴欲饮水，寒多则寒湿在下而不用水。饮水者患其停水，故用五苓散以泄之。（《伤寒发微》卷第四《霍乱篇》）

若水气在心下而呕吐思水者，则当通下焦，特于五苓散中去桂枝、泽泻以利小便，便使下焦通，而在上之水气得以下行，上承之津液乃不为所阻，而渴饮自止矣。此亦《伤寒·太阳篇》渴者宜五苓散之意也。（《金匮发微》卷之四《呕吐哕下利病脉证治》）

然则哕而腹满者，究为何病？盖热结膀胱，三焦水道不通，则由蓄水而肿满，是为五苓散证。（《金匮发微》卷之四《呕吐哕下利病脉证治》）

但失此不治，寒水陷入太阴，即病下利，寒入于里，不得外泄，故欲嚏不得，此时惟有重用五苓散，使水气从小便出，庶为近之，所谓因势利导

也。(《金匮发微》卷之二《腹满寒疝宿食病脉证治》)

黄瘅将成，起于蕴湿生热，此固尽人知之矣。然其所以致此之由，则由于辨之不早，即如仲师所述脉沉，渴欲饮水，小便不利者，皆发黄。夫消渴，小便不利，脉浮者，宜利小便发汗，则仲师方治明有五苓散矣。(《金匮发微》卷之三《黄瘅病脉证并治》)

盖本节所谓下利气者，为方在下利，肛门辟辟作声，一似转矢气者。气与腹中殊不相接，此利实关下焦("太阳篇"：理中者，理中焦。此利在下焦，可与赤石脂禹余粮汤，不差，当利其小便，即此证)。下焦阳气不通，水道闭塞，气乃并注于肛门，于五苓散中重桂枝以达阳，合四苓以泄水，但令水泄于前，即气还其故，而利自愈矣。(《金匮发微》卷之四《呕吐哕下利病脉证治》)

前篇曰湿流关节，又曰湿伤于下，盖太阳病汗出不彻，由腠理流入肢节空隙，因病酸疼，是为历节所由起。阳气为寒湿所遏，故内烦；脉之沉细，在痉病为寒水在下不能化气，湿病亦然。湿者，水及膏液合并，滞而不流，若痰涎然。下焦垢腻，故小溲不利；水道壅塞不通，溢入回肠，故大便反快；大便有日三四行，而饮食如故者，是宜五苓散倍桂枝，但得阳气渐通，而小便自畅，大便之溏泄，固当以不治治之也。(《金匮发微》卷之一《痉湿暍病脉证治》)

酒标热而本寒，标热伤肺，因病咳嗽，本寒伤脾，因病多痰，痰不尽则咳不止，肺络激破，因病吐血。此非外感，皆贪杯者所自取。仲师虽不出方治，当清湿热，要无可疑。陈修园谓五苓去桂加知母、石膏、竹茹多效，盖近之矣。(《金匮发微》卷之三《惊悸吐衄下血胸满瘀血病脉证治》)

同一脐下悸，而发汗后之欲作奔豚，惟桂枝茯苓同五苓散，而重用大枣、甘草以实脾，皆为正虚邪轻而设，故病同而方异也。(《金匮发微》卷之三《痰饮咳嗽病脉证治》)

【医案】

◇ 泄泻

大南门郭左。洞泄，当分利。

川桂枝一钱，猪茯苓各三钱，生白术三钱，炒泽泻二钱。(王慎轩《曹颖甫先生医案·泻痢门·洞泄》)

◇ 疝气

徐左。睾丸左大右小，小腹左旁有瘕大如小猴，食入先作胀，继则大疼痛，经一小时后，自觉痛处有声，痛乃渐减。此为寒湿瘀结，先予温通。

熟附片二钱，淡吴萸二钱，小茴香二钱，紫桂心二钱，金铃子二钱，玄胡索二钱，淡干姜二钱，全当归二钱，大川芎一钱，细辛一钱，炒莱菔子三钱，炒荔枝核七枚。

前进大温之药，少腹瘕痛大瘥，但食入作胀，虽不痛，根由未除。刻按肛门重坠，寒湿欲从后出了也，因势利导之。

熟附片三钱，生川军三钱，炒枳实三钱，荆三棱二钱，小茴香三钱。

泻利后腹中宽舒，已可进干食，但水饮入胃，少腹仍胀，小溲短少，此为肠胃寒湿虽去，而三焦膀胱之寒湿尚无去路也。当开膀胱。

川桂枝三钱，车前子五钱，茯苓三钱，猪苓三钱，白术三钱，泽泻三钱，杏仁三钱，桔梗一钱。上研末，作二服。

王慎轩记：此痛始于初春，历诊数十名医，治皆无效，病者痛不得食，求死而已。后医生马润生嘱其求诊于曹师，曾服第一方十剂，第二方二剂，第二方二剂，迩（近来）稍愈矣。（《曹颖甫医案·外科疾病·疝气》）

| 茯苓甘草汤 |

【组成】

茯苓二两　桂枝二两　甘草一两　生姜三两

上四味，以水四升，煮取三升，去滓，分温三服。（《伤寒发微》卷第一《太阳上篇》）

【应用】

若汗出而不渴，则胸中阳气尚不为水邪所遏，而津液犹能还入胃中，故但用茯苓甘草汤，使肌理中营气与皮毛之卫气相接，而其汗自止。盖此证汗出亦由营弱卫强，与病常自汗出用桂枝汤略同，故处方亦略同，桂枝汤也。（《伤寒发微》卷第一《太阳上篇》）

| 茯苓桂枝白术甘草汤 |

【组成】

茯苓四两　桂枝三两　白术　甘草各二两

上四味，以水六升，煮取三升，去滓，分温三服。（《伤寒发微》卷第一《太阳上篇》）

【应用】

伤寒，若吐、若下后，心下逆满，气上冲胸，起则头眩，茯苓桂枝白术甘草汤主之。（《伤寒发微》卷第一《太阳上篇》）

【方论】

苓桂术甘为痰饮主方，心下逆满，气上冲胸，起则头眩，为水气凌心，此与"痰饮篇"胸胁支满、目眩，苓桂术甘汤主之者，其病正同。（《伤寒发微》卷第一《太阳上篇》）

| 茯苓桂枝甘草大枣汤 |

【组成】

茯苓半斤　桂枝四两，大枣十五枚　甘草四两

上四味，以甘澜水一斗，先煮茯苓减二升，内诸药，煮取三升，去滓，温服一升，日三服。（《伤寒发微》卷第一《太阳上篇》）

茯苓半斤　甘草二两　大枣十五枚　桂枝四两

上四味，以甘澜水一斗，先煮茯苓减二升，内诸药，煮取三升，去滓，温服一升，日三服。甘澜水法：取水二斗，置大盆内，以杓扬之，上有珠子五六千颗相逐，取用之也。（《金匮发微》卷之二《奔豚气病脉证治》）

【应用】

发汗后，其人脐下悸者，欲作奔豚，茯苓桂枝甘草大枣汤主之。（《伤寒发微》卷第一《太阳上篇》）

发汗后，脐下悸者，欲作奔豚，茯苓桂枝甘草大枣汤主之。（《金匮发微》卷之二《奔豚气病脉证治》）

发汗后，脐下微有水气，欲作奔豚，则宜苓桂甘枣汤。散见于《伤寒》《金匮》者，不胜枚举，略标出之，以俟学者类推。（《伤寒发微》卷第一《太阳上篇》）

【方论】

发汗则伤阳，阳虚而水气上凌，则脐下悸、欲作奔豚，不过水气为浮阳吸引，而非实有癥瘕也。故仲师苓桂甘枣汤方治，用茯苓以抑水，桂枝以通阳，甘草、大枣培中气而厚堤防，使水邪不得上僭，复煎以甘澜水，扬之至轻，使不助水邪之上僭，脐下之悸平，奔豚可以不作矣。（《金匮发微》卷

之二《奔豚气病脉证治》)

脐下悸，欲作奔豚，则用茯苓桂枝甘草大枣汤。皆所以培养脾胃而厚其堤防，使水气不得上窜。但此二方，皆为汗后正虚救逆之法，而非正治。(《伤寒发微》卷第一《太阳上篇》)

脐下悸，欲作奔豚，主以苓桂甘枣汤之例，欲其不能逾中脘而上冒也。其余所用寒水石、滑石、紫石英、石膏，不过清凉重镇，使诸脏百脉之气不受外风牵引而已。方中惟赤石脂、白石脂二味，至为夹杂不伦。(《金匮发微》卷之二《中风历节病脉证并治》)

| 防己茯苓汤 |

【组成】

防己　黄芪　桂枝各三两　茯苓六两　甘草二两

上五味，以水六升，煮取二升，分温三服。(《金匮发微》卷之三《水气病脉证并治》)

【应用】

皮水为病，四肢肿，水气在皮肤中，四肢聂聂动者，防己茯苓汤主之。(《金匮发微》卷之三《水气病脉证并治》)

【方论】

肺主皮毛，皮水之为肺病，此固不言可知。按：本篇提纲曰其脉亦浮，外证胕肿，按之没指，不恶风，其腹如鼓，不渴，当发其汗，其为越婢加术汤证无可疑者。然何以有防己茯苓汤证？曰：此为渴者言之也。寒水在下，不受阳热之化，则津液不得上承，而咽喉为燥。自非利小便以泄水，则渴将不止。防己茯苓汤，此固利小便之方治也。太阳水气，本当作汗外泄，为表寒所遏，则皮毛之气，悉化为水，而水气在皮肤中；所以在皮肤中者，由皮毛而渐渍肌肉也；水渍肌肉，则脾阳不达四肢而四肢肿。肿之不已，阳气被郁，因见筋脉跳荡，肌肉寒颤，如风前木叶，聂聂动摇（聂，尺涉切，音习，木叶动貌）。故方中用黄芪以达皮毛，桂枝以解肌肉，使皮毛肌肉疏畅，不至吸下行之水。更加甘草以和脾，合桂枝之温，使脾阳得旁达四肢，但得脾精稍舒，而肢肿当消。所以用黄芪不用麻黄者，此亦痰饮病形肿以其人遂痹，故不内之之例也。(《金匮发微》卷之三《水气病脉证并治》)

| 茯苓桂枝五味甘草汤 |

【组成】

桂枝　茯苓各四两　五味半升　甘草三两炙

上四味，以水八升，煮取三升，去滓，分温三服。(《金匮发微》卷之三《痰饮咳嗽病脉证治》)

【应用】

青龙汤下已，多唾口燥，寸脉沉，尺脉微，手足厥逆，气从小腹上冲胸咽，手足痹，其面翕热如醉状，因复下流阴股，小便难，时复冒者，与茯苓桂枝五味甘草汤，治其气冲。(《金匮发微》卷之三《痰饮咳嗽病脉证治》)

【方论】

方用苓桂五味甘草汤，与伤寒"太阳篇"发汗后欲作奔豚之苓桂大枣甘草汤略同。但彼为脾阳因汗后而虚，不能厚中道之堤防，故用大枣；此为肾气被热药牵引，不能摄下焦之浮阳，故用五味。要其为降冲逆则一也。冲气即低，而反更咳，胸满者，用桂苓五味甘草汤去桂加干姜、细辛，以治其咳满。(《金匮发微》卷之三《痰饮咳嗽病脉证治》)

| 瓜蒂散 |

【组成】

瓜蒂一分熬黄　赤小豆一分分音问

上二味，各别捣筛为散，已合治之。取一钱匕，以香豉一合，用热汤七合，煮作稀糜，去滓，取汁和散，温顿服之。不吐者少少加，得吐乃止。诸亡血虚家，不可与之。(《伤寒发微》卷第二《太阳下篇》)

瓜蒂一分熬黄　赤小豆二分煮

上二味，杵为散，以香豉七合煮取汁，和散一钱匕温服之，不吐者少加之，以快吐为度而止。(《金匮发微》卷之二《腹满寒疝宿食病脉证治》)

【应用】

宿食在上脘，当吐之，宜瓜蒂散。(《金匮发微》卷之二《腹满寒疝宿食病脉证治》)

病如桂枝证，头不痛，项不强，寸脉微浮，胸中痞硬，气上冲咽喉，不

得息者，此为胸有寒也。当吐之，宜瓜蒂散。(《伤寒发微》卷第二《太阳下篇》)

又疑痰阻上膈，用瓜蒂散吐之，于是胃中虚热上浮，而咽燥渴饮矣。(《金匮发微》卷之三《水气病脉证并治》)

病人手足厥冷，脉乍紧者，邪结在胸中，心中满而烦，饥不能食者，病在胸中，当须吐之，宜瓜蒂散。(《伤寒发微》卷第四《厥阴篇》)

【方论】

所谓心中温温欲吐者，譬如水之将沸，甑底时泛一沤。气之上逆者不甚，故欲吐而复不能吐（今人谓之泛恶）。始得之手足寒则中阳不达可知。脉弦为有水，迟则为寒；寒水留于心下，故曰胸中实。此与"太阳篇"气上冲咽喉不得息者同例，彼言胸有寒，为水气在心下，故宜瓜蒂散以吐之。此言胸中实，亦心下有水气，故小宜瓜蒂散以吐之。(《伤寒发微》卷第四《少阴篇》)

宿食在上脘，其气痞闷而不通，下不入于小肠，留积中脘，梗塞而不能下，非引而越之，使之倾吐而出，则胃气不降而新谷不纳，故宜瓜蒂散以吐之。(《金匮发微》卷之二《腹满寒疝宿食病脉证治》)

湿痰阻于胸膈，则上泛而欲吐。考太阳将传阳明，则上湿下燥，固有当用瓜蒂散吐之者。(《金匮发微》卷之四《呕吐哕下利病脉证治》)

饮邪留于膈间，支撑无已，肺气伤于水，太阳阳气不得外达则喘；胸中阳痹，水液内停则满；由胸及于心下，则心下痞坚；寒湿在上，阻遏三阳之络，血色不荣于面，故其色黧黑，此与湿家身色如熏黄同；水盛于上，血分热度愈低，故其脉沉紧，得之数十日，病根渐深，医以为水在上也，而用瓜蒂散以吐之。(《金匮发微》卷之三《痰饮咳嗽病脉证治》)

病人手足厥冷，阳气不达于四肢，此正无可疑者。然阳气何以不达？此不可以不辨也。夫阳气之不达，大致阻于水湿，但有水分过多，充溢内脏，阳气消亡而手足厥冷者；亦有水分不多，湿痰阻于上膈，阳气内伏而手足厥冷者。阳气消亡，则独存不化气之寒水，故其脉沉弦，或微细。阳气内伏者，阳气与湿痰相持不下，故其脉乍紧。故其为病，属邪结胸中。阳气郁于上膈，故心中满而烦；湿痰渗入胃中，故饥不能食。此与"太阳篇"气上冲咽喉不得息，似异而实同。惟其湿痰阻于胸中，故吸气不得入。亦惟湿痰阻于胸中，故阳气不得出。此其所以并宜吐之，且并宜瓜蒂散也。(《伤寒发微》卷第四《厥阴篇》)

此上湿下燥之证，必当先治其呕而后可行攻下。盖即《金匮》病人欲吐

者，不可下之之说也。胃中郁热上泛，湿痰壅于上膈，便当用瓜蒂散以吐之。（《伤寒发微》卷第三《阳明篇》）

| 一物瓜蒂汤 |

【组成】

瓜蒂二十个

上锉，以水一升，煮取五合，去滓，顿服。（《金匮发微》卷之一《痉湿暍病脉证治》）

【应用】

太阳中暍，身热疼重而脉微弱，此以夏月伤冷水，水行皮中所致也，一物瓜蒂汤主之。（《金匮发微》卷之一《痉湿暍病脉证治》）

【医案】

◇ 伤寒

仲师于《金匮》出一物瓜蒂汤，历来注家，不知其效用。

予治新北门永兴隆板箱店顾五郎亲试之。时甲子六月也，予甫临病者卧榻，病者缄默不语，身重不能自转侧，诊其脉则微弱，证情略同太阳中暍，独多一呕吐。考其病因，始则饮高粱酒大醉，醉后口渴，继以井水浸香瓜五六枚，卒然晕倒，因念酒性外发，遏以凉水浸瓜，凉气内薄，湿乃并入肌腠，此与伤冷水、水行皮中正复相似。予乃使店友向市中取香瓜蒂四十余枚，煎汤进之。入口不吐，须臾尽一瓯，再索再进，病者即沉沉睡，遍身微汗，迨醒而诸恙悉愈矣。（《曹颖甫医案·内科疾病·太阳中暍》）

| 瓜蒂赤小豆散 |

【应用】

浮大之脉，阳气上盛，证当自吐；不吐则其胸必闷，故可用瓜蒂赤小豆散以吐之。（《金匮发微》卷之一《疟病脉证并治》）

【方论】

发端但言伤寒，以太阳病恶寒无汗言之也。伤寒将传阳明，则上湿而下燥。是故寒湿壅成痰涎，胸中痞硬，气冲咽喉而不得息，则有瓜蒂赤小豆散

以吐之。(《伤寒发微》卷第三《阳明篇》)

| 皂荚丸 |

【组成】

皂荚八两刮去皮，酥炙

蜜丸，梧子大，以枣膏和汤服三丸，日三夜一服。(《金匮发微》卷之二《肺痿肺痈咳嗽上气病脉证治》)

【应用】

咳逆上气，时时吐浊，但坐不得眠，皂荚丸主之。(《金匮发微》卷之二《肺痿肺痈咳嗽上气病脉证治》)

至于息引胸中上气而咳，即后文咳而上气之证，吐黄浊者，宜皂荚丸。(《金匮发微》卷之一《脏腑经络先后病脉证》)

【鉴别】

胃中有热则吐黄浊之痰，《金匮》但坐不卧之皂荚丸证也。胃中有寒则吐涎沫，《金匮》"痰饮篇"之小青龙汤证也。若大病差后之喜唾，则胃中本无上泛之涎沫，咽中常觉梗塞，所出但有清唾。此与吐涎沫者略同，而证情极轻缓。痰饮之吐涎沫以吐黄浊胶痰为向愈之期。喜唾者亦当如是，为其寒去而阳回也。至于久不了了，则胃中微寒，非用温药，断难听其自愈。然汤剂过而不留，尚恐无济，故必用理中丸以温之，使得久留胃中。且日三四服，以渐而化之，则宿寒去而水饮消矣。(《伤寒发微》卷第四《阴阳易差后劳复篇》)

【医案】

◇ 咳喘、癃闭、痰饮

《要略》云："咳逆上气，时时吐浊，但坐，不得眠，皂荚丸主之。"按射干麻黄汤证但云咳而上气，是不咳之时，其气未必上冲也。若夫本证之咳逆上气，则喘息而不可止矣。病者必背拥叠被六七层，始能垂头稍稍得睡。倘叠被较少，则终夜呛咳，所吐之痰黄浊胶黏。

此证予于宣统二年（即 1910 年，编者注），侍先姚邢太安人病亲见之。先姚平时喜进厚味，又有烟癖，厚味被火气熏灼，因变浊痰，气吸于上，大小便不通。予不得已，自制皂荚丸进之。长女昭华煎枣膏汤，如法昼夜四服。以其不易下咽也，改丸如绿豆大，每服九丸。凡四服，浃晨而大小便

通，可以去被安睡矣。后一年，闻吾乡城北朱姓老妇，以此证坐一月而死，可惜也！（《经方实验录·皂荚丸证其一》）

门人卢扶摇之师曹殿光，芜湖人，年五十所，患痰饮宿疾，病逾十载，扶摇不能治，使来求诊。其证心下坚满，痛引胸胁，时复喘促，咳则连声不已，时时吐浊痰，稠凝非常，剧则不得卧。余谓其喘咳属支饮，与《伤寒论》之心下有水气，《痰饮篇》之咳逆不得卧，证情相类，因投以小青龙汤，不效。更投以射干麻黄汤合小半夏汤，又不效。而咳逆反甚，心殊焦急。更思以十枣汤攻之，而十枣又为胸胁悬饮之方。思以葶苈大枣降之，而泻肺系为肺胀肺痈而设，皆非的对之剂。纵投之，徒伤元气，于病何补？因念其时吐痰浊，剧则不得卧，与《金匮》所载皂荚丸证，大旨相同。遂以皂荚炙末四两，以赤砂糖代枣和汤，与射干麻黄汤间服之。共八剂，痰除喘平，诸恙尽退。（《经方实验录·皂荚丸证其二》）

余尝自病痰饮，喘咳，吐浊，痛连胸胁，以皂荚大者四枚炙末，盛碗中，调赤砂糖，间日一服。连服四次，下利日二三度，痰涎与粪俱下，有时竟全是痰液。病愈后，体亦大亏。

于是知皂荚之攻消甚猛，全赖枣膏调剂也。夫甘遂之破水饮，葶苈之泻痈胀，与皂荚之消胶痰，可称鼎足而三。惟近人不察，恒视若鸩毒，弃良药而不用，伊谁之过欤？（《经方实验录·皂荚丸证其三》）

郑左，住方浜路口，年八十二岁。湿痰之体，咳嗽，四肢浮肿，病情属溢饮，原当发汗利小便。但以浊痰阻于胸膈，咳而上气，但坐不眠，痰甚浓厚。病急则治其标，法当先用皂荚丸以下胸膈之痰，俾大小便畅行，得以安睡，方是转机。今按两脉结代，结代之脉，仲景原以为难治。药有小效，方议正治。

土皂荚去黑皮、去子、去弦，酥炙，研细，蜜丸如桐子大，每服三丸，日三服

拙巢注：病家将此方询诸他医，医以剂峻，劝勿服。其后究竟如何，不可得而知矣。

曹颖甫曰：皂荚丸之功用，能治胶痰，而不能去湿痰。良由皂荚能去积年之油垢，而不能除水气也。然痰饮至于嗽喘不已，中脘必有凝固之痰，故有时亦得取效。

惟皂荚灰之作用乃由长女昭华发明。彼自病痰饮，常呕浓厚之痰，因自制而服之。二十年痰饮竟得剿除病根。

予服之而效。曹殿光适自芜湖来诊，病情略同，故亦用之而效也。

姜佐景按：《金匮》本方云：皂荚八两，刮去皮用，酥炙。上一味，末之，蜜丸，桐子大，以枣膏和汤，服三丸，日三夜一服。刮去皮用者，刮去

其外皮之黑衣也。酥炙者，用微火炙之，使略呈焦黄即得，勿成黑炭也。服三丸者，每服三丸也。日三夜一服者，日中三服，夜间一服，竟日共四服，计十二丸也。故或云本药荡涤刺激之力甚大，一日用量不得过梧子大三丸者，非也。枣膏和汤者，言预用枣肉煎熬成膏，及应用时，取膏加热水，使混合成汤，送本丸也。尤氏云：饮以枣膏，安其本也。此说甚是。伸言之，即恐皂荚入胃，非但去浊痰，并将殃及胃中宝贵之津液，故必用枣膏以固护之，此吾友吴凝轩之说也。吾师代枣膏以砂糖，无非取其便捷，然其保津之功，恐不及枣膏远甚。顾二者皆属甘味，与甘草之安肠生津，饴糖之建中定痛，有异曲同工之妙。

综计以上本汤四案，第一案邢太安人先一日四服，共进如梧子大者十二丸，次一日共进如绿豆大者三十六丸。今案凡蜜丸如梧子大之丸药，每钱约得十余丸，则如梧子大十二丸者，量仅钱许耳。第二案曹殿光用皂荚末四两者，乃共八日间之总量也。即先一日服皂荚末一两，次日改服射干麻黄汤一剂，以后第三、第五、第七日同第一日，第四、第六、第八日同第二日。按每日服末一两较第一案之钱许，量已大增，但此为皂荚焦黑之灰，彼为同品炙黄之质。黑者力微，黄者力巨，故其量为反比，而二者病情又有重轻之分，故量虽迥异，并非矛盾。第三案吾师自以皂荚大者四枚炙末，盛之得一小半碗。余尝试择大皂荚一枚，不去皮弦与子，衡之，得新秤一两许。又取大者二枚，炙之使焦，研之为末，衡之，得六钱许。是四枚末约为一两二钱许，与第二案所称之两许，亦尚相合。第四案如古法，与第一案同。按本药究属峻品，无经验之医生初次试用，宁自每服五分递加，较为妥当。

姜佐景又按：用皂荚无非取其荡涤胶痰，而其能荡涤胶痰者，盖即赖其中含有石碱素。西国谓驱痰剂西药如西尼加根，中药如远志、桔梗、皂荚，中皆含有石碱素，所谓刺激性驱痰剂是也。故用牙皂之荚，可以代西尼加根云云。中西学说相通，信哉。

曹颖甫曰：除痰之药以有碱性者为长，故咯痰不出者，用桔梗甘草汤，无不克日取效，以桔梗含有碱性故也。痰黏胸膈而不出，则用有碱性之桔梗以出之，所谓在高者引而越之也。胶痰在中脘，则用有碱性之皂荚以下之，所谓在下者引而竭之也。凡用药有彻上彻下之异，可因此而观其通矣。（《经方实验录·皂荚丸证其四》）

| 蒲灰散 |

【组成】

蒲灰半分　滑石三分

上二味，杵为散，饮服方寸匕，日三服。(《金匮发微》卷之三《消渴小便不利淋病脉证并治》)

【应用】

厥而皮水者，蒲灰散主之。(《金匮发微》卷之三《水气病脉证并治》)

小便不利，蒲灰散主之，滑石白鱼散、茯苓戎盐汤并主之。(《金匮发微》卷之三《消渴小便不利淋病脉证并治》)

【鉴别】

小便不利，证情不同，治法亦异。所谓蒲灰散主之者，湿胜热郁之证也。肾脏当寒水下行之冲，水胜则肾阳被遏，由输尿管下结膀胱，而小便不利，用咸寒泄水之蒲灰，合淡渗清热之滑石，则水去而热亦除矣。所谓滑石白鱼散、茯苓戎盐汤并主之者，滑石白鱼散为水与血并结膀胱之方治也。水以寒而易泄，故称太阳寒水。水蓄于下，与胞中血海混杂，乃生里热，热郁则水道不通。故渗之以滑石，佐以善导血淋之发灰。白鱼俗名蠹鱼，喜蚀书籍，窜伏破书中，不见阳光，虽性味不可知，大约与土鳖子、鼠妇相等，善于攻瘀而行血者。盖瘀与热俱去，而小便自通矣。(《金匮发微》卷之三《消渴小便不利淋病脉证并治》)

【方论】

蒲灰即溪涧中大叶菖蒲，味咸能降，味辛能开。(《金匮发微》卷之三《水气病脉证并治》)

咸入肾，故小便不利之蒲灰散，以蒲灰为君（此即水中菖蒲烧灰，近人以为蒲黄则误）。茯苓戎盐汤，治小便不利，亦此意也。(《金匮发微》卷之一《脏腑经络先后病脉证》)

【医案】

王一仁在广益医院治病，有钱姓男子，腹如鼓，股大如五斗瓮，臂如车轴之心，头面皆肿，遍体如冷冰，气咻咻若不续，见者皆曰必死。一仁商淤刘仲华，取药房中干菖蒲一巨捆，炽炭焚之，得灰半斤。随用滑石和研，用麻油调涂遍体，以开水调服一钱，日三服，明日肿减大半。一仁见有效，益厚涂之，改服二钱，日三服，三日而肿全消，饮食谈笑如常人。乃知经方之妙，不可思议也。(《金匮发微》卷之三《水气病脉证并治》)

| 滑石白鱼散 |

【组成】

滑石　乱发烧　白鱼各二分

上三味，杵为散，饮服方寸匕，日三服。(《金匮发微》卷之三《消渴小便不利淋病脉证并治》)

【应用】

小便不利，证情不同，治法亦异。……滑石白鱼散为水与血并结膀胱之方治也。水以寒而易泄，故称太阳寒水。水蓄于下，与胞中血海混杂，乃生里热，热郁则水道不通。(《金匮发微》卷之三《消渴小便不利淋病脉证并治》)

【方论】

滑石白鱼散为水与血并结膀胱之方治也……故渗之以滑石，佐以善导血淋之发灰。白鱼俗名蠹鱼，喜蚀书籍，窜伏破书中，不见阳光，虽性味不可知，大约与土鳖子、鼠妇相等，善于攻瘀而行血者。盖瘀与热俱去，而小便自通矣。(《金匮发微》卷之三《消渴小便不利淋病脉证并治》)

| 当归贝母苦参丸 |

【组成】

当归　贝母　苦参各四两

上三味，末之，炼蜜丸如小豆大，饮服三丸，加至十丸。(《金匮发微》卷之四《妇人妊娠病脉证治》)

【应用】

妊娠小便难，当归贝母苦参丸主之。(《金匮发微》卷之四《妇人妊娠病脉证治》)

【方论】

贝母本去痰之品，亦主淋沥，此即湿痰与淋带，随发异名之确证。方用当归贝母苦参丸，当归补血，苦参泄热，此为妊娠大法，而主要则全在贝母一味，为其去淋沥之瘀塞而小便始通也。所以用丸不用汤者，则以湿浊黏滞，非一过之水所能排决也。(《金匮发微》卷之四《妇人妊娠病脉证治》)

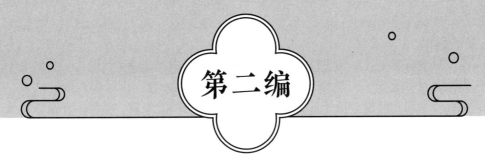

| 栀子豉汤 |

【组成】

栀子十四枚　香豉四合绵裹，余仿此

上二味，以水四升，先煮栀子得二升半，内豉煮取升半，去滓，分温二服。（《伤寒发微》卷第一《太阳上篇》）

栀子十四枚擘　香豉四合绵裹

上二味，以水四升，先煮栀子，得二升半，纳豉，煮取一升半，去滓，分二服，温进一服，得吐则愈。（按：方后末八字宜从张氏删之）（《金匮发微》卷之四《呕吐哕下利病脉证治》）

【应用】

伤寒五六日，大下之后，身热不去，心中结痛者，未欲解也，栀子豉汤主之。（《伤寒发微》卷第一《太阳上篇》）

设时有微热，而不见喘冒不能卧诸证，则下后虚烦，心中懊憹者，不过栀子豆豉汤证，肠中决无燥屎。（《伤寒发微》卷第三《阳明篇》）

发汗吐下后，虚烦不得眠，若剧者，必反覆颠倒，心中懊憹，栀子豉汤主之。（《伤寒发微》卷第一《太阳上篇》）

发汗，若下之，而烦热胸中窒者，栀子豉汤主之。（《伤寒发微》卷第一《太阳上篇》）

阳明病下之，其外有热，手足温，不结胸，心中懊憹，饥不能食，但头汗出者，栀子豉汤主之。（《伤寒发微》卷第三《阳明篇》）

下利后更烦，按之心下濡者，为虚烦也，宜栀子豉汤。（《伤寒发微》卷第四《厥阴篇》）

下利后更烦，按之心下濡者，为虚烦也，栀子豉汤主之。（《金匮发微》卷之四《呕吐哕下利病脉证治》）

【鉴别】

发黄有数证：一为发汗太过，劫血液外泄皮中，隐隐见黄色；一为风湿内阻，身如熏黄；一为阳明之燥已成，太阴之湿未化，而为湿热内实之发黄；一为胆汁外溢，郁于皮里膜外，而成阳热无实之发黄；若汗不外泄，小便不利者，则为水郁之发黄，即因火熏而额上微汗，而余证依然不减，其为水郁之发黄如故也。夫注凉水于杯中，虽累月而莹洁如故，易之以沸汤，数日已变黄色矣。所以然者，为其曾受阳热蒸化也。是故发热之人，小便必黄。湿郁于表，身疼发热，其面亦黄。今太阳水气既不能外泄于皮毛，又不能下出于肾膀，复为阳明之热上下交迫，则水湿之变为黄色者，留著于皮毛之内，而一身发黄。但表里不通，阳明胃热郁结心下，而心中为之懊憹。得此证者，惟栀子豉汤足以清里而达表；若不解，则宜栀子厚朴枳实汤，使热从下泄而黄自退，要未可以发汗利小便之治治之也。（《伤寒发微》卷第三《阳明篇》）

发汗吐下后，虚烦不得眠，若剧者，必反覆颠倒，心中懊憹，栀子豉汤主之。若少气者，栀子甘草豉汤主之。若呕者，栀子生姜豉汤主之。（《伤寒发微》卷第一《太阳上篇》）

【方论】

发汗吐下后，津液消耗，在表之浮阳不收，在里之余热不去，则郁结而生虚烦，甚则眠不得安，心中懊丧不能自言其所苦。然究为病后余邪，故开表发汗不待麻黄桂枝，但用香豉已足；清里不待葛根芩连，但用栀子已足，则表里余邪并去而虚烦愈矣。（《伤寒发微》卷第一《太阳上篇》）

吐下后而烦热，与大下后身热不去同，皆因液虚之后，津液不能外出，皮毛标热留而不去也。盖在外之标阳，以汗液和之则散。然液亏之人，又不能用发散峻剂，故但用香豉而已足。津液内亡是生里热，于是气壅上膈，则胸中窒，甚则心中热。但病后余热与实热不同，故但用生栀子十四枚而已足。在表者散而去之，在高者引而下之，而病后之余邪自解矣。（《伤寒发微》卷第一《太阳上篇》）

然究为病后余邪，故但用豆豉以发表汗，生山栀以降里热，而虚烦可解。所谓在表者散而去之，在高者引而下之也（栀子生用，下走大肠，《伤寒》"太阳篇"病人旧微溏者不可与之，其明证也）。（《金匮发微》卷之四《呕吐哕下利病脉证治》）

三阳合病，脉浮而紧，咽燥口苦，腹满而喘，发热汗出，不恶寒、反恶热，身重。若发汗，则躁，心愦愦，反谵语；若加温针，必怵惕，烦躁不得眠；若下之，则胃中空虚，客气动膈，心中懊憹，舌上胎者，栀子豉汤主

之。(《伤寒发微》卷第三《阳明篇》)

吴又可《温疫论》,每言温病下后,不妨再下,此深明仲师之旨,而高出于吴鞠通、王孟英者也。夫下后心中懊憹而烦,果属虚烦,直栀子豉汤证耳。(《伤寒发微》卷第三《阳明篇》)

| 栀子甘草豉汤 |

【组成】

栀子十四枚　甘草二两　香豉四合

上三味,以水四升,先煮栀子、甘草取二升半,内豉煮取一升半,去滓,分温二服。(《伤寒发微》卷第一《太阳上篇》)

【应用】

发汗吐下后,虚烦不得眠,若剧者,必反覆颠倒,心中懊憹,栀子豉汤主之。若少气者,栀子甘草豉汤主之。(《伤寒发微》卷第一《太阳上篇》)

【鉴别】

发汗吐下后,虚烦不得眠,若剧者,必反覆颠倒,心中懊憹,栀子豉汤主之。若少气者,栀子甘草豉汤主之。若呕者,栀子生姜豉汤主之。(《伤寒发微》卷第一《太阳上篇》)

【方论】

发汗吐下后,津液消耗,在表之浮阳不收,在里之余热不去,则郁结而生虚烦,甚则眠不得安,心中懊丧不能自言其所苦。然究为病后余邪,故开表发汗不待麻黄桂枝,但用香豉已足;清里不待葛根芩连,但用栀子已足,则表里余邪并去而虚烦愈矣。若夫无气则加甘草,呕则加生姜。其所以无气、所以呕者,正需研核而始见。四肢肌肉,俱察气于胃,胃中少气则四肢为之无力,一身肌肉为之重滞,所谓无气以动也。其病皆由汗吐下后,胃气空虚,故于解表清里外,佐以补中之甘草。(《伤寒发微》卷第一《太阳上篇》)

| 栀子生姜豉汤 |

【组成】

栀子十四枚　生姜五两　香豉四合

上三味，以水四升，先煮栀子、生姜取二升半，内豉煮取一升半，去滓，分温二服。(《伤寒发微》卷第一《太阳上篇》)

【应用】

发汗吐下后，虚烦不得眠……若呕者，栀子生姜豉汤主之。(《伤寒发微》卷第一《太阳上篇》)

【鉴别】

发汗吐下后，虚烦不得眠，若剧者，必反覆颠倒，心中懊侬，栀子豉汤主之。若少气者，栀子甘草豉汤主之。若呕者，栀子生姜豉汤主之。(《伤寒发微》卷第一《太阳上篇》)

【方论】

发汗吐下后，津液消耗，在表之浮阳不收，在里之余热不去，则郁结而生虚烦，甚则眠不得安，心中懊丧不能自言其所苦。然究为病后余邪，故开表发汗不待麻黄桂枝，但用香豉已足；清里不待葛根芩连，但用栀子已足，则表里余邪并去而虚烦愈矣。若夫无气则加甘草，呕则加生姜。其所以无气、所以呕者，正需研核而始见。四肢肌肉，俱禀气于胃，胃中少气则四肢为之无力，一身肌肉为之重滞，所谓无气以动也。其病皆由汗吐下后，胃气空虚，故于解表清里外，佐以补中之甘草。胃中胆汁上逆则呕，湿邪入胃，胃不能受，则亦呕。此证之呕，要以汗吐下后，胃中虚寒，故以解表清里外，加生姜以散其微寒，而其呕亦止矣。(《伤寒发微》卷第一《太阳上篇》)

| 栀子厚朴汤 |

【组成】

栀子十四枚　厚朴四两　枳实四枚炒，水浸去穰，后仿此

上三味，以水三升半，煮取一升半，去滓，分温二服。(《伤寒发微》卷第一《太阳上篇》)

【应用】

伤寒下后，心烦腹满，卧起不安者，栀子厚朴汤主之。(《伤寒发微》卷第一《太阳上篇》)

【方论】

若但有里证而不兼表证，香豉之发散，要在必去之例。但里证，各有不同，假如伤寒下后，心烦腹满，卧起不安，则为湿热余邪留于肠胃。郁热上搏心脏，则心烦；湿与热壅阻于腹部，欲下行而不得，故卧起不安。方用栀子以降之，厚朴以燥之，枳实以通之，则大便通而上烦下满除。（《伤寒发微》卷第一《太阳上篇》）

｜栀子干姜汤｜

【组成】

栀子十四枚　干姜二两

上二味，以水三升半，煮取一升半，去滓，分温二服。（《伤寒发微》卷第一《太阳上篇》）

【应用】

伤寒，医以丸药大下之，身热不去，微烦者，栀子干姜汤主之。（《伤寒发微》卷第一《太阳上篇》）

【方论】

又如以丸药大下后，身热不去而微烦，则未下之先，原有表热；表热不为下后而减，加之以心烦，一似实热在里，当用凉解者（如白虎汤、葛根芩连汤、竹叶石膏汤之类皆是）。不知下为大下，脾阳必以下陷而虚寒，浮热之在表者，既不得脾津以相接而为之和洽，故用干姜，盖所以温脾而生津，若蒸气四出者，然使得和表也。虚阳张于上，而心为之烦，故用生栀子以降之。盖所以定心气而抑虚烦也，此又肠胃无湿热之治法也。（《伤寒发微》卷第一《太阳上篇》）

｜枳实栀子汤｜

【组成】

枳实三枚炙　栀子十四枚　香豉一升绵裹

上三味，以清浆水七升，空煮取四升，内枳实、栀子煮取二升，下豉更煮五六沸，去滓，温分再服，覆令微似汗。（《伤寒发微》卷第四《阴阳易差后劳复篇》）

【应用】

大病差后，劳复者，枳实栀子汤主之。（《伤寒发微》卷第四《阴阳易差后劳复篇》）

【方论】

伤寒差已，非谓病之自差也。大法脉浮者以汗解之，脉沉实者以下解之。可知"脉浮者"数语，当在"差已"上，传写倒误也。若差已后，更复发热，表无太阳实寒，里无阳明实热；或由差后乏力多卧，表气不张，脾脏留湿，不能外达皮毛耳。故只需小柴胡汤以解外，使湿去表和，其热自退。此特为病后不胜重剂言之。不然，服枳实栀子汤，覆令微似汗；有宿食加大黄，前条已详言之；"脉浮者"数语不几成赘说乎？（《伤寒发微》卷第四《阴阳易差后劳复篇》）

大病差后，精气消歇，静以养之，犹恐本原之难复。若夫病后劳力，则百脉张而内热易生，汗液泄而表阳不固，内热生则不思饮食，表阳虚则易感风寒，烦热在里则中气易塞，风邪外袭则表气不濡。枳实以降之，栀子以清之，香豉以散之，而表里自和矣。若以病后中虚食入易停，便当从宿食治，但加大黄如博棋子大五六枚。不烦用大小承气者，则以病后胃虚不胜重剂故也。（《伤寒发微》卷第四《阴阳易差后劳复篇》）

茵陈栀子大黄汤

【组成】

栀子十四枚　大黄三两　枳实五枚　豉一升

上四味，以水六升，煮取三升，分温三服。（《金匮发微》卷之三《黄瘅病脉证并治》）

【应用】

若小便不利，足下热，即为湿热下注，但需茵陈栀子大黄汤，下之以泄其热，酒瘅亦可以不作，然必审其脉浮而后可吐。（《金匮发微》卷之三《黄瘅病脉证并治》）

栀子大黄汤

【应用】

酒瘅，心中懊侬、或热痛，栀子大黄汤主之。（《金匮发微》卷之三《黄

瘅病脉证并治》）

| 栀子厚朴枳实汤 |

【应用】

发黄有数证：一为发汗太过，劫血液外泄皮中，隐隐见黄色；一为风湿内阻，身如熏黄；一为阳明之燥已成，太阴之湿未化，而为湿热内实之发黄；一为胆汁外溢，郁于皮里膜外，而成阳热无实之发黄；若汗不外泄，小便不利者，则为水郁之发黄，即因火熏而额上微汗，而余证依然不减，其为水郁之发黄如故也。夫注凉水于杯中，虽累月而莹洁如故，易之以沸汤，数日已变黄色矣。所以然者，为其曾受阳热蒸化也。是故发热之人，小便必黄。湿郁于表，身疼发热，其面亦黄。今太阳水气既不能外泄于皮毛，又不能下出于肾膀，复为阳明之热上下交迫，则水湿之变为黄色者，留著于皮毛之内，而一身发黄。但表里不通，阳明胃热郁结心下，而心中为之懊侬。得此证者，惟栀子豉汤足以清里而达表；若不解，则宜栀子厚朴枳实汤，使热从下泄而黄自退，要未可以发汗利小便之治治之也。（《伤寒发微》卷第三《阳明篇》）

| 大黄黄连泻心汤 |

【组成】

大黄二两　黄连一两

上以麻沸汤二升渍之须臾，绞去滓，分温再服。大黄、黄连气味苦寒，其性善泄，生则易行，热则迟缓，故麻沸汤渍之。（《伤寒发微》卷第二《太阳下篇》）

【应用】

心下痞，按之濡，其脉关上浮者，大黄黄连泻心汤主之。（《伤寒发微》卷第二《太阳下篇》）

太阳之病误下成痞者，则太阳标热陷于心下，而关上之脉独浮，是为大黄黄连泻心汤证。（《伤寒发微》卷第三《阳明篇》）

本以误下成痞而用泻心汤，设为标热结于心下，太阳寒水初不与之俱陷，则但用大黄黄连泻心汤，一下而痞解矣。（《伤寒发微》卷第二《太阳下篇》）

【鉴别】

伤寒大下后，复发汗，心下痞，恶寒者，表未解也。不可攻痞，当先解表，表解乃可攻痞。解表宜麻黄汤，攻痞宜大黄黄连泻心汤。(《伤寒发微》卷第二《太阳下篇》)

又按：太阳篇"心下痞、按之濡"为大黄黄连泻心汤证，此但云"按之心下濡"，其为无痞可知。(《伤寒发微》卷第四《厥阴篇》)

【方论】

太阳标热因误下内陷，因成气痞。气与水合则按之硬痛，有气无水则按之而濡。但为气痞，故关上脉浮而不见弦紧。标热陷则与阳明燥气相合，而大便不行，故宜大黄黄连泻心汤以泄之。(《伤寒发微》卷第二《太阳下篇》)

| 附子泻心汤 |

【组成】

大黄二两　黄连　黄芩各一两　附子一枚炮，去皮，破开，煮取汁

上四味，切三味，以麻沸汤二升，渍之须臾，绞去滓，内附子汁，分温再服。(《伤寒发微》卷第二《太阳下篇》)

【应用】

心下痞，而复恶寒、汗出者，附子泻心汤主之。(《伤寒发微》卷第二《太阳下篇》)

夫心下痞而复恶寒汗出者，则又为附子泻心汤证(泻心汤加附子以救表阳)。(《伤寒发微》卷第三《阳明篇》)

| 白虎汤 |

【组成】

知母六两　石膏一斤　甘草二两　粳米六合

上四味，以水一斗，煮米熟，汤成，去滓，温服一升，日三服。(《伤寒发微》卷第三《阳明篇》)

【应用】

伤寒脉浮滑，此表有寒、里有热，白虎汤主之。(《伤寒发微》卷第二

《太阳下篇》）

伤寒，脉滑而厥者，里有热也，白虎汤主之。（《伤寒发微》卷第四《厥阴篇》）

【鉴别】

伤寒脉浮，发热无汗，其表不解，不可与白虎汤。渴欲饮水，无表证者，白虎加人参汤主之。（《伤寒发微》卷第二《太阳下篇》）

【方论】

又如腹满，舌萎黄，躁不得睡，属黄家。夫腹为足太阴部分，舌苔黄腻属湿，则湿在脾脏可知。阳明病多不寐证，缘胃中燥实不和也。此云躁不得睡，其为胃热无疑。此证治湿则增燥，润燥则滋湿，如欲两全，但用白虎汤加苍术可矣。（《金匮发微》卷之三《黄瘅病脉证并治》）

发汗病不解，未可定为何证也。汗大出恶热，则为白虎汤证。（《伤寒发微》卷第一《太阳上篇》）

阳明病，腹满、身重难以转侧，口不仁，面垢，遗尿。发汗则谵语，下之则额上生汗，手足逆冷。若自汗出者，白虎汤主之。（《伤寒发微》卷第三《阳明篇》）

发汗，若下后，病仍不解，津液之不足，要为理所必至。使津液不足而胃中燥热，是必渴欲饮冷而为白虎汤证。（《伤寒发微》卷第一《太阳上篇》）

脉浮为表邪未尽，滑则为湿与热。以证情准之，当云表有寒、里有热；本条言表有热、里有寒，则传写之误也。惟白虎汤方，治里热甚于表寒者宜之。（《伤寒发微》卷第二《太阳下篇》）

但此证胃中无宿垢，但有胃热上冲，阻水饮下行之路而喘满痞坚者为虚，故但于方剂中用石膏以清胃热，中脘已无阻碍，盖即阳明虚热用白虎汤之义也。（《金匮发微》卷之三《痰饮咳嗽病脉证治》）

使汗出而喘，壮热不解，则为胃热上冲肺部而喘，病邪已属阳明，直可决为白虎汤证。（《伤寒发微》卷第一《太阳上篇》）

【禁忌】

伤寒脉浮，发热无汗，其表不解，不可与白虎汤。（《伤寒发微》卷第二《太阳下篇》）

【医案】

◇ 伤寒

仓桥叶左。阙中痛，日晡发热，大渴引饮。白虎汤主之。

生石膏三钱，知母三钱，炙甘草二钱，生薏苡仁四钱，陈米一撮。

王慎轩记：据曹师云，昔年治清和坊杨左，阙中痛，不大便七日，大渴引饮，壮热多汗，脉大而实，用大承气汤下之。

一剂而阙中痛止，惟齿浮而痛，乃再与白虎汤清之而愈。是与此案相同，故附志之。（王慎轩《曹颖甫先生医案·伤寒门·阳明热证》）

杨左。清和坊。阙中痛，不大便七日，大渴引饮，壮热多汗，脉大而实，此阳明证也，下之愈。

生川军三钱，芒硝三钱冲服，枳实三钱，川朴三钱。

下后阙中痛止，齿浮而痛，此浮火上逆，清之宜白虎汤。

按：下后腑实已去，头痛已止。但浮火仍在，用白虎汤。犹如上述汗后不彻案，麻黄汤后用桂枝汤。（《曹颖甫医案·内科疾病·阳明病》）

江阴缪姓女。予族侄子良妇也，居小西门窑所。

偶受风寒，恶风自汗，脉浮，两太阳穴痛，投以轻剂桂枝汤，计：桂枝二钱，芍药三钱，甘草一钱，生姜二片，大枣三枚。汗出，头痛差，寒热亦止。不料一日后，忽又发热，脉转大，身烦乱，因与白虎汤。

生石膏八钱，知母五钱，生草三钱，粳米一撮。

服后，病如故。次日，又服白虎汤，孰知身热更高，烦躁更甚，大渴引饮，汗出如浆。又增重药量，为石膏二两、知母一两、生草五钱、粳米二杯，并加鲜生地二两、天花粉一两、大小蓟各五钱、丹皮五钱。令以大锅煎汁，口渴即饮。共饮三大碗，神志略清，头不痛，壮热退，并能自起大小便。尽剂后，烦躁亦安，口渴大减。翌日停服。至第三日，热又发，且加剧，周身骨节疼痛，思饮冰凉之品，夜中令其子取自来水饮之，尽一桶。因思此证乍发乍止，发则加剧，热又不退，证大可疑。适余子湘人在，曰：论证情，确系白虎，其势盛，则用药亦宜加重。第就白虎汤原方，加石膏至八两，余仍其旧，仍以大锅煎汁冷饮。服后，大汗如注，湿透衣襟，诸恙悉除，不复发。

惟大便不行，用麻仁丸二钱，芒硝汤送下，一剂而瘥。

姜佐景按：白虎汤证有由直中天时之热而起者，有由自身积热而起者，若前案所引是也。有非直起于热，而由寒化热者，即由桂枝汤证转为白虎汤证者，若本案所言是也。

仲圣曰："服桂枝汤，大汗出后，大烦渴不解，脉洪大者，白虎加人参汤主之。"是即由寒化热之明证。本条之意若曰："有患桂枝汤证者于此，

104

医者认证不误，予以桂枝汤。服汤已，应热退病除，但病者忽大汗出后，反大烦渴不解，脉且转为洪大。是盖其人素有蕴热，因药引起，或药量过剂所致。但勿惧，可以白虎加人参汤一剂愈之。其属有蕴热者可以顺便除之，其属药量过剂者，此即补救法也。"本条即示桂枝汤证化为白虎汤证之一例。

人多以桂枝麻黄二汤齐称，我今且撇开麻黄，而以白虎合桂枝二汤并论之。余曰桂枝汤为温和肠胃（若以其重要言，当曰胃肠）之方，白虎汤则为凉和肠胃之方。桂枝证之肠胃失之过寒，故当温之，温之则能和。白虎证之肠胃失之过热，故当凉之，凉之则亦能和。和者，平也，犹今人所谓水平，或标准也。失此标准则病，故曰太过等于不及，犹言其病一也。桂枝汤证肠胃之虚寒，或由于病者素体积弱使然，或由于偶受风寒使然，或更合二因而兼有之。白虎汤证肠胃之实热，容吾重复言之，或由于病者素体积热使然，或由于由寒化热使然，或竟由直受热邪使然，或竟合诸因而兼有之。来路不一，证状参差，而医者予以方，求其和则同。方药不一，而方意则同。桂枝汤有桂芍以激血，生姜以止呕，同是温胃。白虎汤之石膏、知母同是凉胃。大枣免胃液之伤，粳米求胃津之凝。余下甘草一味，同是和肠，防其下传。两相对勘，一无遁形。

吾师治白虎汤证之直起于热者，用白虎汤；治白虎汤证之由寒化热者，亦用白虎汤。无所谓伤寒，无所谓温热，是乃仲圣之正传。乃温热家硬欲分伤寒温热为尔我彼此，谓由寒化热者是伤寒，由热直起者是温热。然则治伤寒之白虎汤证用白虎汤，治温热之白虎汤证曷不用其他神汤妙药，而终不脱石膏、知母耶？是故温热伤寒之争，甚无谓也。（《经方实验录·白虎汤证其二》）

◇ **儿科消渴**

友人郁祖安君之女公子，方三龄，患消渴病。每夜须大饮十余次，每饮且二大杯，勿与之，则吵闹不休，小便之多亦如之，大便不行，脉数，别无所苦。时方炎夏，尝受治于某保险公司之西医，盖友人也。逐日用灌肠法，大便方下，否则不下。医诫勿与多饮，此乃事实上所绝不可能者。累治多日，迄无一效。余诊之曰：是白虎汤证也。方与：

生石膏四钱，知母二钱，生草钱半，粳米一撮。

加其他生津止渴之品，如洋参、花粉、茅根之属，五剂而病痊。

顾余热未楚，孩又不肯服药，遂止服。越五日，旧恙复发，仍与原方加减，连服十五日，方告全愈，口不渴，而二便如常。先后计服石膏达半斤之谱。（《经方实验录·白虎汤证其三》）

| 白虎加人参汤 |

【组成】

知母六两　生石膏一斤碎，棉裹　甘草二两炙　粳米六合　人参三两

上五味，以水一斗，煮米熟汤成，去滓，温服一升，日三服。（《金匮发微》卷之一《痉湿暍病脉证治》）

知母六两　石膏一斤　甘草二两　粳米六合　人参二两

上五味，以水一斗，煮米熟汤成，去滓，温服一升，日三服。（《伤寒发微》卷第三《阳明篇》）

【应用】

太阳中热者，暍是也。汗出恶寒，身热而渴，白虎加人参汤主之。（《金匮发微》卷之一《痉湿暍病脉证治》）

伤寒无大热，口燥渴，心烦，背微恶寒者，白虎加人参汤主之。（《伤寒发微》卷第二《太阳下篇》）

渴欲饮水，口干燥者，白虎加人参汤主之。（《金匮发微》卷之三《消渴小便不利淋病脉证并治》）

伤寒，若吐若下后，七八日不解，热结在里，表里俱热，时时恶风，大渴，舌上干燥而烦，欲饮水数升者，白虎加人参汤主之。（《伤寒发微》卷第二《太阳下篇》）

服桂枝汤，大汗出后，大烦渴不解，脉洪大者，白虎加人参汤主之。汤方载"阳明篇"。（《伤寒发微》卷第一《太阳上篇》）

若渴欲饮水，口干舌燥者，白虎加人参汤主之。（《伤寒发微》卷第三《阳明篇》）

此燥渴心烦，背微恶寒，白虎加人参汤主之之例也。（《伤寒发微》卷第二《太阳下篇》）

此证若渴饮而脉洪大，则为人参白虎汤证，为其入阳明也。（《伤寒发微》卷第二《太阳下篇》）

汗、吐、下、温针之后，阳明生燥，脉洪渴饮者，宜人参白虎汤。（《伤寒发微》卷第一《太阳上篇》）

【鉴别】

伤寒脉浮，发热无汗，其表不解，不可与白虎汤。渴欲饮水，无表证者，白虎加人参汤主之。（《伤寒发微》卷第二《太阳下篇》）

【方论】

　　惟仲师主以人参白虎汤，有似专治里热而不关太阳者。不知石膏之质中含硫养，凉而能散，有透表解肌之力，外感有实热者用之。近人张锡纯之言可信也。但石膏性本微寒，欲彻表里之热者，最少亦需鸡子大一枚，否则无济。若煅而用之，尤为谬妄（《伤寒》《金匮》用石膏方治，并属生用。多至鸡子大五六枚，甚有用至二十四枚、用至半斤者，非以其微寒力薄乎？惟漆匠胶入殓后之棺盖则用煅石膏，取其凝固收涩也。然则白虎汤所以彻表里之热者，取其清凉透肌乎？抑取其凝固收涩乎？此又不辨自明也。更以豆腐验之，投煅石膏于煮沸之豆浆，则凝而成腐矣），去其清凉透肌之性，一变为凝固收涩之败质，致胸膈间热痰结而成痞，吾不知其何以谢病家也？盖白虎汤方治，要为偏于阳热而设，且以吐下伤津液之后始用人参。故同为太阳阳明合病，太阳表病重于里热者则宜桂枝加葛根汤；阳明里热重于太阳者，则宜白虎加人参汤。夫各有所当也。（《伤寒发微》卷第二《太阳下篇》）

　　发热恶寒，身重而疼痛，小便已，洒洒然毛耸，手足逆冷，全似太阳表寒证。所异者，脉不见浮紧而见弦细芤迟耳。卫虚故弦细，营虚故芤迟。见此脉者，不当汗下，全书成例俱在，不可诬也。小有劳身即热，口开、前板齿燥，为阴虚之的证矣。然但凭证象而论恶寒身痛似麻黄证，身热、口开、前板齿燥似承气证。然卫阳本虚之人，发汗则其表益虚，故恶寒甚。以营阴本虚之人，下之则重伤其阴而淋甚；以阴亏之人而加温针，故发热甚。此证忌汗下被火，与太阳温病绝相类。所不同者，营卫两虚耳，故脉证不同如此。

　　按：此亦人参白虎汤证。若西瓜汁、梨汁、荷叶露、银花露，并可用之以解渴也。（《伤寒发微》卷第四《阴阳易差后劳复篇》）

　　阳明为病，法本多汗，汗多而渴，胃中津液已伤。此本白虎加人参汤证，一以清其胃热，一以养其津液，其病当已。（《伤寒发微》卷第三《阳明篇》）

　　故惟渴欲饮水无表证者，乃可与人参白虎汤。所以然者，为其热郁于胃，使得从所主之肌理而外泄也。独怪近人动称清凉解表，乌知夫表不解者原不可以轻用凉剂乎！（《伤寒发微》卷第二《太阳下篇》）

　　阴亏阳陷者，宜人参白虎汤，加凉营解渴之品，如麦冬、生地、玉竹、瓜蒌根之类，皆可应手奏效。一或错误，杀人俄顷，学者慎之。（《伤寒发微》卷第一《太阳上篇》）

　　若春气方回，忽然大热如盛夏五六月，春行夏令，是谓至而太过。汗液大泄，津液早亏，多人参白虎证。（《金匮发微》卷之一《脏腑经络先后病夏令皮毛开泄，热邪直中肌腠，肌腠受灼，故汗出。所以恶寒者，皮毛虚而风犯之也。身热而渴，汗出则津液少而血分增热，故肌肉俱热；胃汁外散，故渴也。此证仲景用人参白虎汤，与"太阳篇"渴欲饮水及口燥渴、心烦、背微恶寒者同法。（《伤寒发微》卷第四《阴阳易差后劳复篇》）

暴行烈日之中，则热邪由皮毛入犯肌腠，于是有太阳中热之病。外热与血热并居，则身热而汗出；暑气内侵，胃液旁泄为汗，则胃中燥热；因病渴饮，寒水黏滞，卫阳不固皮毛，故表虚而恶寒。陈修园谓太阳以寒为本，虽似相去不远，究不免失之含混。此证用人参白虎汤，与"太阳篇"口燥渴、心烦、微恶寒同，然则本条所谓恶寒，与伤寒中风之恶寒甚者，固自不同也。（《金匮发微》卷之一《痉湿暍病脉证治》）

方用石膏、知母以除烦，生甘草、粳米加人参以止渴，而烦渴解矣。此白虎汤加人参之旨也。惟近世用人参多系种参。吉林土人以硫水溉之，使易发生，每含温性，似不如西洋参为适用。然西医称其能补胃液，北京产妇多服之，则竟用辽参，亦未为不合也。（《伤寒发微》卷第一《太阳上篇》）

津液内伤，则以清胃热生津液主治，故宜白虎加人参；用人参者，为燥气留于气分也。（《伤寒发微》卷第三《阳明篇》）

【医案】

◇ 伤寒

谓此证初起，即宜人参白虎汤及竹叶石膏汤，使其热势渐杀或当挽救一二。门人刘仲华治安徽林振羽病亲见之。始由某医误汗误下，诸证皆备，刘用白虎汤加西洋参、生地、犀角，二剂后始有转机，十余日方见霍然。治法差谬，生死攸关，是不可以不慎也。

又按：犀角、生地能清脑中上冲之热血。恽铁樵治王鹿萍子脑中热痛，用之奏效，亦其一证也。（《曹颖甫医案·内科疾病·太阳温病》）

住三角街梅寄里屠人吴某之室，病起四五日，脉大身热，大汗，不谵语，不头痛，惟口中大渴。时方初夏，思食西瓜，家人不敢以应，乃延予诊。予曰：此白虎汤证也。随书方如下。

生石膏一两，肥知母八钱，生甘草三钱，洋参一钱，粳米一小杯。

服后，渴稍解。知药不误，明日再服原方。至第三日，仍如是，惟较初诊时略安，本拟用犀角地黄汤，以其家寒，仍以白虎原剂，增石膏至二两，加赤芍一两、丹皮一两、生地一两、大小蓟各五钱，并令买西瓜与食，二剂略安，五剂全愈。

姜佐景按：本案方原为白虎加人参汤，却标作白虎汤证者，盖为求说解便利，示学者以大范故耳。石膏所以清热，人参所以养阴，养阴所以佐清热之不逮，同属于里，非若白虎加桂枝汤、桂枝加大黄汤之兼有表里者，故今姑一并及之。后人于白虎汤中加元参、生地、麦冬之属，即是人参之变味，不足异也。（《经方实验录·白虎汤证其一》）

| 白虎加桂枝汤 |

【组成】

知母六两　石膏一斤　甘草二两炙　粳米二合　桂枝三两

上五味，以水一斗，煮米熟汤成，去滓，温服一升，日三服。（《金匮发微》卷之一《疟病脉证并治》）

【应用】

温疟者，其脉如平，身无寒，但热，骨节烦疼，时呕，白虎加桂枝汤主之。（《金匮发微》卷之一《疟病脉证并治》）

【方论】

温疟之为病，太阳标热并入阳明之证也。太阳之气不宣，则阳明之热不去，此仲师用桂枝白虎汤之义也。（《金匮发微》卷之一《疟病脉证并治》）

【医案】

◇ 神昏

余二十五岁时，能读医书，而尚不善于治病。随表兄陈尚白买舟赴南京，应秋试。陈夫妇同宿中舱，余宿前舱。天方溽暑，骄阳如炽。舟泊无锡，陈夫妇相偕登陆，赴浴惠泉，嘱余守舱中。余汗出浃背，又不便易衣，令其自干，饮食起居又不适，因是心恒悒悒然。舟泊五日，方启碇。又五日，乃抵镇江。下榻后，部署初定，即卧病矣。延医疏方，不外鲜藿香、鲜佩兰之属。服之数日，病反加剧，汗出，热不清，而恶寒无已。当夜乘轮赴京，时觉天昏地黑，不知人事。比抵石城，诸友扶住堂子巷寓所。每小便，辄血出，作殷红色，且觉头疼。时为八月初五日，距进场之期仅三天矣。是时，姻丈陈葆厚先生已先余到南京。丈精于医，诊脉一过，即亲出市药，及荷叶露三大瓶、生梨十余枚以归。并属先饮露，饮已，口即不干。顷之又渴，复啖生梨，梨皮不遑削，仅弃其心，顷刻尽十枚。迨药煎成，即进一大碗，心中顿觉清朗，倦极而睡。醒后，头已不痛，惟汗未出。更进二煎，浓倍于前，服后，又睡。醒时，不觉周身汗出，先小汗，后大汗，竟至内衣夹祆被褥上下皆出，急起更易，反被以盖。于是方觉诸恙悉除，腹中知饥，索热粥。侍者曰：粥已备，盖陈丈所预嘱者也。初啜一小碗，觉香甜逾恒。稍停，又续进，竟其夜，竟尽二大碗。初七日，即能进场，试期达九日夜，毫无倦容。余乃惊陈丈医术之神。叩其药，则桂枝、石膏二味同捣也。问其价，曰：适逢新开药铺，共费钱六文而已。遂相与大笑。

姜佐景按：头痛而恶寒，此太阳病未罢也，法当令其汗出而解。然小便已见血出，安复有余液可以作汗？故先饮荷叶露及生梨者，增其液以为作汗之张本也。于是与石膏以清其内蕴之热，与桂枝以祛其外束之寒。寒因汗解，热因凉除。醒来索粥，是即白虎汤之粳米，向之饮露，亦犹如参汤之人参。看其啖梨啜露之顷，孰知已含圣法。呜呼，化仲圣方活而用之，其功效必无穷也！

姜佐景又按：白虎加桂枝汤证多见于夏日，诚以炎暑蒸人，胃肠本已热化，入夜凉风习习，未免贪享，故致表里交病。表为寒束，则热无外泄之机，势必愈炽。热既内炽，则更易伤津，使无从作汗以解表。惟有投白虎汤以治其本（肠胃之热），同时加桂枝以治其标（表证之寒），标本并治，方可热除津复，汗出表解。依余经验，桂枝轻至一钱，生石膏轻至三钱，亦可有效。设不尔者，但用白虎以清热，则表证将愈甚，但用桂枝以解表，则内热将愈炽，终不免坏病之变，此乃桂枝、石膏二药必须合作而不可分离之理也。或曰：君前谓石膏凉胃，桂枝温胃，何能温凉并进，反获奇功耶？曰：仲圣方温凉并用者，诸泻心汤即在其例。若桂枝与石膏犹其始焉者尔。盖人体之机构复杂繁沓，灵敏万分，及其病时，作用尤显。各部机构每自能吸取其所需，而放任其所不需者。若论本汤证，则胃取石膏之凉而消热，动脉取桂枝之散而致汗，故二者非但不相左，抑且相成。

前桂枝加大黄汤为七分太阳、三分阳明，今白虎加桂枝汤为七分阳明、三分太阳。二汤之对仗，堪称工整。医者能合用仲圣诸方，即可曲应万变之病，兹二汤特发其凡耳。（《经方实验录·白虎加桂枝汤证》）

｜木防己汤｜

【组成】

木防己　桂枝各三两　人参四两　石膏如鸡子大二枚

上四味，以水六升，煮取二升，分温再服，微利则愈。（《金匮发微》

卷之三《痰饮咳嗽病脉证治》）

【应用】

膈间支饮，其人喘满，心下痞坚，面色黧黑，其脉沉紧。得之数十日，医吐下之不愈，木防己汤主之。（《金匮发微》卷之三《痰饮咳嗽病脉证治》）

【方论】

不知寒湿久留久郁则生里热，胃热合胆火上抗，因病喘逆，饮邪留积不去，则上满而下痞坚，故宜苦寒之防己以泄下焦，甘寒体重之石膏以清胃热，又以心阳之不达也，用桂枝以通之，以津液之伤于吐下也，用人参以益之。此仲师用木防己汤意也。（《金匮发微》卷之三《痰饮咳嗽病脉证治》）

虚者即愈，实者三日复发，复与不愈者，宜木防己汤去石膏加茯苓芒硝汤主之。（《金匮发微》卷之三《痰饮咳嗽病脉证治》）

| 大黄䗪虫丸 |

【组成】

大黄十分蒸　黄芩二两　甘草三两　桃仁一升　杏仁一升　芍药四两　干地黄十两　干漆一两烧令烟尽　虻虫一升去翅、足，熬　水蛭百枚熬　蛴螬百枚熬　䗪虫半升熬

上十二味，末之，炼蜜和丸、小豆大，酒服五丸，日三服。（《金匮发微》卷之二《血痹虚劳病脉证并治》）

【应用】

五劳虚极羸瘦，腹满，不能饮食，食伤、忧伤、饮伤、房室伤、饥伤、劳伤、经络营卫气伤，内有干血，肌肤甲错，两目黧黑，缓中补虚，大黄䗪虫丸主之。（《金匮发微》卷之二《血痹虚劳病脉证并治》）

【方论】

所谓热结于中者，亦缘水寒血凝、积久生热所致。始则痛，痛久则腐烂，瘀血生热，则脉数、外无疮伤；而血瘀在里，血不行于肌表，故肌若鱼鳞，此虚劳大黄䗪虫丸证也。（《金匮发微》卷之四《妇人杂病脉证并治》）

大黄䗪虫丸主治为五劳虚极，羸瘦腹满，不能饮食，外证则因内有干血，肌肤甲错，两目黧黑。立方之意，则曰缓中补虚。夫桃仁、芍药、干

111

漆，所以破干血（芍药破血，人多不信，试问外科用京赤芍何意），加以虻虫、水蛭、蛴螬、䗪虫诸物之攻瘀（䗪虫，俗名地鳖虫，多生灶下垃圾中，伤药中用之，以攻瘀血，今药肆所用硬壳黑虫非是）；有实也，大黄以泻之；有热也，杏仁、黄芩以清之；其中惟甘草缓中，干地黄滋养营血。（《金匮发微》卷之二《血痹虚劳病脉证并治》）

【医案】

◇ 蓄血

能食知饥，不大便而但见少腹满，按之硬，脉滑而数者，乃为蓄血。

予在斜桥治汪姓一证亲见之。予始用桃核承气汤下之，大便紫黑，少腹软而满尚未减，后用大黄䗪虫丸久久方愈。乃知仲师抵当汤方治为不可易也。世有畏方剂猛峻而改用轻剂者，以是前车之鉴。（《曹颖甫医案·内科疾病·蓄血》）

|竹叶石膏汤|

【组成】

竹叶二把　石膏一升　半夏半斤　人参三两　甘草二两　粳米半斤　麦门冬一升

上七味，以水一斗，煮取六升，去滓，内粳米，煮米熟汤成，去米，温服一升，日三服。（《伤寒发微》卷第四《阴阳易差后劳复篇》）

【应用】

伤寒解后，虚羸少气，气逆欲吐，竹叶石膏汤主之。（《伤寒发微》卷第四《阴阳易差后劳复篇》）

【方论】

伤寒解后，无论从汗解与从下解，其为伤胃阴则一。中气虚而胃纳减，故虚羸少气；阴伤则胃热易生；胃热上升，而不得津液以济之，故气逆欲吐。师用竹叶、石膏以清热，人参、甘草以和胃，生半夏以止吐，粳米、麦门冬以生津。但得津液渐复，则胃热去而中气和矣。（《伤寒发微》卷第四《阴阳易差后劳复篇》）

| 葛根芩连汤 |

【组成】

葛根半斤　甘草二两　黄芩三两　黄连三两

上四味，以水八升，先煮葛根减二升，内诸药，煮取二升，去滓，分温再服。（《伤寒发微》卷第一《太阳上篇》）

【应用】

太阳病，桂枝证，医反下之，利遂不止。脉促者，表未解也。喘而汗出者，葛根黄芩黄连汤主之。（《伤寒发微》卷第一《太阳上篇》）

惟喘而汗出，则阳热内盛，里阴外泄，乃为葛根芩连汤证。其作用正在清热而升陷。（《伤寒发微》卷第一《太阳上篇》）

【医案】

◇ 儿科麻疹

李孩。疹发未畅，下利而臭，日行二十余次，舌质绛，而苔白腐，唇干，目赤，脉数，寐不安，宜葛根芩连汤加味。

粉葛根六钱，细川连一钱，怀山药五钱，生甘草三钱，淡黄芩二钱，天花粉六钱，升麻钱半。

姜佐景按：李孩服后，其利渐稀，疹透有增无减，逐渐调理而安。

湘人师兄亦在红十字会医院屡遇小孩发麻疹时下利，必治以本汤，良佳。又有溏泄发于疹后者，亦可以推治。

麻疹之利属于热者，常十居七八，属于寒者，十不过二三，故宜于葛根芩连汤者十常七八。宜于理中汤或桂枝人参汤者十不过二三。一或不慎，误投汤药，祸乃立至，可不畏哉！

今人每以葛根芩连汤证之利为协热利，实则葛根芩连汤证之利虽属热性，仲圣并未称之为协热利，至桂枝人参汤证之寒性利，反称之为协热而利。盖协热者，犹言挟表热也，此不可不知。

太阳病，当解表，若不予解表，而用治阳明法以下之，则变证。但或从寒化，或从热化，每无定局。正气盛者多从热化，正气衰者则从寒化。仲景云："太阳病，外证未除，而数下之，遂协热而利，利下不止，心下痞硬，表里不解者，桂枝人参汤主之。"此从寒化之例也。又曰："太阳病，桂枝证，医反下之，利遂不止，脉促者，表未解也，喘而汗出者，葛根黄连黄芩汤主之。"此从热化之例也。本条有余意，有省文，若欲知其详，而不嫌辞赘者，可在"也"字下，加"宜葛根汤，若利不止"诸字样，则经旨明矣。

意谓桂枝汤证因下伤津，利不止亦伤津，而脉促近于浮，为表未解，故宜葛根汤，以解其表，而养其津。若表解之后，内热甚炽，肺受热灼而喘，汗受热蒸而出者，当用葛根芩连汤以直折之。

余前谓桂枝汤证化热，则为白虎汤证；麻黄汤证化热，则为麻杏甘石汤证。今当续为之说，曰葛根汤证化热，则为葛根芩连汤证。征之于临床，考之于经文，历历不爽。

曹颖甫曰：表未解者，必不汗出，盖利不止而脉促为表未解。表未解者，宜葛根汤。利不止而喘汗，为表病入里，则宜葛根芩连汤。脉促为脉紧变文，前于《伤寒发微》中已略申其旨。固知葛根芩连汤惟已经化热者宜之耳。惟其化热者宜之，而舌苔白腐，唇干目赤，乃无乎不宜，不惟热利为然也。（《经方实验录·葛根黄连黄芩汤证其一》）

◇ 儿科口疮

孙宝宝，住厅西路。初诊：满舌生疮，环唇纹裂，不能吮饮，饮则痛哭，身热，溲少，脉洪而数，常烦躁不安，大便自可，拟葛根芩连汤加味。

粉葛根四钱，淡黄芩钱半，小川连六分，生甘草三钱，灯心三扎，活芦根一尺。

姜佐景按：孙君维翰，友人也。其小公子未二龄，甚活泼可爱，体肥硕，肖其父。每患微恙，余必愈之。顾以事繁，常无暇面诊，有时仅凭孙君之陈述而疏方焉。

一日，孙君又言其孩身热、咳嗽、口渴、不安云云，当遥拟辛凉轻剂与之。服之二日，不差反剧，谓口舌生疮矣。当请面诊，允之。细察之下，乃知本为葛根汤证，今乃化热进而为葛根芩连汤证矣。葛根汤证何以化热变剧？盖辛凉轻剂不胜重任故也。

孙孩服此之后，将一剂而愈乎？曰：不然。次日，其病不增不减，仅维原状而已。

二诊：口疮，投葛根芩连汤，不见大效，宜进一步，合承气法。

粉葛根四钱，细川连八分，生川军二钱，生甘草三钱，淡黄芩钱半，枳实钱半，玄明粉钱半分冲。

姜佐景按：又次日，孙君来告，此方之效乃无出其右，服后一小时许，能饮水而不作痛状，夜寐甚安。越宿醒来，舌疮大退，肯吮乳。嘱减量再服，遂愈。乃知大黄内服，却胜冰硼外搽，因此散我固曾用于二三日前也。

葛根汤证化热，为葛根芩连汤证；葛根芩连汤证化热，则为承气汤证。我因失治缓治于先，故补治急治于后，不待其大便闭结，而审其即将闭结，预用硝黄以图之，此急治补治之说也。然设使我能及时重用葛根芩连，又何需乎硝黄？我能及时重用葛根汤，又何需乎芩连？溯本穷源，为医者不当若是乎?

昔我治一妇人,舌尖下发一白点,渐内蚀,饮食辄痛,不能触咸味,尤不可碰热菜。我曰:此属热,宜师白虎汤,服石膏。妇服之数日,腐点不动,而胃纳反差。闻人言,服黄连可效,竟一剂而愈。

我乃恍然若闻道,知葛根芩连汤与白虎汤本属并肩,各有主治,不容混淆,设使互易为治,必两不奏功。

曹颖甫曰:葛根芩连汤既为化热而设,服之不效,肠胃燥实即为热病之结果,故佐景(姜佐景自称,编者注)谓合承气法为进一步也。(《经方实验录·葛根黄连黄芩汤证其二》)

◇ **阴痛**

徐左。美亚十厂。六月十二日。小便已,阴疼,此本大肠燥气,熏灼膀胱,《伤寒论》所谓宜大承气汤之证也。而治之不当,服某种丸药,以致大便日滞,小便转数,阴疼如故,足腿酸,上及背脊俱酸。而胃纳不减者,阳明燥气用事也。阙上略痛,阳明余热为病也。右脉滑大,仍宜大承气汤。惟虚者不可重虚,姑宜葛根芩连汤加绿豆,以清下陷之热,而兼消丸药之毒。

葛根一两五钱,淡芩三钱,川连一钱,绿豆一两,生草一钱。

姜佐景按:吾师所谓小便已阴疼,宜大承气汤者,义详《伤寒发微》。

本汤之加绿豆,与葛根汤之加粳米,有异曲同工之妙。本证当用大承气汤,以其虚,故退一步用葛根芩连汤。

前案(指:孙宝宝,住厅西路。初诊:满舌生疮,环唇纹裂,不能吮饮,饮则痛哭,身热,溲少,脉洪而数,常烦躁不安,大便自可,拟葛根芩连汤加味。粉葛根四钱,淡黄芩钱半,小川连六分,生甘草三钱,灯心三扎,活芦根一尺。……二诊:口疮,投葛根芩连汤,不见大效,宜进一步,合承气法。粉葛根四钱,细川连八分,生川军二钱,生甘草三钱,淡黄芩钱半,枳实钱半,玄明粉钱半(分冲)。……曹颖甫曰:葛根芩连汤既为化热而设,服之不效,肠胃燥实即为热病之结果,故佐景谓合承气法为进一步也。编者注),以其实,故进一步合承气法。能进者病以速愈,能退者疾乃无危。夫进退之法,兵家之事也,今吾于医术亦云。且凡百证治皆然,第于本案发之。

曹颖甫曰:予用此方不过因热利而设,初未尝有退一步想,然亦何尝非退一步想也。小便已阴疼,原属当下之证,设非先经妄下,何至不用硝黄。此与佐景加硝黄于本方中者适得其反。固知治病用药,当观其通,墨守成方,直土木偶人耳。(《经方实验录·葛根黄连黄芩汤证其三》)

| 大承气汤 |

【组成】

大黄四两酒洗　厚朴半斤炙，去皮　枳实五枚炙　芒硝三合

上四味，以水一斗，先煮枳、朴，取五升，去滓，内大黄煮二升，去滓，内芒硝，更上微火一二沸，分温再服。得下利，余勿服。(《金匮发微》卷之一《痉湿暍病脉证治》)

芒硝半斤　大黄四两酒洗　枳实五枚炙　厚朴半斤炙，去皮

上四味，以水一斗，先煮枳、朴，取五升，去滓，内大黄，煮取二升，去渣，内芒硝，更上微火一两沸，分温再服。得下，余勿服。(《伤寒发微》卷第三《阳明篇》)

【应用】

伤寒，不大便六七日，头痛有热者，与承气汤。(《伤寒发微》卷第一《太阳上篇》)

伤寒六七日，目中不了了，睛不和，无表里证，大便难，身微热者，此为实也，急下之，宜大承气汤。(《伤寒发微》卷第三《阳明篇》)

发汗不解，腹满痛者，急下之，宜大承气汤。(《伤寒发微》卷第三《阳明篇》)

汗家重发汗，必恍惚心乱，小便已，阴疼，宜大承气汤。

阳明病，发热汗多者，急下之，宜大承气汤。(《伤寒发微》卷第三《阳明篇》)

阳明病，潮热，大便微硬者，可与大承气汤；不硬者，不可与之。(《伤寒发微》卷第三《阳明篇》)

阳明病，太阳证罢，但发潮热，手足漐漐汗出，大便难而谵语者，下之则愈，宜大承气汤。(《伤寒发微》卷第三《阳明篇》)

阳明病，谵语，有潮热，反不能食者，胃中必有燥屎五六枚也，宜大承气汤；若能食者，但硬耳。(《伤寒发微》卷第三《阳明篇》)

阳明病之谵语，何以异此？要惟大承气汤以下之，一泄肠胃之燥热，而诸恙可愈。(《伤寒发微》卷第三《阳明篇》)

阳明病脉迟，虽汗出不恶寒者，其身必重，短气腹满而喘，有潮热者，此外欲解，可攻里也。手足濈然汗出者，此大便已硬也，大承气汤主之。(《伤寒发微》卷第三《阳明篇》)

阳明病下之，心中懊憹而烦，胃中有燥屎者，可攻。腹微满，初头硬，后必溏，不可攻之。若有燥屎者，宜大承气汤。(《伤寒发微》卷第三《阳

明篇》)

病人烦热，汗出则解，又如疟状，日晡所发热者，属阳明也。脉实者，宜下之……下之与大承气汤。(《伤寒发微》卷第三《阳明篇》)

设不大便十余日，但见潮热谵语，而无不识人、循衣摸床诸危证，则内实显然，阴液无损，直可决为大承气汤一下即愈之证，不必更尽三剂。此非慎于药，良由病轻故耳。(《伤寒发微》卷第三《阳明篇》)

病解能食，七八日更发热者，此为胃实，宜大承气汤主之。(《金匮发微》卷之四《妇人妊娠病脉证治》)

设胃中燥屎未尽，其脉必实，且日久必发谵语，此当仍用大承气汤以攻之。(《伤寒发微》卷第三《阳明篇》)

反胃之证，大便如羊矢，艰涩而不下，不类阳明燥矢，可用大承气汤以下之。(《金匮发微》卷之四《呕吐哕下利病脉证治》)

腹满不减，减不足言，当下之，宜大承气汤。(《伤寒发微》卷第三《阳明篇》，《金匮发微》卷之二《腹满寒疝宿食病脉证治》)

少阴病，得之二三日，口燥咽干者，急下之，宜大承气汤。(《伤寒发微》卷第四《少阴篇》)

少阴病，六七日，腹胀不大便者，急下之，宜大承气汤。(《伤寒发微》卷第四《少阴篇》)

少阴病，自利清水，色纯青，心下必痛，口干燥者，急下之，宜大承气汤。(《伤寒发微》卷第四《少阴篇》)

下利，三部脉皆平，按之心下坚者，急下之，宜大承气汤。(《金匮发微》卷之四《呕吐哕下利病脉证治》)

下利，脉迟而滑者，实也，利未欲止，急下之，宜大承气汤。(《金匮发微》卷之四《呕吐哕下利病脉证治》)

下利，脉反滑者，当有所去，下乃愈，宜大承气汤。(《金匮发微》卷之四《呕吐哕下利病脉证治》)

下利已瘥，至其年月日时复发者，以病不尽故也，当下之，宜大承气汤。(《金匮发微》卷之四《呕吐哕下利病脉证治》)

时头热，至背反张，肠胃及筋脉俱燥，为痉病最剧之证，属阳明，即《金匮》所谓可与承气汤者是也。(《伤寒发微》卷第四《阴阳易差后劳复篇》)

时头热，至背反张，为大承气汤证。(《金匮发微》卷之一《痉湿暍病脉证治》)

痉为病，胸满，口噤，卧不着席，脚挛急，必齘齿，可与大承气汤。(《金匮发微》卷之一《痉湿暍病脉证治》)

有肠燥伤筋而脚挛急者，宜大承气汤以治之，此又脚病之不同也。(《金

匮发微》卷之一《脏腑经络先后病脉证》）

病人小便不利，大便乍难乍易，时有微热，喘冒不能卧者，有燥屎，宜大承气汤。（《伤寒发微》卷第三《阳明篇》）

吾谓治淋之法，病之初起，以疏达瘀滞为急，是犹湿热下利中有宿食而宜大承气者也。（《金匮发微》卷之三《消渴小便不利淋病脉证并治》）

【鉴别】

伤寒成例，先解其表，而后攻其里。所以然者，为其水液未尽而遽下之，不病结胸，必有利下不止之变也。至于温病有时与伤寒相反。太阳未解，肠胃先已化热化燥，若更先行发汗，表里燥热，甚有燔灼而死者。故吴又可《温疫论》，以大承气汤为第一主方。吾亡友丁甘仁称其得仲景遗意，即以此节言之。盖温病本当先下而先发其汗为逆，先下之反不为逆也，此伤寒、温病论治之不同也。（《伤寒发微》卷第二《太阳下篇》）

胃中虚气上逆而胸满者，则吴茱萸汤以降之。否则无论何药入咽即吐。虽欲攻之，乌得而攻之，故必先杀其上逆之势，然后可行攻下。予每遇此证，或先用一味吴茱萸汤，间亦有肝胆郁热而用黄连汤者。呕吐既止，然后以大承气汤继之，阳明实热乃得一下而尽。（《伤寒发微》卷第三《阳明篇》）

设嗣后仍见潮热，必其大便当燥，仍宜用小承气汤试之，以观其转矢气与否。若转矢气方可用大承气汤以攻之，否则胃寒哕逆之证不免复作。（《伤寒发微》卷第三《阳明篇》）

【方论】

伤寒不大便六七日，已及再经之期，病邪将传阳明；六七日不大便而见头痛发热，则已见阳明之证。但阳明头痛与太阳异。太阳之头痛，在额旁太阳穴，阳明头痛在阙上（两眉间曰阙，属阳明）。病传阳明，故阙上痛，痛则可与承气汤。（《伤寒发微》卷第一《太阳上篇》）

伤寒，若吐、若下后不解，不大便五六日，上至十余日，日晡所发潮热，不恶寒，独语如见鬼状。若剧者，发则不识人，循衣摸床，惕而不安，微喘直视，脉弦者生、涩者死。微者，但发热、谵语者，大承气汤主之。若一服利，止后服。（《伤寒发微》卷第三《阳明篇》）

太阳病本不应下，先行误下，里气先虚，因复发汗，表气再虚。然下后之发汗，水气业经下陷，有所牵制，虽发汗而汗必不畅。于是阳气不得畅行于表，而郁冒于上，必待汗液大泄，而郁冒始解。所以然者，皮毛即开，阳气之郁冒于上者，始得散布而出也。故治病之要，病在表者当先解表，表解后见里未和，然后用承气汤以下之。若清便自调者，则一汗可愈，可容再议攻下矣。（《伤寒发微》卷第二《太阳下篇》）

太阳之病，本无当下之理，一经误下，则变证百出，魄汗未尽，挟表寒内陷，则利遂不止而病寒湿，此宜用大承气者也。（《伤寒发微》卷第一《太阳上篇》）

太阳之病，有失表而传阳明者，亦有汗液太泄而传阳明者，伤寒如此，痉证亦然。惟筋脉强急则为痉证所独异，而要亦未尝不同。曾见燥实之阳明证，亦有两足拘挛，不能履地也，又有从髀关下经伏兔，牵右膝而不伸者，要之为大承气汤证，可以悟发汗致痉之大旨矣。（《伤寒发微》卷第四《阴阳易差后劳复篇》）

太阳之病，重发汗而复下之，津液屡伤，则阳明之腑气将燥，故不大便五六日，舌上燥而渴，日晡所有潮热，此皆大承气汤证。（《伤寒发微》卷第二《太阳下篇》）

汗家非中风有汗之证，中风之证，当云风家。汗家云者，以阳明多汗言之也。阳明有余之证，复发汗以劫胃中之液，则胃中燥气上搏于脑，而心神为之不宁。

按：人之思索事理，必仰其首，或至出神而呼之不应，心神有所专注，凝定而不散。若胃中燥热上搏，则心神所寄欲静而不得，于是恍惚心乱，遂发谵语，则论中恍惚心乱四字，直以谵语当之。所谓胃中水竭，必发谵语也。后文又云小便已，阴疼，盖汗后重发汗，必大肠燥实；燥气熏灼于前阴，故小便短赤而阴疼。此为大承气的证，予亲验者屡矣。后文"宜禹余粮丸"五字，实为下利证脱文，与本篇利在下焦，用赤石脂禹余粮汤同例，不知者，误移于此，历来注家，强作解人，不可从。（《伤寒发微》卷第二《太阳下篇》）

伤寒之发黄，大抵热伤血分使然。火劫发汗，其较著也。阳逆于上则鼻中出衄，阴竭于下则小便不行，营卫二气竭于皮毛肌腠间则枯燥而不见汗也。但头汗出，齐颈而还者，厥阳独行于上，而阴亏不能作汗也。腹满微喘者，脾阳顿滞于下，肺气不宣于上也。口干咽烂者，胃中燥热也。不大便而谵语者，燥矢积于肠胃，而毒热上蒙清窍也。哕本多寒，此独为热。阳热内炽，清气从肺窍入者，格而不能受也。手足秉气于胃，胃热故躁扰；神魂被毒热上熏，摇摇欲出泥丸，故神谵荡而不收，撮衣摸床，一似有所寻见者。此证自腹满以下，全系承气汤证。（《伤寒发微》卷第二《太阳下篇》）

阳明提纲为不恶寒反恶热，阳明从中气化，故胃中未经化燥，有身重喘

满之太阴证。若见潮热手足汗出，则胃中已经化燥，此当用三承气汤以下之者也。（《伤寒发微》卷第三《阳明篇》）

盖阳明为病，惟热发而汗泄者，方可与论大便之燥实与否，而后攻之以大承气。若但有潮热而大便不坚，未足言攻下也。不大便六七日，似可以攻下矣。然肠中燥实与否，尚未可定，而必先用小承气以尝之。服药后，肠中苟已燥结，大便当下不下，而但转矢气，则燥实显然，然后用大承气汤，可以一下而愈。（《伤寒发微》卷第三《阳明篇》）

脉滑属阳明。《金匮》"腹满寒疝宿食篇"云：脉数而滑者，此有宿食，下之愈，宜大承气汤。"呕吐哕下利篇"云：下利脉迟而滑者，实也，利未欲止，急下之，宜大承气汤；下利脉反滑者，当有所去，下乃愈，宜大承气汤。此可证脉滑之属阳明矣。厥阴证之脉滑而厥，胃底胆汁合胃中燥火生热，异于宿食之不化。而手足之厥，实为阳盛格阴，故宜阳明证之白虎汤以清里热，但使中阳外达四肢，而厥逆自和矣。（《伤寒发微》卷第四《厥阴篇》）

热结大肠，腑气不通，则由燥屎而腹满，是为大承气证。（《金匮发微》卷之四《呕吐哕下利病脉证治》）

所谓邪入于腑，即不识人者，以阳明腑病言也。风之中人，由于血虚，虚则生燥，如吐下后大便不解者然。不识人者，即"阳明篇"发则不识人之证。盖燥热在下，则阳气上冲于脑，而神识昏蒙；下之以大承气汤，脑中阳热下降，神识即清，所谓釜底抽薪也。（《金匮发微》卷之二《中风历节病脉证并治》）

汗出谵语者，以有燥粪在胃中，此为风也，须下之，下之愈，宜大承气汤。过经乃可下之；下之若早，语言必乱，以表虚里实故也。（《伤寒发微》卷第三《阳明篇》）

谵语有二：一为胃家燥实之谵语；一为热入血室之谵语。盖汗、吐、下、温针，皆能坐耗水液。水液耗则胃中与血分并生燥热。阳热上冲于脑，脑为心神所寄，一有感触则心神外亡，于是轻则为谵语，甚则为惊狂。故有先时极吐下，胆胃上逆脑部而发谵语者，则速刺期门以泻之；有火劫发汗而发谵语，小便利者，宜大承气汤以下之（仲师未出方治）。（《伤寒发微》卷第四《少阳篇》）

阳明为病，法当多汗，津液泄而胃中燥。胃中宿食熏灼而成坚癖不化之粪；秽浊亢热，上凌脑部，脑气昏晕，遂发谵语。此证当用大承气汤，无可疑者。（《伤寒发微》卷第三《阳明篇》）

阳明者，热盛之变文，至于中寒则外阳而内阴，表热而里湿；阴寒凝冱，则机发内停。不能食者，脾不引、胃不磨也。寒湿下注则水道腐秽。小便不利者,上污浊下黏滞也。寒湿在里,逼浮阳而外泄,故手足濈然汗出。濈然者,微出沾渍而不挟蒸气也。寒湿渗入肠胃,由脐下痛引少腹,因作固痕。固痕即俗名白痢,黏腻凝结如胶痰状。设令外见潮热渴饮,阙上痛,夜不安寐,不大便诸证,亦当以大承气汤下之。(《伤寒发微》卷第三《阳明篇》)

凡热邪内壅阳明,小便必短赤,甚而宗筋内痛,时出白物,又甚则筋牵右髀而痛,此固审为大承气证矣。(《金匮发微》卷之三《黄瘅病脉证并治》)

风燥入阳明之腑,津液受灼,上膈乃有湿痰,痰阻胸膈,则胸满;风痰塞会厌,而阳热上灼,牙关之筋燥急,则口噤;背脊经腧干燥,则卧不着席;周身筋脉干而缩,故脚挛于下、齿龄于上。可与大承气汤,此亦急下存阴之义也。(《金匮发微》卷之一《痉湿暍病脉证治》)

大下后,六七日不大便,烦不解,腹满痛者,此有燥屎也。所以然者,本有宿食故也,宜大承气汤。(《伤寒发微》卷第三《阳明篇》)

此节吴又可所谓温病下后不妨再下之证也。大下后,六七日不大便,设中无所苦,但得小便减少,即大便当下;惟烦热不解,腹满痛者,乃可决为阳明燥实之证。盖以本有宿食,下后未尽,与阳明燥气并居,郁久而复炽故也。此惟大承气汤足以散其余邪而不嫌猛峻。(《伤寒发微》卷第三《阳明篇》)

阳明少阳合病,必下利。其脉不负者,为顺也。负者,失也。互相克贼,名曰负也。脉滑而数者,有宿食也,当下之,宜大承气汤。(《伤寒发微》卷第三《阳明篇》)

若日晡所发热,则属阳明。阳明之病日晡所发热,有二因:一由阳衰阴盛,地中水蒸气上出之时,病气与之反抗;一由日暮之时,草木发出炭气,病气与之化合。惟与水蒸气反抗者,不必见谵语;与草木炭气化合者,必有谵语,为其昏气重也。故同一日晡所潮热,而有胃中燥实与不燥实之别。见证同而治法不同,皆当决之于脉。脉滑大而坚实,则为大承气证;若脉但浮缓而不实,则为桂枝汤证。(《伤寒发微》卷第三《阳明篇》)

若温热之为病,外虽微寒,往往当风而坐,虽在冬令,犹欲去衣,甚至饮冰齾凉,犹言畏热,此证有实热为湿痰所遏,不得外出。而手足厥逆者,有津液素亏而尺中脉微者,要以渴欲冷饮为病之真相。实热内伏者,宜大承气汤,即"厥阴篇"厥者当下之例也。(《伤寒发微》卷第一《太阳上篇》)

问曰:人病有宿食,何以别之?师曰:寸口脉浮而大,按之反涩,尺中亦微而涩,故知有宿食,大承气汤主之。脉数而滑者,实也,此有宿食,下

之愈，宜大承气汤。下利，不欲食者，此有宿食，当下之，宜大承气汤。（《金匮发微》卷之二《腹满寒疝宿食病脉证治》）

惟中脘宿食不化，则吸入之气至中脘而还，不能下入丹田，故出纳转数，下之则上下通彻，略无窒碍，此大承气汤，所以为承接中气之用也。（《金匮发微》卷之一《脏腑经络先后病脉证》）

若胃中有宿垢，虽经石膏清热，上冲之气稍平，但一经复发，此方即无效力，故必去清虚热之石膏，加茯苓以利水道，芒硝以通腑滞，膈间支饮乃得由胃中下走小肠、大肠而一泄无余，盖即阳明实热用大承气汤之义也。此虚实之辨也。（《金匮发微》卷之三《痰饮咳嗽病脉证治》）

惟腹满不减则为实，按之必剧痛；即或大小溲时通，有时略减，特减亦甚微，不足言减。宿食之停贮大小肠者，则固依然不去，故宜大承气以下之，而病根始拔。按此条并见《金匮》"腹满篇"参考之，其义自见。（《伤寒发微》卷第三《阳明篇》）

惟中脘停滞，吸入之气必促，空气与里热相搏，则病喘冒。阳明者，热甚而目不交睫之谓。阳热郁于中脘，而气冲于脑部，故目张而不得眠，与少阴证但欲寐相反，水幽而火明也。此正不待腹中满痛，已可决为当下之证，故亦宜大承气汤。（《伤寒发微》卷第三《阳明篇》）

否则宿食下利脉滑者，犹当用大承气汤，何独于阳明证而反不轻用乎？（《金匮发微》卷之一《痉湿暍病脉证治》）

病解能食，则胆胃气平而呕吐止，胃中津液得以下润大肠矣（小柴胡汤重用黄芩，令人大便泄，屡验）。乃至七八日更发热者，此必非阴虚生热可知也。但按其脉而滑大，便当乘胃气之强，用大承气汤以攻之，所谓曲突徙薪也。（《金匮发微》卷之四《妇人妊娠病脉证治》）

病得二三日，脉弱，无太阳柴胡证，烦躁，心下硬，至四五日，虽能食，以小承气汤少少与，微和之，令小安；至六日，与承气汤一升。若不大便六七日，小便少者，虽不能食，但初头硬，后必溏，未定成硬，攻之必溏；须小便利，屎定硬，乃可攻之，宜大承气汤。（《伤寒发微》卷第三《阳明篇》）

然则仲师何以言反不能食？曰此仲师之失辞，不可为训者也。原其意旨，不过谓潮热之时，胃中宿食，或乘未经燥实而下行，则肠实胃虚，当不至恶闻食臭。今反见食而饱瀗，或稍稍纳谷而胀痛，则胃中宿食必因津液外泄，化为臭秽、坚实之燥屎，欲下入小肠而不得，自非用大承气汤以攻之，病必不除。（《伤寒发微》卷第三《阳明篇》）

伤寒脉浮缓，本为太阳中风证。其病起于风中肌理，汗液不得外泄。汗出不彻，则太阳之水，与太阴之湿并居，故曰系在太阴。按：太阳之传阳明，必先病湿。七八日化燥乃为阳明承气汤证。或七八日暴烦下利，日十余行，则仍为太阴将自愈之证。（《伤寒发微》卷第四《少阳篇》）

如伤寒转矢气及宿食下利脉滑，可用大承气汤，亦此例也。（《金匮发微》卷之一《脏腑经络先后病脉证》）

下利之脉多沉迟，为其寒湿下陷也。若沉迟之脉，转为滑疾，则阴脉转阳，其病必腹痛拒按。反之言转也，谓脉之本不如是也。病固有前一日甫用附子理中汤，后一日即当用大承气汤者。予昔年治江阴街肉店范姓男子亲见之。盖湿以下利而日消，寒以温药而顿尽，胃中宿食不能与之俱去。故前此之缓痛喜按者，一变而为急痛拒按，则舍大承气汤外，岂复有愈疾之方治乎？（《金匮发微》卷之四《呕吐哕下利病脉证治》）

后文协热利者，脉沉滑，《金匮》下利脉滑者，当有所去，则当及四候之期，更进大承气汤，乃一下而更无余事矣。"少阴篇"下利色纯青，与此同例，故知用大承气汤。（《伤寒发微》卷第二《太阳下篇》）

予每见脉滑数及下利不欲食者，既莫不以大承气汤为主治之方矣，此脉证之易知也。（《金匮发微》卷之二《腹满寒疝宿食病脉证治》）

血热盛壮之人，遇天气酷蒸，往往似以多汗而胃中化燥，始则大便不行，继则口燥饮冷。夏令伏阴之体，饮冷太暴，或且转为下利。究之利者自利，胃中燥实依然不去，故仍宜用大承气汤以下之。（《金匮发微》卷之四《呕吐哕下利病脉证治》）

此厥阴下利，虽下重而不宜凉剂者也。若夫寒尽阳回，则阳明脉大，是其始病寒湿而利不止，继乃寒湿变为燥热，而利仍未止，是即后文下乃愈之证，宜用大承气汤者也。（《金匮发微》卷之四《呕吐哕下利病脉证治》）

若夫胃热上熏则头热而面赤；热邪郁于脑部则目脉赤；血热挟风循神经上冲颠顶，则独头动摇；牙龈筋脉以液涸而强急，故卒口噤；燥矢郁于内，筋脉挛于外，故背反张。此大承气汤方治，所为急下存阴，而间不容发者也。（《伤寒发微》卷第四《阴阳易差后劳复篇》）

产后七八日，无太阳证，少腹坚痛，此恶露不尽，热在里、结在膀胱也（二句旧伪在节末，今校正）。不大便，烦躁发热，切脉微实，日晡时更倍烦躁发热（此句旧伪在日晡句上，无理，今校正），不食，食则谵语，至夜即愈，宜大承气汤主之。（《金匮发微》卷之四《妇人妊娠病脉证治》）

【禁忌】

阳明病，潮热，大便微硬者，可与大承气汤；不硬者，不可与之。（《伤寒发微》卷第三《阳明篇》）

【医案】

◇ 伤寒、阳明病

倒川街张左。潮热自汗，脉滑数。属足阳明，下之愈。

生川军三钱后入，炒川朴一钱，炒枳实三钱，芒硝二钱冲。（王慎轩在小南门俞左。咽喉不舒，默默欲卧，脉沉细。属手少阴，桔梗汤主之。桔梗二钱，炙草二钱。案后特此说明，纯用经方，效果如响。编者注）（王慎轩《曹颖甫先生医案·伤寒门·阳明实证》）

后治菜市街福兴祥衣庄男子，大热，脉实，大便七日不行，亦以其茶水入口即吐也。

先用姜汁半夏三钱、吴萸一钱、川连三分，令其先行煎服。然后用大黄三钱、枳实四钱、厚朴一钱、芒硝三钱，亦以一剂愈。

盖见呕吐者易治，见哕逆者难治，世有能治此者，吾当北面事之。（《经方实验录·阳明呕多》）

陆左。

初诊：三月二十二日。阳明病，十日不大便，恶气冲脑，则巅上痛，脑气昏，则夜中谵语，阳明燥气熏灼，则右髀牵掣，膝屈而不伸，右手亦拘挛，夜不安寐，当急下之，宜大承气汤。

生川军四钱后入，枳实三钱，中朴一钱，芒硝三钱冲服。

拙巢注：此证服药后，夜中大下二次，稍稍安睡。二诊、三诊用白虎汤为主，以其右手足不伸而加芍药，以其渴饮而加天花粉。三诊后，闻延张衡山二次，又以无效中止。三十日后，闻其恶热甚，家人饮以雪水，颇安适，此即"病人欲饮水者，少少与之，即愈"之证也。予为之拟方，用生石膏二两，知母五钱，生甘草三钱，西洋参一钱，和米一撮。煎汤服后，病者甚觉清醒。四月一日服二煎，至午后，病者忽然寒战，闭目若死，既而壮热汗出，此当在《伤寒论》战而汗出之例，非恶候也。

续诊：四月六日拟方。此证自三月二十二日用大承气汤下后，两服凉营清胃之剂，不效。其家即延张衡山二次，不效中止。后于三十日闻其恶热渴饮，用白虎加人参汤，至一日战而汗出，意其愈矣。至四日，病家谓其右手足不伸而酸痛，为之拟方，用芍药甘草汤加味（赤白芍各一两，炙甘草五钱，炙乳没各三钱，丝瓜络三钱），手足乃伸。今日病家来云能食，但欲大便不得，小便赤。更为之拟方如下：

生川军一钱五分，芒硝一钱冲，生甘草二钱。

拙巢注：下后诸恙悉愈，胃纳大畅。

姜佐景按：战而汗出，是为战汗，若本案之战汗，是阳明之战汗也。《大论》曰："凡柴胡汤病证，而柴胡证不罢者，复与柴胡汤，必蒸蒸而振，

124

却复发热汗出而解。"是少阳之战汗也。又曰："太阳病未解，脉阴阳俱停，必先振栗，汗出而解。"是太阳之战汗也。粗观之，似三阳皆有战汗。试问病人何以欲汗？曰：假此以逐邪耳。设其人正气充实，受邪不重，又得药力以助之，则濈然汗出，了无烦苦。设不假药力之助，但凭正气与邪相搏，则其人略有烦苦矣。故《大论》曰："欲自解者，必当先烦，乃有汗而解。"设其人正气虚弱，邪气充实，即使得药力之助，亦必须鼓颔懔栗，努力挣扎，方能得汗，而其外表不仅为烦，甚当为战矣。故《大论》又曰："问曰：病有战而汗出，因得解者，何也？答曰：脉浮而紧，按之反芤，此为本虚，故当战而汗出也。其人本虚，是以发战，以脉浮，故当汗出而解，若脉浮而数，按之不芤，此人本不虚，若欲自解，但汗出耳，不发战也。"本条词句重叠，不类仲圣口吻，然而说理至精，可以奉信。抑余尤有说焉，伸之如下：

凡汗出而愈，发于太阳病居多，发于少阳病次之，发于阳明病者甚少。夫太阳之战汗，原不足以为异。少阳病服柴胡汤已，其濈然或战而汗出解者，或亦有太阳之邪错杂于其间也。至本案阳明病之战汗，亦无非旧日太阳或少阳之宿邪，寄于肌表三焦，医者不能善为汗解，及其病已转为阳明，则液灼不能化汗，医更无暇及之。及其后，阳明病愈，阴液少复，病者自己之正气欲除久伏之宿邪，故不得已出于一战耳。由是观之，谓本案曰阳明之战汗者，特就其近病而言之耳，犹非至通之论也。

战汗者，破釜沉舟，背城借一之谓也。战而胜则生，不胜则死。一战不决，则再三战，以求其果。盖久病之后，正气不堪病魔之缠扰，故宁与一决雌雄，以判胜负。是故战汗乃生死之枢机，阴阳所从分，医者病家，当共深晓，爰录三则，以为参考。

《伤寒证治明条》云："凡伤寒疫病战汗者，病人忽身寒鼓颔战栗，急与姜米汤热饮，以助其阳。须臾战定，当发热汗出而解。或有病人恶热，尽去衣被，逆闭其汗，不得出者，当以生姜、豆豉、紫苏等发之。有正气虚不能胜邪，作战而无汗者，此为难治。若过半日或至夜而有汗，又为愈也。如仍无汗，而神昏脉渐脱者，急以人参姜枣煎汤以救之。又有老人虚人，发战而汗不行，随即昏闷，不知人事，此正气脱而不复苏矣。"又云："余见疫病有五六次战汗者，不为害也。盖为邪气深，不得发透故耳。又有二三次复举者，亦当二三次作战，汗出而愈。"

《医林绳墨》云："应汗而脉虚弱者，汗出必难。战不得汗，不可强助，无汗即死。当战不得用药，用药有祸无功，要助其汗，多用姜汤。"

《温疫论》云："应下失下，气消血耗，即下亦作战汗。但战而不汗者危，以中气亏微，但能降陷，不能升发也。次日，当期复战，厥回汗出者生，厥不回汗不出者死，以正气脱，不胜其邪也。战而厥回无汗者，真阳尚在，表气枯涸也，可使渐愈。凡战而不复，忽痉者必死。痉者身如尸，牙关紧，目上视。凡战不可扰动，但可温覆，扰动则战而中止，次日当期复战。"又云："狂汗者伏邪中溃，欲作汗解，因其人禀赋充盛，阳气冲击，不能顿开，故忽然坐卧不安，且狂且躁，少顷大汗淋漓，狂躁顿止，脉静身凉，霍然而愈。"

《温疫论》又云："温疫得下证，日久失下，逐日下利纯臭水，昼夜十数行，乃致口燥唇干，舌裂如断。医者按仲景协热下利治法，与葛根黄连黄芩汤，服之转剧。余诊视，乃热结旁流，急与大承气汤一服，去宿粪甚多，色如败酱，状如黏胶，臭恶异常。是晚利止，次日服清燥汤一剂，脉尚沉，再下之，脉始浮。下证减去，肌表尚存微热。此应汗解，虽不得汗，然里邪先尽，中气和平，所以饭食渐进。半月后，忽作战汗，表邪方解。盖缘下利日久，表里枯燥之极，饭食半月，津液渐回，方能得汗，所谓积流而渠自通也。可见脉浮身热，非汗不解，血燥津枯，非液不汗。昔人以夺血无汗，今以夺液亦无汗，血液虽殊，枯燥则一，则知温疫非药可得汗者矣。"本节上半可作自利清水大承气证之补注，下半可作余说战汗多属太阳病之别解。

曹颖甫曰：战汗多属太阳，为前人所未发，盖太阳有寒水，他经不当有寒水也。凡战汗而愈之病，皆由太阳失表所致。在少阳一经，犹曰手少阳三焦为寒水下行之经隧。而阳明已经化燥，则断断不应有此。而卒见此证者，或由其人水分太多，上膈水气犹在，肠胃已经化燥，水气被蒸，化为湿热，与燥矢相持而不动，燥矢一去，湿热不能独留，乃战汗而外出，数十年来偶然一见，要未可据为成例也。

姜佐景又按：以上吾师各案，皆为依法治之而得生者，所谓验案是也。然而验案之书多矣，掩不善而著善，何足贵者？吾今特选吾师治而不验之案，详述于后，以存真迹，而昭大信。考其不治之由，或因病情之过重，或因证方之未合，或因药量之嫌轻，或因人事之未尽。拙按内悉旁征博引，细为推求，间有越仲圣之大范者，不计也。总冀阅者获此，庶了若观火，洞垣一方，以后即遇此种疑难险证，亦能治之而验。夫如是则今兹不验之案尤远胜于吾前此之验案也欤？（《经方实验录·阳明战汗》）

《伤寒论》曰："厥应下之，而反发汗者，必口伤烂赤。"按寒郁于外，热伏于里，则其证当俟阳热渐回而下之，俾热邪从下部宣泄，而病愈矣。若发其汗，则胃中液涸，胆火生燥，乃一转为阳明热证，为口伤烂赤所由来。此正与反汗出，而咽痛喉痹者同例。由其发之太过，而阳气上盛也。

此证余向在四明医院亲见之。其始病，余未之见，及余往诊，已满口烂赤。检其前方，则为最轻分量之桂枝汤，案中则言恶寒。夫病在太阳而用桂枝，虽不能定其确当与否，然犹相去不远。既而病转阳明，连服白虎汤五剂，前医以为不治。老友周肖彭嘱余同诊。

问其状，昼则明了，暮则壮热，彻夜不得眠。夫营气夜行于阳，日暮发热属血分，昼明夜昏与妇人热入血室同。热入血室用桃核承气，则此证实以厥阴而兼阳明燥化。病者言经西医用泻盐下大便一次，则中夜略能安睡。诊其脉，沉滑有力。

余因用大承气汤，日一剂，五日而热退。肖彭以酸枣仁汤善其后，七日而瘥。

姜佐景按：《大论》曰："厥深者，热亦深；厥微者，热亦微。厥应下之，而反发汗者，必口伤烂赤。"今已口伤烂赤，考其原，咎在发汗，则更应下矣，此经文之可据以用承气者一也。阳明病，有日晡所发潮热之证，《大论》言之者屡，今病人昼日明了，暮则壮热，殊相合，此经文之可据以用承气者二也。更诊其脉沉滑而有力，是为实，此脉象之可据以用承气者三也。西医曾以泻盐微下，则中夜略得安睡，此前治之可据以用承气者四也。有此四证，已可谓细心，若仍不能大胆投剂，尚得称为医家乎？

曹颖甫曰：口伤烂赤，胃热也，大便燥结，肠热也，手足阳明俱热，不急泻之，病何能去？（《经方实验录·大承气汤证其五》）

同乡季仲文伤寒治验（《中医杂志》）。

予于十月二十日晨起，同乡季仲文病，延予诊治。发热头痛，遍身疼痛不已。初意为太阳证。诊其脉不属紧而大，且转侧身重。因不敢妄用麻黄汤。然遍身疼痛，则固太阳表证也，因用浮萍、独活、藁本、荆、防之类。一剂微汗，而热不解，常觉心下痞硬。予遵仲圣不敢轻下之诫，连用五仁及枳实等，昼夜大转矢气，每转则心下略宽，然痞硬不稍减。因念仲圣服调胃承气汤转矢气者，可与大承气汤。是日诊脉更洪大，口甚渴，数引饮，阳明胃实之象显然，予因用：大黄三钱，芒硝三钱，枳实二钱，制川朴一钱。早服汤剂，日昃始下，痞硬似稍减，脉亦较和，惟热仍不解，且多口苦咽干之象。予曰：此邪传少阳也。

明早诊视，病者云腹中胀甚，而口益苦，咽益干。予曰：此为大柴胡汤证。予赴医校归，当为书方。已而日暮归，则已大下后，气机必松，而身之疼痛，及口苦咽干如昔，是夜引饮特甚。明早诊视，身疼痛不减。予曰：此太阳表证未罢也，当用桂枝汤。未及服药，日晡时大汗出。予曰：此自汗而愈之吉征也。因停药，自始病至此已第七日矣。

明早再诊，口苦益剧。病者言终日饮汤，渴不止。予曰：此少阳木火上炎也。因用柴胡三分、淡芩五分、生甘草三分、姜制半夏一钱，加以天花粉、丹皮等。服后一时许，作呕，久之，吐出黄水甚苦，而口苦咽干之证顿除，病者甚乐。

予诊其脉，较前益和，是夜有寒热不甚，得微汗解，然头痛甚剧。明早予书一方，药系防风、荆芥、独活、藁本、浮萍。令其浓煎熏之，务令头上汗出乃止。予日暮自医校归，病者正在大汗。问其何时得汗，病者曰：予正在蒙首熏药，不知何以汗出也。

是晚予未书方，明早予遵仲圣常自汗出为营和卫不和之训。用：桂枝一钱五分，白芍一钱五分，生甘草一钱，生姜三片，红枣十二枚。一剂得微汗，而身之疼痛减，发热自汗之证象除。

是证也，前后十日，凡易五方，按之病象脉诊，与《伤寒论》所载三阳证，直如印板文字，予特序而存之，以为读《伤寒》《金匮》者劝。（《曹颖甫医案·内科疾病·暑月受寒》）

王慎轩记：据曹师云，昔年治清和坊杨左，阙中痛，不大便七日，大渴引饮，壮热多汗，脉大而实，用大承气汤下之。

一剂而阙中痛止，惟齿浮而痛，乃再与白虎汤清之而愈。是与此案（仓桥叶左。阙中痛，日晡发热，大渴引饮。白虎汤主之。生石膏三钱，知母三钱，炙甘草二钱，生薏苡仁四钱，陈米一撮。编者注）相同，故附志之。（王慎轩《曹颖甫先生医案·伤寒门·阳明热证》）

徐姓妇。上海小西门屠肆妇也，年三十余。五月间患病，其初起病状不可知，既而发热，汗出不解。延他医治之，投以银翘桑菊之类，数剂不应，辗转无策，乃求治于余。按其脉，数大有力，知其为阳明证。询其大便若何，屠者曰：初病便不能食，日饮米汤，今不饮食者三日，五十日不大解矣，心下痛不可忍，汤药入口即吐。

余思邪入阳明，即化为热，热邪熏蒸外达，故发热汗不出。热伤津液，则不能滋润肠胃，而肠中之宿食，悉变燥屎，故延至五十日之久不大便。所以不死者，以日饮粥汤，胃气尚存也。心下正当胃脘部位，肠胃中五十日不通，势必因瘀热下壅，而上攻胃脘，故心下痛不可忍。

细按证情，显然当用承气汤，然其为病，始则大渴引饮，继乃入口即吐，察其病由，殆由燥结在脘下，所饮之水，不能与之融化，停蓄中脘，又为燥热上攻，因变呕逆，此为下燥上湿之证。《金匮》云："病人欲吐者不可下之。"此为新病宿食，在膈上者言之也，与此证原自不同。然非先降其逆，则承气汤入口即吐，何由借推荡之力，而肃清中下乎。因本《内经》"热因热用"之法，而以吴萸三钱，稍加川连，先煎冷服。盖吴萸性温，最能降逆平呕，既能破除湿阻，于中下之热，又为同气相得，不致抵触，稍加川连者，所以制吴萸之太过。乃药入咽半时许，便觉吐止逆平。然后用：生大黄四钱，枳实三钱，川朴三钱先煎，芒硝二钱冲服。一剂而得燥屎甚多，皆坚硬苍黑，凡三四行，继以溏薄。次日延余复诊，则已起坐啜粥，不复如前之狼狈矣。（《曹颖甫医案·内科疾病·阳明病·阳明胃实》）

予尝诊江阴街肉庄吴姓妇人。病起已六七日，壮热，头汗出，脉大，便闭，七日未行，身不发黄，胸不结，腹不胀满，惟满头剧痛，不言语，眼张，瞳神不能瞬，人过其前，亦不能辨，证颇危重。余曰：目中不了了，睛不和，燥热上冲，此"阳明篇"三急下证之第一证也。不速治，病不可为矣，于是遂书大承气汤方与之。

大黄四钱，枳实三钱，川朴一钱，芒硝三钱。

并嘱其家人速煎服之，竟一剂而愈。

盖阳明燥气上冲颠顶，故头汗出，满头剧痛，神识不清，目不辨人，其势危在顷刻。今一剂而下，亦如釜底抽薪，泄去胃热，胃热一平，则上冲燥气因下无所继，随之俱下，故头目清明，病遂霍然。非若有宿食积滞，腹胀而痛，壮热谵语，必经数剂方能奏效，此缓急之所由分。是故无形之气与有形之积，宜加辨别，方不至临诊茫然也。

姜佐景按：余尝见一男子病者，神志恍惚，四肢瘛疭，左手按额下，右手按其阴器，两足相向弯曲而崛起。傍人虽用大力，不能使之直伸，目张而赤，近光则强闭，脉凌乱隐约，大便多日不行，数日来头痛，病起仅七八日，服药五六日，即至如此地步，据谓前曾宿娼患疮，外治而愈。

余曰：此大承气证失治者也。顾口噤药不能下，侍者用简便法，纳甘油锭于其肛中，凡三次，毫无效验。惜无亲人作主，不能试胆导法。次日汗出、夜毙，是可悯也。

又一男子病者，感病数日，腹中微痛，医以四逆散作汤与之，痛略差，而目中之不了了更显。与之言，半是半非，其夜即毙。

由上实验证之，目中不了了，睛不和，确为至危至急之候，虽伤寒不过六七日，无表里证，身但微热，大便但难而不结，即为实，当急下之，宜大承气汤。仲圣笔之于论，固甚明了也。果能治之得法，获效亦捷，如本案所示者是。

目中不了了，睛不和，即为脑病之外征。外见目疾，内实脑病。较之上案所言仅满头剧痛者，其病为更胜一筹，其情为更急一等，其方药分量当更重若干，而治无第二法门，舍大承气莫属也。

虽然《大论》又曰："伤寒，若吐，若下后，不解，不大便五六日，上至十余日，日晡所发潮热，不恶寒，独语，如见鬼状，若剧者，发则不识人，循衣摸床，惕而不安，微喘，直视，脉弦则生，涩者死，微者，但发热谵语者，大承气汤主之。"可见脑神经病至于不识人，至于独语如见鬼状，至于循衣摸床，至于脉涩，其微者大承气汤尚可得而主之，其剧者纵投本汤，亦无效矣。试推求其无效之故安在？曰：大承气但能治肠热之病源，不能治神经之病所，病源虽去，而病所燎原之势已成，诸神经悉受烧灼，故外见种种恶状，卒致不救也。然则当此时也，将何药以救之乎？曰：有之，其惟羚羊角乎。《本草纲目》曰：本品平肝舒筋，定风安魂，散血下风，辟恶解毒，治子痫痉疾云云。所谓恶者毒者，因热而生也；所谓肝者筋者，即指神经也。热毒熏灼神经，则见痉挛抽搐，是即所谓肝风动阳。羚羊角能凉和神经，使之舒静，故用之得法合量，可以治大承气所不能治之证。他药如石决、钩钩、蝎尾、蜈蚣，皆可以为佐。

曹颖甫曰：恽铁樵治王鹿萍子脑膜炎，用羚羊角、犀角奏效，此王鹿萍子亲为予言之。证以佐景所言，益复可信。足见治危急之证，原有经方所不备，而借力于后贤之发明者，故治病贵具通识也。（《经方实验录·大承气汤证其三》）

予子湘人辛未六月在红十字会治一山东人亲见之。一剂后，不再来诊，盖已瘥矣。壬申六月，复见此人来诊。诊其脉，洪大而滑疾，已疏大承气汤方治矣。其人曰：去岁之病，承先生用大黄而愈。湘人告以亦用大黄。其人欣然持方去，不复来，盖又瘥矣。又江阴戒烟纸店主严姓男子，每年七月上旬，大便闭而腹痛，予每用调胃承气汤，无不应手奏效。殆亦血热太高，暑汗经其排泄，胃中易于化燥。可见此证不忌冷饮，则湿流太阴部分而兼下利，不敢饮冷，则但病大实满痛，要之为承气汤证。若仲师所云下利已瘥，至其年月日复发为病不尽，世岂有病根不拔，能安然眠食，待来岁今日而复发者乎？故知病不尽为仲师失辞，不可为训。（《金匮发微》卷之四《呕吐哕下利病脉证治》）

◇ 肺痿

热在上焦二语，为仲师所尝言。兹特借此发问，以研求肺痿所从来。夫既称热在上焦，便当知上焦在人体中居何部位。"焦"字究属何义？固不当如庸工所言三焦，有名而无形也。盖上焦在胸中，即西医所谓淋巴干，为发水成汗输出毛孔作用。中焦在胃底，即西医所指膵肉，中医即谓之脾阳，为吸收小肠水液，由上焦输入肺脏作用。散布未尽之水液，乃由肺下降，由肾脏注膀胱，是为下焦。合上中下三部观之，方显出"焦"字之义，譬之釜中煮饭，蒸气上浮，其饭始干，蒸气化水，仍回于下，釜底之饭，久久而焦。可见"焦"之为义，为排泄水液之统名。而排泄作用，实由于少阳胆火。师言热在上焦，因咳为肺痿，便可知病由燥热矣。故仲师历举燥热之病由以答之，曰或从汗出者，肺主皮毛，呼吸与之相应，太阳表汗，由肺外出皮毛，汗出太多，则肺脏燥；曰或从呕吐者，呕吐为胆胃上逆，胆胃气燥，则上灼肺脏，肺脏之液与之俱涸；曰或从消渴者，消则胆火逼水液而泄出肾膀，渴则胃中热而引水自救，随消随渴，则肺脏之液以涸；曰小便利数者，肺为水之上源，水从下焦一泄无余，则上源告竭；曰或从便难又被快药下利重亡津液者，大肠与肺为表里，大肠燥则肺脏与之俱燥。此其所以浸成肺痿者。

按：以止所列病由，俱出燥热。以视肺痈，但有虚实之别耳，故治此证者，火逆之麦门冬汤，肺痈之千金苇茎汤，并可借用，仲师固未出方治也。按《内经》云，肺热叶焦，则生痿躄。盖上源绝则下流涸，津液枯燥，不濡筋脉，而两足挛急，此因痿成躄之证。予于沈松寿亲见之。盖始则病后能食，继则便难，终则脚挛急，故治痿独取阳明也。

章次公在红十字会治痿证，用大承气及鲜生地、玉竹、知母等味重剂，五剂而瘥。是时襄诊者为卢扶摇。病者始则两足不能移动，继则自行走去，盖步履如常矣。（《金匮发微》卷之二《肺痿肺痈咳嗽上气病脉证治》）

◇ **神志恍惚**

姜佐景按：友人施君，崇明人也，服务上海电报局。甲戌孟秋某晚，匆匆邀诊乃弟病。入其室，见病者仰卧榻上。叩其所苦，绝不应。余心异之，私谓施君曰：乃弟病久耳聋，无所闻乎，抑舌塞不能言乎？则皆曰：否。余益惊异。按其脉，一手洪大，一手沉细，孰左孰右，今已莫能记忆。因询家人以致病之由。曰：渠前任某军电职，因事受惊，遂觉神志恍惚，每客来恒默然相对，客去则歌唱无序，饮食二便悉如常人，惟食时阙上时有热气蒸腾，轻则如出岫朝云，甚则如窑中烟，状颇怪特。前曾将渠送往本市某著名医院诊治，经二十余日，医者终不识其为何病，既无术以疗，故于昨日迁出，请先生一断。余细按其腹，绝不胀满，更不拒按。沉思良久，竟莫洞其症结。于是遂谢不敏，赧然告辞。越日，施君告余曰：舍弟之病，昨已延曹颖甫先生诊治。服药后，大泄，阙上热气减。余闻而愕然，遂急访之，并视所服方。忆其案尾略曰：此张仲景所谓阳明病也，宜下之，主以大承气汤。方为：

生大黄三钱，枳实三钱，芒硝三钱冲，厚朴一钱。

又越数日，余再晤施君，悉其弟服药后，已能起床，且不歌唱。惟两肋胀痛，经曹师诊治，顷又愈矣。审其方，乃小柴胡汤也。

柴胡三钱，黄芩三钱，党参三钱，半夏三钱，生姜三片，大枣十二枚，甘草二钱。

嗣是施君之弟似可告无恙矣，顾尚苦自汗，精神不振。又经曹师投以桂枝加龙牡汤，一剂而愈。

川桂枝三钱，大白芍三钱，生草二钱，生姜三片，大枣十二枚，花龙骨五钱，煅牡蛎五钱以上二味先煎。

自此以后，健康逾常人。一日与兄俱出，值余于途，各微笑颔首以过。翌日遇施君，问其弟昨日途间作何语。施曰：无他。固诘之，乃笑曰：彼说吾兄脉理欠精耳。余不禁重为赧然。于是深服吾师医术之神，遂执贽而列门墙焉。

姜佐景又按：本案病者所患似系所谓精神病，或神经病。顾西医用神经药治之，绝不见效。中医用经方治之，反奏肤功。其理深奥，莫可究诘，殆所谓治病必求其本欤？按：初方系阳明方，次方系少阳方，末方系太阳方。以三方疏其三经之阻滞，诸恙乃痊，殆当日受惊之时，周身筋络器官，即因惊而所滞乎？顾饮食二便如常，腹不痛，又不拒按，谁复有胆，敢用承气？乃吾师独以阙上热气之故，遂尔放胆用之，殆所谓但见一证便是，不必悉具之意乎？

曹颖甫曰：此证予亦不能识，惟诊其脉，则右极洪大，左极微细，阴不足而阳有余，意其为少阴负趺阳之脉，而初非逆证。加以热气出于阙上，病情正属阳明，与右脉之洪大正合。故决为大承气汤的证，而不料其应乃如响也。（《经方实验录·神志恍惚》）

◇ 呕吐

曹颖甫曰：予昔治肉庄范阿良妇，十五日不大便，终日呕吐，渴而饮水，吐尤甚。

予诊其脉洪大而实，用大承气汤。生军三钱，枳实三钱，川朴二钱，芒硝三钱。

以其不能进药也，先用吴萸三钱，令其煎好先服，一剂愈。（《经方实验录·阳明呕多》）

◇ 腹痛

陈姓少年，住无锡路矮屋，年十六。幼龄丧父，惟母是依，终岁勤劳，尚难一饱。适值新年，贩卖花爆，冀博微利。饮食失时，饥餐冷饭，更受风寒，遂病腹痛拒按，时时下利，色纯黑，身不热，脉滑大而口渴。家清寒，无力延医。经十余日，始来求诊。察其证状，知为积滞下利，遂疏大承气汤方，怜其贫也，并去厚朴。

计：大黄四钱，枳实四钱，芒硝三钱。书竟，谓其母曰：倘服后暴下更甚于前，厥疾可瘳。其母异曰：不止其利，反速其利，何也？余曰：服后自知。果一剂后，大下三次，均黑粪，干湿相杂，利止而愈。此《金匮》所谓宿食下利，当有所去，下之乃愈，宜大承气汤之例也。

姜佐景按：《大论》曰："少阴病，自利清水，色纯青，心下必痛，口干，咽燥者，急下之，宜大承气汤。"可以互证。《温疫论》曰："热结傍流者，以胃家实，内热壅闭，先大便闭结，续得下利，纯臭水，全然无粪，日三四度，或十余度，宜大承气汤，得结粪而利止。服汤不得结粪，仍下利，并臭水，及所进汤药，因大肠邪胜，失其传送之职，知邪犹在也，病必不减，宜更下之。"延陵吴又可先贤能言此，诚不愧为仲圣之入室弟子矣。

客曰：仲景论伤寒，又可论温疫，子乌可混而一之？曰：吁！是何言也？仲圣曰："观其脉证，知犯何逆，随证治之。"吾中医之长处，即在能识此证字，苟察病者所犯为大承气汤证，则投以大承气汤，所犯为四逆汤证，则投以四逆汤，服汤已，其效若响斯应，则其前病之何名，初可勿拘拘也。（《经方实验录·大承气汤证其四》）

老县前施左。脉滑，腹痛，此为宿食，当下之。

生川军三钱，炒川朴二钱，炒枳实三钱，芒硝二钱冲。（王慎轩《曹颖甫先生医案·诸痛门·腹痛》）

◇ **腹痛、肠痈**

周，住小西门。复发初诊：大便不甚畅行，自以他药下之，痛而不行，仲师所谓非其治也。今拟用承气汤加桃仁主之。

生川军三钱后入，枳实四钱，川朴二钱，桃仁四钱，芒硝二钱冲。

姜佐景按：周小姐先于本年五月间病肠痈，经吾师暨俞哲生师兄后先治愈，体健回校肄业。至十二月间，因运动过度，饮食不节，前之盲肠患处又见隐痛，大便不行。乃市某西药房所制之丸药服之，冀其缓下。孰知仅服二丸，便不得下，痛反增剧，不能耐，自悔孟浪。无已，仍请吾师赐方，即本案复发初诊方也。服后，便畅下，痛大除，惟有时按之还作小痛耳。越日，乃来二诊。

二诊：昨经下后，旧时患处按之尚痛。脉弦而数，用《千金》肠痈汤以和之。

粉丹皮三钱，丹参三钱，白芍三钱，生地黄五钱，生甘草一钱，败酱草三钱，茯苓三钱，生苡仁八钱，大麦冬五钱，桔梗一钱，柏子仁一两，佛手二钱，生姜三片。

姜佐景按：周女士来二诊时，余恭侍师侧。师令余按脉，得弦细而数。察其面色，似未甚荣润。惟据述痛已大减，无任私慰。师令余拟方。余曰：《千金》肠痈汤差足以和之。承赐诺，即用焉。以其下经多次，故不加大黄。以其夜寐不安而性易躁怒，故加柏子仁。以其偶或气郁不舒，故加佛手。以其经欠调，故仍用丹参。药味既多，竟不似吾师之方矣，相与一笑。

周女士服此二剂，大觉舒适，夜寐竟安。闻师将返江阴度岁，重来乞调理长方，余乃知之稔。

本案可以示复发及调理之一格。其初病之经过，极曲折侥幸之奇观，兹续述之。

先是五月间，周女士病腹痛偏右，就诊于中医孙先生。孙先生与以理气定痛之剂，续治二月有余，不见效。改请西医王先生诊察究系何病，断谓盲肠炎。欲求根治，当用手术。病家不敢从命，乞施别法。西医乃用冰置其患处，痛止，周女士得仍回校中攻读。未逾十日，病又作，倍剧于前。至是西医坚决主张用手术，且谓时不可失，后将无及。但须家长签字，即可实行。此时也适周女士之父因事在杭，接家报如此云云，急覆电谓待我返再议。而女士之痛已不可忍，且拒按，右足不能伸，证情岌岌，不可终日。周母无主，惶急异常。会有戚祝先生至，曰：何不请中医治？周母曰：中医之方积叠成簿，惟其不能治，乃请教西医耳！曰：我有友人或能治此，曷请一试？于是俞哲生师兄应运而出。晚七时许诊之，洒淅恶寒，口渴，脉弦滑而数，苔抽心而绛，边反白腻，急疏大黄牡丹汤加味，内用生大黄三钱。周母急令购药煎服，待其服已，俞师兄乃返寓。夜十一时，周先生忽作不速客访俞兄，惊问曰：生大黄竟可服至三钱耶？我昔延请之孙先生用药数十剂，仅末剂有蜜炙大黄五分。俞兄问服后病情，曰：腹加痛矣，将奈何？俞兄慰之。周先生曰：姑待我返舍看变化如何。倘不幸转剧，我必以电话相告。未越一小时，俞家之电话铃声大响。喜出望外，但闻周父曰：病者得下，而足已伸矣。续诊三次，颇告顺手。并知服第一剂后，下如血筋等污物。服第二剂后，下瘀血。服第三剂后，下血水。服第四剂后，竟得黄色粪。其日适值病者经来，病情未免夹杂，当延老师诊治。视已，师曰：病根未除也！依然用下剂。晚六时服药，其夜病者竟作瞑眩。四肢厥逆，冷汗出，下经六七次。至天亮，痛休。自是方真人坦途，了却无限风波。

余于本病素加注意，前年参观同济大学人体解剖展览会时，曾检阅盲肠及蚓突之种种异状至详。余并有一臆想，即大黄牡丹汤可代西医之刀与钳，且本汤能驱除蚓突中之污物，有刀与钳之利，而无刀与钳之弊。肠中污物之所以得入蚓突中者，因盲肠部分肠内容物拥挤不堪，不能上行，以致从旁溢入蚓突耳。服大黄牡丹汤即得泻出污物者，因肠壁受药力之刺激，故能推送内容物上行、平行、下行，以达肛门。盲肠之处既空，蚓突又得药力之刺激，乃返挤污物于盲肠，由是蚓突之炎以消而病以已。故云本汤可代刀与钳者，乃言其药力能刺激肠壁及蚓突，使自起力量，排出污物耳。

肠痈初起，每有恶寒之状。故《金匮·疮痈肠痈浸淫病脉证并治篇》第一条即曰：诸浮数脉，应当发热，而反洒淅恶寒，若有痛处，当发其痈。内"而反洒淅恶寒"大堪着目。世人竟有误认为疟疾之初起者。又"发"字诸家多凿解，窃意内痈生于体内，无从目睹，当其初起之时，甚不自知病所何在，故曰"若有痛处"，则"当发其痈"者，犹曰"当觅其痈"，盖"发"，犹"发现"之谓也。

《金匮》曰：肠痈者，少腹肿痞，按之即痛如淋，小便自调，时时发热，自汗出，复恶寒，其脉迟紧者，脓未成，可下之，当有血，脉洪数者，脓已成，不可下也，大黄牡丹汤主之。历来注家对于"脓已成，不可下也"一语，殆无异辞。甚且以此为大黄牡丹汤与薏苡附子败酱散主治之分野，此殆不思之过也。

《金匮》所谓未成已成之脓所包至广，一切炎性渗出物、腐化之白血球、腐烂之肠壁皮肉等均是，要在当去之例一也。夫肠痈当未成脓之前，曰可下之，试问欲下者何物？依余之说，下其肠中一切污积，使蚓突得挤出病根是矣。当已成脓之后，反曰不可下之，试问其脓作何处置？将使脓复返为血乎，此乃绝无之事。将任脓突脐而出乎，此乃速死之图。《方伎杂志》略云："一商家女（中略）自腹心至面部四肢悉肿，少腹右方之底有酿脓。因思取脓则可保十日，以此告病家。病家相惊吐舌，谓前医皆不知有脓，但云补药以助元气，则水气自治耳。遂乞施针。余曰：针则至多延命一月。取脓则十日。但识病在医，而死生任诸天数，姑针之可也。遂用铍针刺入寸许，脓汁迸射，上及承尘，臭气扑鼻，病家人人惊愕，乃与薏苡附子败酱散，疮口纳细棉条以出瘀脓。然其人元气渐脱，十一日而毙。"可谓一证。犹曰薏苡附子败酱散主之。试问服散之后，散能与脓起化学作用，齐化为乌有乎？吾惧其未能也。若曰散将与脓结而俱下，则依然是下法，乌得曰不可下？或曰：不可下者犹言不胜下，下之终危也。余则谓果下之，犹不失背城借一之计，不下即是束手待毙之策。孰得孰失，明眼者自能辨之。况脓去正虚，大可用补，活法在人，宁难善后。故窃于"不可下"三字大起疑惑，即使的系仲圣遗文，犹当据事实以改正之。如何改正，曰：当作"当急下"也（又经文称本病"小便自调"，按之事实，不尔，改正之责，委之贤者）。

《金匮》大黄牡丹汤方后曰：顿服之，有脓当下，如无脓当下血。本已昭示后人无脓当下，有脓当急下，悉主以本汤之意，人自不察耳。以病例言，本集肠痈案其一史君之大下河泥状污物，为有脓当下之例。吾师《金匮发微》本汤条下师母之下血半净桶，及本集肠痈案其三周女士之下血筋瘀血血水等物，皆无脓当下血之例。是故下血云者，此乃当下之恶血，血去则病除，绝非失血之谓也。

客曰：审如君言，薏苡附子败酱散将无用武之地矣。答曰：非也，特其用武之时不同耳。依《金匮》法，肠痈实分为二种。一种为热性者，为大黄牡丹汤所主；一种为寒性者，为薏苡附子败酱散所主。热性者多急性，寒性者多慢性。热性者痛如淋，寒性者痛缓。热性者时时发热，寒性者身无热。热性者常右足屈，患起于瞬时；寒性者则身甲错，恙生于平日。热性者属阳明，故大黄牡丹汤即诸承气之改方；寒性者属太阴，故薏苡附子败酱散乃附子理中之变局，且散与丸为近。热性者病灶多在盲肠；寒性者病灶不限于盲肠。能知乎此，则二汤之分，明矣。客憬然若悟而退。（《经方实验录·肠痈其三》）

◇ **腹满**

同一腹满，要有阴寒宿食之辨。宿食则按之而痛，不按亦痛。阴寒亦有时而痛，按之则痛止。然症情时有变迁，不当有先入之见。

予曾与丁济华治肉铺范姓一证。始病喜按，既服四逆汤而愈矣。翌日剧痛，按之益甚。济华决为大承气证，书方授之。明日问其侄，愈矣。（《金匮发微》卷之二《腹满寒疝宿食病脉证治》）

◇ **泄泻**

盖温疟之为病，但热不寒，即寒亦甚微，渴饮恶热，不胜烦苦，本属阳明热证。用桂枝白虎汤后，表虽解而腹及少腹必胀痛，即不痛，亦必大便不行。予尝治斜桥一妊妇，先病温疟，继病腹痛。先用桂枝白虎汤；愈后，继以腹痛下利，用大承气汤而愈。（《金匮发微》卷之一《疟病脉证并治》）

下利之脉多沉迟，为其寒湿下陷也。若沉迟之脉，转为滑疾，则阴脉转阳，其病必腹痛拒按。反之言转也，谓脉之本不如是也。病固有前一日甫用附子理中汤，后一日即当用大承气汤者。

予昔年治江阴街肉店范姓男子亲见之。盖湿以下利而日消，寒以温药而顿尽。胃中宿食，不能与之俱去。故前此之缓痛喜按者，一变而为急痛拒按，则舍大承气汤外，岂复有愈疾之方治乎？（《曹颖甫医案·内科疾病·下利脉反滑》）

徐姓。初病寒热，日晨背寒，久乃发热，半夜汗出而热退。八九日后，忽然腹痛，下利，延余诊治。予诊其脉，五部皆微而缓，右关独劲而有力。予曰此食滞也，然太阴少阴俱病，不可以寒下之。方用：

生大黄三钱，附子四钱，枳实三钱，炮姜三钱，桂心四分，炒白芍三钱，芒硝二钱，小青皮二钱。

一剂而大下痛止，然利仍未已，但稍通畅耳。诊其脉，滑而缓。予意病气悉传太阴，因用：

生白术三钱，茅术三钱，炮姜三钱，附子一钱五分，生姜三片，红枣十二枚。

三剂后，每日下一二次，三五日不止。予因于方中加赤石脂五钱，仍不愈，且每下必失气，予不得已，令其用诃黎子研细末和粥服之，始觉霍然。今在闸北开设澄丰酒肆，不复作航海生涯矣。

考其致病之由，长夏魄汗未尽，猝为海风所迫，留于半表半里。秋气渐收，太阳经气不行，因而成疟，所谓"夏伤于暑，秋为痎疟"也。此时少阳之邪，不使外达于太阳，自必内陷于太阴，疟之变为下利，职此之由。加以时当深秋，衣被单寒，寒闭塞于表，湿停于内，饮食不节，中气益阻，此其所以为寒湿挟滞之下利也。（《曹颖甫医案·内科疾病·痢疾》）

◇ **痢疾**

小南门叶左。腹痛拒按，下痢赤白，脉滑数。当下之。

生川军三钱，炒川朴一钱，炒枳实三钱，芒硝二钱冲。（王慎轩《曹颖甫先生医案·泻痢门·实热痢》）

◇ **头痛**

方左。病延二候，阙上痛，渴饮，大便八日不行，脉实，虽今见心痛彻背，要以大承气汤主治。

生川军四钱后入，小枳实四钱，中川朴一钱，芒硝二钱后入，全瓜蒌五钱。

拙巢注：下后胸膈顿宽，惟余邪未尽，头尚晕，乃去硝黄，再剂投之，即愈。

姜佐景按：《大论》曰："问曰：阳明病外证云何？答曰：身热，汗自出，不恶寒，反恶热也。"此概统白虎承气而言之。若求大承气汤之全部证状，当为：一、大便不行，腹痛拒按，此以胃中有燥矢故也。二、阙上痛，《内经》以阙上属喉间病，此概以气色言之，若阳明燥气上冲及脑，则阙上必痛，其不甚者则但胀耳。三、右髀有筋牵掣，右膝外旁痛，此为吾师所独验而得之者。四、脉洪大而实，然亦有迟者。五、日晡潮热。他若舌苔黄燥厚腻，大渴引冷，当在应有之例。然此不过言其常耳，若下列诸案所引，则其变也。知常知变，乃可与言大道。

吾师善用诸承气汤，历年治阳明实证，十九全愈。吾师之用药也，麻桂膏黄、柴芩姜附，悉随其证而定之，绝不似世之名家，偏凉偏热，以执一为能事者。

余敢曰：凡仲圣所称某某汤主之云者，此皆一剂知、二剂已之方也，倘能药量适合，则一帖愈病，原属平淡无奇之事，安足怪者？而《伤寒论》中之阳明病占全书篇幅四之一，于承气尤反复推论，其详备明确远出三阴诸方

之上，然则硝黄之用，复有何疑者？阅者能明此旨，是为知吾师者，是为知仲圣者。（《经方实验录·大承气汤证其一》）

彭左。不大便五日，头痛，脉滑，下之愈。

生川军一钱，火麻仁三钱，炒莱菔子三钱，炒枳实二钱，芒硝一钱半。

王慎轩记：服后下燥屎数枚，头痛即止。彼头痛治头者，见此得乎毋瞠目乎。（《曹颖甫医案·内科疾病·阳明头痛》）

若华。忽病头痛，干呕，服吴茱萸汤，痛益甚，眠则稍轻，坐则满头剧痛，咳嗽引腹中痛，按之则益不可忍，身无热，脉微弱，但恶见火光，口中燥，不类阳明腑实证状。盖病不专系肠中，而所重在脑，此张隐庵所谓阳明悍热之气上循入脑之证也。按即西医所谓脑膜炎之类。及其身无热，脉微弱之时，而急下之，所谓釜底抽薪也。若身有大热，脉大而实，然后论治，晚矣。

生川军三钱，芒硝三钱，枳实四钱，厚朴一钱。

姜佐景按：若华女士服本方后约三小时，即下。所下非燥矢，盖水浊也，而恙乃悉除，不须再诊。是时，余按日从师受课，故知之稔。

夫满头剧痛，病所在脑也。一下而愈，病源在肠也。合而言之，所谓上病下取，治求其本也。盖肠中既燥，胃居其上，声气互通，乃亦化热。胃有神经上通于脑，辗转相传，脑神经受热熏灼，故发为满头剧痛。抑又肠胃燥实者，周身血液亦必随之化热，其敷陈血管壁间之诸神经，自受同一之影响。而脑部为全身神经之总汇，枢机重要，所系更巨，故非特满头剧痛，甚且神昏谵语，发狂喜妄。考之抵当汤证有发狂之象，桃核承气汤证有如狂之状，此皆血热影响于脑神经之明证。故用药总不离乎硝黄，无非脱胎于承气汤，深足长思也。然肠热有易犯脑者，有不易犯脑者，则其人之神经脆弱与否殊为一大主因，要以脆弱者易被犯，如本案所载者是，其理极显。又小儿神经脆弱，故惊厥之病特多。

曹颖甫曰：阳明证之头痛，其始则在巅上，甚则满头皆痛，不独承气汤证有之，即白虎汤证亦有之。且阳明府实证燥气上冲，多致脑中神经错乱，而见谵语头痛。或反在大便之后，无根之热毒上冒，如大便已、头卓然而痛，可证也。惟肠中有湿热蕴蒸，其气易于犯脑，为水气易于流动，正如汤沸于下，蒸气已腾于上，不似燥矢之凝结必待下后而气乃上冲也。此证但下浊水，即可证明湿热之蕴蒸阳明。不然，目中不了了，无表里证，大便难，身微热者，何以法当急下乎？（《经方实验录·大承气汤证其二》）

◇ **妊娠疟病**

太阳寒水痹于外，一受秋凉，遂生表寒，营血受压，与之相抗，是生表热，故有寒热往来之变。惟水气轻者，随卫气而动，休作日早，其病易愈；

水气重者，随营气内伏，休作日晚，其病难愈。血热内张，故脉弦数而多热；水寒外胜，故脉弦迟而多寒。

长女昭华，治多热者用小柴胡汤加石膏、知母，治多寒者则加干姜、桂枝，此本孙氏《千金方》。每岁秋间，治愈者，动至数十人，足补仲师方治之缺。至如弦小紧者下之差，或不尽然。所谓小紧者或即温疟其脉如平之谓。盖温疟之为病，但热不寒，即寒亦甚微，渴饮恶热，不胜烦苦。本属阳明热证，用桂枝白虎汤后，表虽解而腹及少腹必胀痛，即不痛，亦必大便不行。

予尝治斜桥一妊妇，先病温疟，继病腹痛。先用桂枝白虎汤，愈后继以腹痛下利，用大承气汤而愈。后治一年近不惑之老人亦然。可见下之而差，为温疟言之。（《曹颖甫医案·内科疾病·疟病》）

◇ **产后恶露不尽、发热**

产后七八日，无太阳证，少腹坚痛，此恶露不尽，热在里、结在膀胱也（二句旧伪在节末，今校正）。不大便，烦躁发热，切脉微实，日晡时更倍烦躁发热（此句旧伪在日晡句上，无理，今校正），不食，食则谵语，至夜即愈，宜大承气汤主之。

产后七八日，无太阳证，则不病痉及郁冒可知。若少腹坚痛，则为产后恶露不尽，外虽无热，正以热结在里而血瘀胞中。此节盖借热入血室，引起阳明实证，故"热在里"二语，当在"恶露不尽"下，今在节末，则传写之误也。设证情为热入血室，则营气夜行于阳，当得夜分谵语。设但见不大便、烦躁发热，犹难断为阳明实证，惟切其脉滑大而实，乃可断为胃家实，加以日晡所太阴湿土当王，阳气衰而地中水气上行，此时不能稍抑其阳气，反见心中烦乱而手足无所措，热势倍于日中，即可断为阳明亢热。且不食则已，食即谵语，至夜中阴盛之时，谵语反止，其不为热入血室而为阳明实证明矣。仲师言宜大承气汤者，恐人误认为桃核承气证也。

曾记戊辰年高长顺女公子病此（产后恶露不尽，编者注）二十余日，已更数医矣，其证能食，日晡所必发壮热，脉大而实。

予用生大黄四钱、厚朴二钱、枳实四钱、芒硝三钱，一剂热除，即系此证。

愚按："更倍发热"四字，当在"日晡时烦躁"下，《伤寒论》以日晡所发热属阳明，可为明证，反在日晡句上，亦误，特订正之。（《金匮发微》卷之四《妇人妊娠病脉证治》）

◇ **儿科头痛、伤寒**

陈左，住马浪路，十四岁。

初诊：八月十七日。发热有汗，阙上痛，右髀牵掣，膝外廉痛，时欲呕，大便不行，渴饮，舌苔黄燥，腹满，脉滑。阳明证备，于法当下，宜大承气汤加黄连。

生锦纹军四钱后入，枳实四钱，中朴钱半，芒硝三钱冲服，淡吴萸五分，细川连二分。

二诊：八月二十日拟方。下后，但见燥矢，阙上仍痛，时欲吐，痰多，是阳明燥气未尽，上膈津液化为痰涎也，宜小半夏加硝黄。

制半夏四钱，生川军三钱后入，芒硝钱半冲，生姜五片。

姜佐景按：若仍用大承气汤加重厚朴，似亦甚佳，因厚朴并能去上湿也。

三诊：八月二十二日。进小半夏合承气，下后热除痛止知饥。经食煮红枣六枚，顿觉烦闷，夜中谵语不休，甚至昏晕。此特下后肠中燥热上熏脑部，而又发于下后，要为无根毒热，不足为患。夜不能寐，当用酸枣仁汤加减。

酸枣仁五钱，辰砂五分，潞党参三钱，知母三钱，天花粉一两，生姜三片，红枣三枚。

姜佐景按：本汤之用，似不得当。盖此时热势方稍稍受折，转瞬当复炽。观其仅服红枣六枚，即转为谵语昏晕，不可终日，可以知矣。酸枣仁汤功能安和神经，使人入睡，为病后调理之良方，而不宜于此热势嚣张之时，故服后少效，宜其然也。或者当时病家见两服硝黄，遂惧病者虚脱，故乃恳师用此似较平稳之方欤？

四诊：八月二十三日拟方。阳明之热未清，故尚多谵语，阙上痛，渴饮，宜白虎汤加味。

生石膏八钱，知母四钱，生甘草二钱，天花粉一两，洋参片五钱，滑石六钱，粳米一撮，牡蛎二两生，打，先煎。

五诊：八月二十四日。服人参白虎汤加味，渴饮，阙上痛定，夜无谵语，今尚微渴，饮粥汤便止，仍宜前法。

生石膏一两，知母三钱，生草三钱，天花粉一两，北沙参八钱，潞党参五钱，块滑石一两，左牡蛎二两先煎。

拙巢注：此证不大便二十余日，始来就诊，两次攻下，燥热依然未尽。予所治阳明证未有若此之重者，自十七日至今，前后凡八日，方凡五易，始得出险。此与三角街吴姓妇相似（住三角街梅寄里屠人吴某之室，病起四五日，脉大身热，大汗，不谵语，不头痛，惟口中大渴。时方初夏，思食西瓜，家人不敢以应，乃延予诊。予曰：此白虎汤证也。随书方如下。生石膏一两，肥知母八钱，生甘草三钱，洋参一钱，粳米一小杯。服后，渴稍解。知药不误，明日再服原方。至第三日，仍如是，惟较初诊时略安，本拟用犀角地黄汤，以其家寒，仍以白虎原剂，增石膏至二两，加赤芍一两、丹皮一两、生地一两、大小蓟各五钱，并令买西瓜与食，二剂略安，五剂全愈。姜佐景按：本案方原为白虎加人参汤，却标作白虎汤证者，盖为求说解便利，示学者以大范故耳。石膏所以清热，人参所以养阴，养阴所以佐清热之不逮，同属于里，非若白虎加桂枝汤、桂枝加大黄汤之兼有表里者，故今姑一并及之。后人于白虎汤中加元参、生地、麦冬之属，即是人参之变味，不足异也。编者注)，盖郁热多日，胃中津液久已告竭也。

曹颖甫曰：此证下后，湿痰未去。二诊悬拟方，因病家来告贫苦，减去厚朴，以致湿热留于上膈。三诊，但治不寐，未尝顾及阳明实证。下后胃热未除，以致病根不拔，诚如佐景所言。盖胃不和，固寐不安也。附志于后，以志吾过，而警将来。

曾记八年以前，同乡周巨臣绍介一汪姓病人，初诊用生大黄四钱、厚朴二钱、枳实四钱、芒硝三钱，其人病喘不得眠，壮热多汗，脉大而滑，下后稍稍安眠，而时吐黄浊之痰，予用承气汤去大黄加皂荚末一钱，二剂而愈，与此证相似，并附存之。(《经方实验录·阳明大实》)

◇ **死亡**

甘右。

初诊：四月八日。阳明病，十四日不大便，阙上痛，谵语，手足漐然汗出，脉滑大，宜大承气汤。

生川军五钱后入，枳实四钱，川朴钱半，芒硝三钱冲服。

二诊：四月九日。下经三次，黑而燥，谵语如故，脉大汗出。前方加石膏、知母。

石膏一两，知母五钱。加入前方中。

姜佐景按：张氏锡纯曰："愚临证实验以来，知阳明病既当下，其脉迟者固可下，即其脉不迟而又不数者亦可下。惟脉数及六至，则不可下，即强下之，病必不解，或病更加剧。而愚对于此等病，则有变通之下法，即用白虎加人参汤，将石膏不煎入汤中，而以所煎之汤将石膏送服者是也。愚因屡次用此方奏效，遂名之为白虎承气汤。方为：生石膏八钱捣细，大潞党参三钱，知母八钱，甘草二钱，粳米二钱。药共五味，将后四味煎汤一钟半，分二次将生石膏细末用温药汤送下。服初次药后，迟两点钟，若腹中不见动作，再服第二次，若腹中已见动作，再迟点半钟，大便已下者，停服。若仍未下者，再将第二次药服下。至若其脉虽数而洪滑有力者，用此方时，亦可不加党参。愚从来遇寒温证之当下，而脉象数者，恒投以大剂白虎汤，或白虎加人参汤，其大便亦可通下。然生石膏必须用至四五两，煎一大碗，分数次温服，大便始可通下。间有服数剂后，大便仍不通下者，其人亦恒脉静身凉，少用玄明粉二三钱，和蜜冲服，大便即可通下。然终不若白虎承气用之较便也。按生石膏若服其研细之末，其退热之力一钱抵煎汤者半两，若以之通大便，一钱可抵煎汤者一两。是以方中止用生石膏八钱，而又慎重用之，必分二次服下也。寒温阳明病，其热甚盛者，投以大剂白虎汤，其热稍退。翌日，恒病仍如故。如此反覆数次，病家终疑药不对证，而转延他医，因致病不起者多矣。愚复拟得此方，初次用大剂白虎汤不效，二次即将生石膏细末送服。其汤中用五六两者，送服其末不过两余，或至二两，其热即可全消矣。"张氏谓脉迟可下，脉数难下；吾师则谓下后脉和者安，脉转洪数者危。其理正有可通之处。要皆经验之谈，不可忽视者也。张氏谓生石膏研细末送服，一钱可抵煎汤者一两，信然。余则谓生石膏研细煎服，一钱亦可抵成块煎服者三钱。《大论》原文本谓打碎绵裹，可以知之。若夫熟石膏有凝固痰湿之弊，切不可用。张氏为此，曾大声疾呼以告国人，诚仁者之言也。

三诊：四月十日。二次大下，热势渐平，惟下后津液大伤，应用白虎加人参汤，无如病家贫苦，姑从生津着意。

生石膏五钱，知母三钱，生草二钱，天花粉一两，北沙参一两，元参三钱，粳米一撮先煎。

拙巢注：此证当两次下后，脉仍洪大，舌干不润，竟以津液枯竭而死，可悲也。

姜佐景按：张氏又曰："愚用白虎加人参汤，或以玄参代知母（产后寒温证用之），或以芍药代知母（寒温兼下利者用之），或以生地黄代知母（寒温兼阴虚者用之），或以生山药代粳米（产后寒温证用之，寒温热实下焦气化不固者用之），或于原方中加生地黄、玄参、花粉诸药以滋阴生津，加鲜茅根、鲜芦根、生麦芽诸药以宣通气化。凡人外感之热炽盛，真阴反复亏损，此乃极危险之症。此时若但用生地、玄参、沙渗诸药以滋阴，不能奏效，即将此等药加于白虎汤中，亦不能奏效。惟石膏与人参并用，独能于邪热炽盛之时立复真阴，此仲师制方之妙实有挽回造化之权也。"观本案以病家贫苦，无力用人参，卒致不起，可证张氏之言为不虚。

津竭而反当下之证，固不可冒然用大承气，除张氏之白虎承气汤法外，尚有麻子仁丸法，惟麻仁如不重用，依然无效。又有猪胆汁导法，取其苦寒软坚，自下及上，亦每有效。若节庵陶氏黄龙汤法，即大承气汤加人参、地黄、当归，正邪兼顾，屡建奇功。降至承气养营汤，即小承气汤加知母、当归、芍药、地黄，效相仿佛。又闻有名医仿白虎加人参之例，独加人参一味于大承气汤中，预防其下后之脱，亦是妙策。至吴鞠通之增液承气汤，其功原在承气，而不在增液。若其单独增液汤仅可作病后调理之方，决不可倚为病时主要之剂。故《温病条辨·中焦篇》十一条增液汤主之句下复曰"服增液汤已，周十二时观之，若大便不下者，合调胃承气汤微和之"。盖彼亦知通幽荡积，非增液汤所能也。（《经方实验录·阳明津竭》）

陆左，住大兴街，八月二十九日。伤寒八九日，哕而腹满，渴饮，小便多，不恶寒，脉急数。此即仲师所谓知其何部不利，利之而愈之证也。

生锦纹军三钱后入，生甘草二钱，枳实二钱，芒硝二钱冲服。

拙巢注：此证下后，呃不止，二日死。

姜佐景按：《大论》曰："伤寒呕多，虽有阳明证，不可攻之。"按呕多与呕异，凡呕多不止者，其胃机能必衰逆，更加硝黄苦寒以伤其气，是为误治。法当先治其呕为是。吾师《伤寒发微》注本条云："盖即《金匮》病人欲吐者，不可下之之说也。胃中郁热上泛，湿痰壅于上膈，便当用瓜蒂散以吐之。胃中虚气上逆，而胸满者，则吴茱萸汤以降之。否则，无论何药入咽即吐，虽欲攻之，乌得而攻之。故必先杀其上逆之势，然后可行攻下。予每遇此证，或先用一味吴萸汤。间亦有肝胆郁热，而用萸连汤者。呕吐既止，然后以大承气汤继之，阳明实热乃得一下而尽。须知'有阳明证'四字，即隐示人以可攻。若不于无字处求之，但狃于胃气之虚，视芒硝、大黄如蛇蝎，真瞌睡汉耳。"薛生白先贤曰："湿热证，呕恶不止，昼夜不差欲死者，宜用川连三四分、苏叶二三分，二味煎汤呷下，即止。"可以互参。（《经方实验录·阳明呕多》）

| 小承气汤 |

【组成】

大黄四两　厚朴二两　枳实三枚

上三味，以水四升，煮取一升二合，去滓，分温二服。初服汤当更衣，不尔者尽饮之；若更衣勿服。（《伤寒发微》卷第三《阳明篇》）

大黄四两　枳实三枚　厚朴三两炙

上三味，以水四升，煮取一升二合，去渣，分温二服，得利则止。（《金匮发微》卷之四《呕吐哕下利病脉证治》）

【应用】

太阳病，若吐若下若发汗后，微烦，小便数，大便因硬者，与小承气汤和之则愈。（《伤寒发微》卷第三《阳明篇》）

若腹大满不通者，可与小承气汤微和胃气，勿令大泄下。（《伤寒发微》卷第三《阳明篇》）

下利谵语者，有燥屎也，小承气汤主之。（《金匮发微》卷之四《呕吐哕下利病脉证治》）

阳明病，其人多汗，以津液外出胃中燥，大便必硬，硬则谵语，小承气汤主之。若一服谵语止者，更莫复服。（《伤寒发微》卷第三《阳明篇》）

"阳明篇"又云，谵语发潮热，脉滑而疾者，小承气汤主之，此即脉滑当下之例。（《金匮发微》卷之四《呕吐哕下利病脉证治》）

【鉴别】

病腹满发热，为表里同病，故参用桂枝汤以解外。若但见腹痛便闭而不发热，厚朴三物汤已足通大便之闭，一下而腹痛自止矣。

按：此方即小承气汤，惟厚朴较重耳。（《金匮发微》卷之二《腹满寒疝宿食病脉证治》）

阳明病，谵语发潮热，脉滑而疾者，小承气汤主之。因与承气汤一升，腹中转矢气者，更服一升；若不转矢气，勿更与之。明日不大便，脉反微涩者，里虚也，为难治，不可更与承气汤。（《伤寒发微》卷第三《阳明篇》）

设嗣后仍见潮热，必其大便当燥，仍宜用小承气汤试之，以观其转矢气与否。若转矢气，方可用大承气汤以攻之，否则胃寒哕逆之证，不免复作。（《伤寒发微》卷第三《阳明篇》）

【方论】

伤寒四五日，犹在太阳七日期内，脉当浮紧而反见脉沉喘满，此为何气变证，治伤寒者不可不知也。人当饮食于胃，其气散布为卫，故水气在皮毛；食入于胃，其精内蕴为营，故谷气在脉。谷气胜则营气抗拒外邪，而脉见浮紧。谷气弱而水气胜，则营气不能外达。水湿内盛则喘，其责在肺；谷气不行则满，其责在脾。病不在皮毛肌腠，脉乃转浮而沉。《金匮·水气病》：其脉多沉者，胃中谷气少也。伤寒本不能食，胃中生血之源一时不续，则血热渐减，不能充溢孙络，因而脉沉。沉为在里者，即《金匮》所言沉为络脉虚也。胃中谷气本虚，静而养之，犹恐不济，而反援太阳阳明合病喘而胸满之例，用麻黄汤以发其汗，劫胃中津液外出，以致津液不能由小肠下渗大肠而大便为难。表虚里实，则阴液不足，不能制阳明燥气，于是浊热上冲脑部，心神恍惚，发为谵语。愚按：此证宜厚朴、杏仁以定喘，小承气以祛满，使胃中微和而谷气自行。喘满既定，即脉之沉者亦起矣。（《伤寒发微》卷第三《阳明篇》）

太阳病，过经十余日，已在三候之期，病机当传阳明。心下温温欲吐者，温温如水之将沸，水中时有一沤，续续上泛，喻不急也。胸为阳位，胸中阳气不宣，故胸痛。但上闭者下必不达，而大便反溏。腹微满而见溏，此正系在太阴，腐秽当去之象。郁郁微烦者，此即太阳病若吐若下欲发汗微烦，与小承气和之之例也。(《伤寒发微》卷第二《太阳下篇》)

阳明提纲为不恶寒反恶热，阳明从中气化，故胃中未经化燥，有身重喘满之太阴证。若见潮热手足汗出，则胃中已经化燥，此当用三承气汤以下之者也。(《伤寒发微》卷第三《阳明篇》)

阳明为病，法当多汗，为其热盛也。水气外泄则胃液内燥，不能由小肠渗入大肠而大便因硬，燥气上蒸则脑中清窍蒙翳，发为谵语。此证不因吐下而起，内脏精气未伤，故攻下较易，更不需大承气汤，即改用小承气一服而谵语止，即不妨弃其余药，盖以视前证为尤轻故也。张隐庵概以诫慎曰之，愚哉。(《伤寒发微》卷第三《阳明篇》)

然则阳明病，谵语发潮热，脉滑疾者，何以但言小承气汤主之？盖谵语为大便必硬之证，大便之硬为小承气汤的证。(《伤寒发微》卷第三《阳明篇》)

大便燥结之证，当有谵语，为肠胃浊热上蒙脑气，心神为之恍惚也。若夫下利一证，正复不当谵语，仲师主以小承气汤，而决其有燥屎。(《金匮发微》卷之四《呕吐哕下利病脉证治》)

下利谵语者，有燥屎也，宜小承气汤。不大便之谵语，下利色纯青，皆当用大承气汤，尽人而知之矣。但有燥屎而下利，既无肠胃枯燥之变，亦无胆汁下泄之危。所以谵语者，燥屎不能随水液下行，秽浊之气上熏于脑，而脑气昏也。里热不甚，故不需咸寒之芒硝，且以肠中恶物胶固而坚，利用浸润而后下。若一过之水所能去，下利时宜早去矣，何待药乎？（按：此条为阳明病，非厥阴本证，缘下利腹胀满及欲饮水条比例及之)(《伤寒发微》卷第四《厥阴篇》)

惟小便数而大便因硬，积久将成内实。但因小便数而大便难者，究与阳明壮热而致小便数者有别。故但用小承气汤和之则愈，不待芒硝之咸寒也。(《伤寒发微》卷第三《阳明篇》)

【预后】

《伤寒》"阳明篇"有谵语、潮热、脉滑疾服小承气汤，不转矢气，脉反微涩者为难治。彼惟不见浮大，而但见微涩，故为里虚。此则寸口浮大，气不下达，故知为宿食也。(《金匮发微》卷之二《腹满寒疝宿食病脉证治》)

若不大便六七日，恐有燥屎，欲知之法，少与小承气汤，汤入腹中转矢气者，此有燥屎也，乃可攻之；若不转矢气者，此但初头硬，后必溏，不可攻之，攻之必胀满不能食也。欲饮水者，饮水则哕。其后发热者，必大便复硬而少也，以小承气汤和之；不转矢气者，慎不可攻也。（《伤寒发微》卷第三《阳明篇》）

【医案】

◇ **头痛**

史左。阙上痛，胃中气机不顺，前医投平胃散不应，当必有停滞之宿食，纳谷日减，殆以此也。拟小承气汤以和之。

生川军三钱后入，中川朴二钱，枳实四钱。

拙巢注：服此应手。（《经方实验录·小承气汤证》）

| 调胃承气汤 |

【组成】

芒硝半斤　甘草二两炙　大黄四两去皮，清酒洗

上以水三升，煮大黄、甘草，取一升，去滓，内芒硝，更上微火煮令沸，少少温服之。（《伤寒发微》卷第三《阳明篇》）

【应用】

太阳病二日，发汗不解，蒸蒸发热者，属胃也，调胃承气汤主之。（《伤寒发微》卷第三《阳明篇》）

太阳病未解，脉阴阳俱微，必先振栗汗出乃解。但阳脉微者，先汗出而解；但阴脉微者，下之而解。若欲下之，宜调胃承气汤。

伤寒吐后，腹胀满者，与调胃承气汤。（《伤寒发微》卷第三《阳明篇》）

设汗后，胃中略燥，可用调胃承气以和之，得下便无余事矣。（《伤寒发微》卷第一《太阳上篇》）

发汗后，大汗出，则胃中津液必少，故有胃实恶热而宜调胃承气汤者。（《伤寒发微》卷第一《太阳上篇》）

发汗后，恶寒者，虚故也。不恶寒但热者，实也，当和胃气，与调胃承气汤。

内实者，调胃承气汤以下之（此条言太阳正病，凡大柴胡、桃核承气、泻心、陷胸诸汤，皆不在此例）。（《伤寒发微》卷第三《阳明篇》）

阳明病不吐不下，心烦者，可与调胃承气汤。（《伤寒发微》卷第三《阳明篇》）

秽热之气上冲于脑，则心神为之蒙蔽，而语言狂乱，则稍稍用调胃承气以和之。（《伤寒发微》卷第一《太阳上篇》）

若胃气不和，谵语者，少与调胃承气汤。（《伤寒发微》卷第一《太阳上篇》）

【鉴别】

太阳病，过经十余日，心下温温欲吐，而胸中痛，大便反溏，腹微满，郁郁微烦，先其时自极吐下者，与调胃承气汤。若不尔者，不可与。（《伤寒发微》卷第二《太阳下篇》）

然必审其先时，自极吐下伤其津液者，乃可与调胃承气汤；若未经吐下，即不可与。所以然者，虑其湿热太甚，下之利遂不止。（《伤寒发微》卷第二《太阳下篇》）

【方论】

太阳病三日，当为二日，谓七日以后也。发汗不解，却复蒸蒸发热，则病不在表而在里，胃中热而蒸逼于外也。故但需调胃承气，已足消融其里热；不似有燥屎者，必需攻坚之枳实也。（《伤寒发微》卷第三《阳明篇》）

伤寒十三日不解，过经谵语者，以有热也，当以汤下之。若小便利者，大便当硬；而反下利，脉调和者，知医以丸药下之，非其治也。若自下利者，脉当微厥，今反和者，此为内实也，调胃承气汤主之。（《伤寒发微》卷第二《太阳下篇》）

师言太阳病未解，初未尝言欲解也。脉阴阳俱停，不可通。"停"实"微"字之误。玩下文但阳脉微、但阴脉微两层，其误自见。

按：《脉法》云，脉微而解者，必大汗出。又曰，脉浮而紧，按之反芤，此为本虚，当战而汗出也。浮紧为太阳本脉，芤则为营气微，微则血中热度不高，阳热为表寒所郁，不能外达，必待正与邪争而见寒战，乃能汗出而愈。脉阴阳俱微者，气血俱微，即《脉法》所谓本虚也。至如但阳脉微者，阴液充足，易于蒸化成汗，故先汗出而解。但阴脉微者，津液不足，中脘易于化燥，故下之而解也。张隐庵不知"停"字为"微"字之误，漫以"均"字释之，并谓表里之气和平。不知正气内微，勉与表寒相抗。至于振栗，然后发热汗出而解，一似疟发其状，其表里之不和平，显然可见。则张注不可通也。《脉法》又云：脉大而浮数，故知不战，汗出而愈。所以然者，以阳气本旺，表寒不能相遏，故能不待寒战，自然汗出而解。此正与阴阳俱微相反，病之当战汗出而解，与不待战而自汗解者，可以得其标准矣。（《伤寒发微》卷第二《太阳下篇》）

太阳将传阳明，必上湿而下燥。中气不通，上焦水液，蒸化而成痰涎，胃底胆汁不能相容，乃上逆而为吐。吐后腹胀满者，湿去而燥实未减也。故亦宜调胃承气以下之。设肠胃初无宿垢，则上膈阳气既通，中气自能下达，不当见胀满之证矣。（《伤寒发微》卷第三《阳明篇》）

阳明提纲为不恶寒反恶热，阳明从中气化，故胃中未经化燥，有身重喘满之太阴证。若见潮热手足汗出，则胃中已经化燥，此当用三承气汤以下之者也。（《伤寒发微》卷第三《阳明篇》）

不吐不下似胃气尚和。然不吐不下而见不恶寒反恶热、濈然汗出之阳明病，则胃中已燥。胃系上通于心，胃中燥热，故心烦，恶人多言，不耐久视书籍，不欲见生客，似愠非愠，似怒非怒。烦出于心，而所以致烦者，则本于胃中燥热。故见此证者，譬犹釜中沸水，釜底之薪不去则沸必不停。此其所以宜调胃承气汤也。（《伤寒发微》卷第三《阳明篇》）

过经谵语为热、为内实，故又有先用丸药下之，至自利后而仍宜调胃承气汤者。（《伤寒发微》卷第三《阳明篇》）

此证浮阳因火上浮，吸其下行之水，亦犹此也。愚按：下利者决不谵语，已见谵语，当不复下利。此节当云少阴病下利，咳而谵语者，被火气劫故也。如此则本病、变病较然分晰。窃意咳而谵语，当用调胃承气汤，使腑滞下行，则燥热之气除，而咳与谵语可止。如是，则火气不吸引于上而小便通矣。（《伤寒发微》卷第四《少阴篇》）

惟小便利者，虽同一不能发黄，不传阳明，必从太阴自利而解。盖脾家实而腐秽当去，与服调胃承气汤微溏，其义正同，但使湿与热从大肠下泄，而已无余病。（《伤寒发微》卷第四《少阳篇》）

【医案】

◇ 便秘腹痛

陈右，住九亩地，年二十九岁。

初诊：四月十七日。十八日不大便，腹胀痛，脉洪大，右足屈而不伸，壮热。证属阳明，予调胃承气汤。

生川军三钱，生甘草钱半，芒硝二钱。

二诊：四月十八日。昨进调胃承气汤，下经四次，阳明之热上冲脑部，遂出鼻衄，渴饮，脉仍洪数。法当清热。

鲜芦根一两，天花粉一两，地骨皮三钱，鲜生地六钱，生石膏五钱，肥知母三钱，玉竹三钱，生草二钱，元参三钱。

拙巢注：此证卒以不起，大约以下后脉大，阳气外张，与前所治之甘姓相似。盖阴从下竭，阳从上脱，未有不死者也。

姜佐景按：本证至于鼻衄，似宜犀角地黄汤，即《小品》芍药地黄汤。汤中犀角能降低血压，除血中之热；丹皮能调剂血运，去血中之瘀；生地内有铁质，足资生血之源；芍药中含酸素，善令静脉回流。四物皆为血药，诚治血热之良方也。本证未下之先，热结肠中一处，既下之后，热散周身血脉，亦有不经攻下而然者。血热既臻极点，乃从脆弱之处溢射，或从鼻出，或从口出，或从溺出，或从便出，其形虽异，其治则一。《千金》曰："犀角地黄汤治伤寒及温病，应发汗而不汗之，内蓄血者，及鼻衄吐血不尽，内余瘀血，面黄，大便黑，消瘀血。"可以证之。《温病条辨》曰："太阴温病，血从上溢者，犀角地黄汤合银翘散治之。"又曰："时欲漱口，不欲咽，大便黑而易者，有瘀血也，犀角地黄汤主之。"悉不出《千金》范围。细审本汤或系仲圣之方，而《伤寒》《金匮》所遗落者。不然，则本方殊足以补二书之未备，弥足珍也！《千金》《外台》诸方以犀角为主药者甚多，悉可覆按。后人以此加神灵之品如羚羊牛黄，增香窜之物如安息麝香，添重镇之药如金银朱砂，扩而充之，乃成紫雪、至宝之属，善自施用，原不失为良方。惜乎俗医信之过专，用之过滥，一遇神昏谵语，动谓邪迷心包，不问其是否承气之证，悉假之作孤注一掷。及其不效，则病家无怨词，医家无悔意，至足悯也！至犀角早用，亦多弊端，故太炎章氏有言曰："有以为温病药总宜凉，每令早服犀角，而反致神昏谵语者比比。观仲景方未有用犀角者，《本草》谓犀角解毒，《千金》《外台》方中多以犀角止血，故凡大吐衄、大崩下或便血等，多以犀角治之，盖犀角有收缩血管之功用也。阳明病原自有汗，今反以犀角收之，于是将邪逼入肠胃，神昏谵语，自然起矣。人每不明此理，以为神昏谵语，终是邪入包络，因此犀角之误治，终不了然。惟陆九芝为能知之耳。由是以观，河间已逊仲景，叶、吴辈更不如河间远矣。"盖亦有感而发。然而陆氏犀角膏黄辨最后之结论曰："病岂必无膏黄之不能愈，而待愈于犀角者哉！然必在用过膏黄之后，必不在未用膏黄之前，盖亦有可决者。"方是持平之论也。

至犀角与羚羊角之功用，大同小异之处，亦当求其几微之辨。吴兄凝轩与余共研此事，得结论曰："犀角能降低血压，其主在血液；羚羊角能凉和神经，其主在神经。依旧说，血液为心所主，故曰犀角为心经药。神经为肝所属，故曰羚羊角为肝经药。然而血热者神经每受灼，神经受灼者其血必更热，二者常互为因果，故二药常相须而用。同中之异，如此而已。"

姜佐景又按：以上各节，皆为医理之探讨。夫阳明无死证，在理论固是，然而阳明病之不起，又有属于人事之未尽者。试言一点，以为证明。余谓凡属险证，类皆变化多端，忽而神昏谵语，忽而撮空摸床，忽而寒战若死，忽而汗出几脱，忽而热化，忽而寒化。犹如夏令酷蒸，仰观则万里无云，俯视则流金烁石，忽而油云密布，沛然下雨，其变之倏也，乃间不容发。故治若此之病，理当医者不离病人，一医之不足恃，会数医而共图之，随脉证之传变，作迅捷之处置，以是赴之，庶或有济。然而通常病家力不能办此，一诊之后，须待来日，不知其间变化已多，即其获救之机会失去者亦多。举例以明之，有用大承气下后，即当用参芪归芍以救其虚者。然而病家不知，徒事惊惶，乱其所措，而病者撒手矣。（《经方实验录·阳明鼻衄》）

又江阴街烟纸店主严姓男子，每年七月上旬，大便闭而腹痛，予每用调胃承气汤，无不应手奏效。（《经方实验录·暑天阳明病》）

◇ 痢疾

引线街陈右。腹痛滞下，脉滑数，下之愈。

生军二钱，炙草一钱，芒硝二钱冲。（王慎轩《曹颖甫先生医案·泻痢门·实热痢》）

◇ 儿科便秘

沈宝宝，上巳日。病延四十余日，大便不通，口燥渴，此即阳明主中土，无所复传之明证。前日经用泻叶下后，大便先硬后溏，稍稍安睡，此即病之转机。下后，腹中尚痛，余滞未清，脉仍滑数，宜调胃承气汤小和之。

生川军二钱后入，生甘草三钱，芒硝一钱冲。

姜佐景按：调胃承气汤、小承气汤并前大承气汤为三承气汤。三者药味各异，分量不同，煎法既殊，服法亦差，仲圣分之至详，用之至精。历来注家能辨之至稔、言之至明者，当推柯氏韵伯，学者当细心参究。惟窃有一二小义，当略略补充如下。仲圣常言"胃中有燥矢"，此"胃中"二字，当连读成一名词，即"肠"字之别称，并非言"胃之中"，故"调胃承气"之胃、"微和胃气"之胃，均可作"胃中"，或径作"肠"字解，此其一。柯氏谓调胃承气汤为太阳阳明并病之和剂，并谓"此外之不解，由于里之不通，故太阳之头项强痛虽未除，而阳明之发热不恶寒已外见"。不知阳明亦有头痛，惟痛在阙上，而不在太阳穴，阳明亦有发热，惟热属蒸蒸，而不属翕翕，故《大论》曰："太阳病，三日，发汗不解，蒸蒸发热者，属胃也，调胃承气汤主之。"此"不解"二字并非表不解，乃太阳热去，阳明热继，亦不解之谓也。柯氏硬加"头不痛"句，反逆，此其二。柯氏谓厚朴倍大黄是气药为君，大黄倍厚朴是气药为臣，谓之曰"气"，似尚见含糊，盖厚朴是肠药，能直达肠部，宽放肠壁。彼肠结甚者，燥矢与肠壁几密合无间，硝黄虽下，莫能施其技，故必用厚朴以宽其肠壁，而逐其矢气，如是燥矢方受攻而得去，此其三。

虽然，窃于大承气一法，犹有疑义焉。仲圣于本方中用厚朴至半斤之多，以吾师什一之法折之，当得八钱。但吾师用此，似未有至八钱者。吴氏又可为承气专家，而其大承气汤用大黄达五钱，至厚朴则一钱而已。吴氏鞠通较为阔步，本方用大黄六钱，用厚朴亦仅及其半量，至三钱而止。吴氏辨谓治伤寒本证，当重用厚朴，治温热本证，当减用之者，此乃点缀之语，非通人之论也。由是观之，使用严酷之眼光，细计药量之比重，世乃无有真大承气汤。阅者博雅，曾有惯用真大承气汤，而能识其底蕴者乎？

以上论自桂枝汤至调胃承气汤九证既竟，乃可合列一表如下：

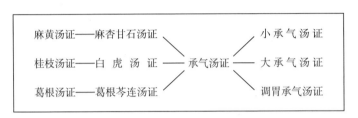

此表之意犹曰：麻黄汤证化热入里，为麻杏甘石汤证；桂枝汤证化热入里，为白虎汤证；葛根汤证化热入里，为葛根芩连汤证。而葛根芩连汤证、白虎汤证、麻杏甘石汤证化热之后，则均为承气汤证。其肠结轻，可攻补兼施，所谓和之者，是为调胃承气汤证。其肠结较重者，亦用和法，即为小承气汤证。其肠结最重者，当用下法，又曰急下法，又曰攻法，即为大承气汤证。实则三承气汤方对于麻桂葛之汗法，及白虎汤之清法言，皆得曰下法也。

麻杏甘石汤证之传为承气汤证，在以上诸实验医案中，似尚未有述及。实则此种病例虽较白虎汤证传为承气汤证为少，却并不鲜见。盖经谓肺与大肠相表里，肠热可以移肺，肺热亦可及肠。所谓"温邪上受，首先犯肺，逆传心包"者，即系麻杏甘石汤重证，不能解于桑菊银翘，乃传为肠热，肠热不已，灼及神经，发作神昏谵语，遂指为逆传心包耳。依余临床所得，肺热传为肠热之后，其肺热每不因此而消。此时若但治其肺热，纵用麻杏甘石汤极重之量，必然无济，当急用承气汤法，去其肠热。如嫌承气伤肺，伐及无辜，则导法甚佳（法详中卷），余屡用之获效。肠热既去，续用麻杏甘石以治肺热，乃得有济。故《大论》曰："下后，不可更行桂枝汤，汗出而喘，无大热者，可与麻黄杏仁甘草石膏汤。"本条条文极似重出，当删，而事实上却有此例，奈何？甚有既下之后，而肺气自开，咳嗽自爽者，余亦屡屡逢之。

有一俞姓小孩，于某月初三日，患咽痛，红肿，兼见白点，胸闷不舒。初四日，皮肤发出细点如麻。甲医断宜清血保咽，用生地、川连、黑栀、淡芩之属。夜间，病孩喉肿谵语，龂齿目赤。初五日，甲医用玄参、生地、山栀、左金丸之属。易乙医，改授解肌透疹之剂，如豆豉、薄荷、葛根、牛蒡之属。初六日，乙医主喉痧以透疹为要，重予透发之药。初七日，痧密布，挟白痦，热度更高，入夜梦呓。乙医虑其伤津，又与存阴清热之法，如连翘、银花、竹叶、黛蛤散等。如是延至十一日晚，痧虽回而热不退，咳嗽气粗，鼻扇口燥，胸闷不舒，神识不清，加以腹痛拒按，耳下漫肿。丙医有识，曰：宜通腑气，径用生大黄三钱、元明粉一钱，并合透发之药，以达其余邪。其夜大便既行，神烦即安，鼻扇耳肿悉渐退。复诊，依然用硝黄，直至粪色转黄，方予调理而安。由本案观之，凡肺热之转为肠热者，苟不设法去其肠中热结，但知透表生津，岂有济乎？

　　然则麻杏甘石、白虎、葛根芩连三汤证皆能化热而为承气汤证，在病所方面言，三汤证之病所为较上，承气汤证之病所偏于肠，为较下，由此吾人得外感疾病传变之第三原则，曰"由上传下"是也。《大论》曰："阳明居中，主土也，万物所归，无所复传。"其斯之谓乎？

　　吾人研究上列九方，有一事当注意及者，即此九方中用甘草者竟达七方是也。麻桂葛上列三汤既不离甘草，中列三汤又不脱甘草，下列调胃承气汤亦用甘草。因知甘草安肠一说，不为无见。盖疾病由上传下，由表入里，由寒化热，既为必然之趋势，今安和其肠，即所以保其在里在下之津者，自为着要之法矣。至于大小二承气汤证因病已传肠，邪已内实，故不必用甘草。及其邪去肠虚，又当重用甘草以益之，不待再计者也。学者当知此九方者处同等重要之地位，各有专功，不容漠视。集此九方，即成《伤寒论》中太阳阳明二经之骨干。识此九方，既能治伤寒，亦能治温病。学者将疑吾言之夸乎？吾敢实陈读者。

　　尤氏在泾曰："无汗必发其汗，麻黄汤所以去表实，而发邪气。有汗不可更发汗，桂枝汤所以助表气，而逐邪气。学者但当分病证之有汗无汗，以严麻黄、桂枝之辨，不必执营卫之孰虚孰实，以证中风、伤寒之殊。是无汗为表实，反云卫虚，麻黄之去实，宁独遗卫？能不胶于俗说者，斯为豪杰之士！"柯氏韵伯曰："桂枝汤证唯以脉弱自汗为主耳。粗工妄谓桂枝汤专治中风，印定后人耳目，而所称中风者又与此方不合，故置之不用。愚常以此汤治自汗、盗汗、虚疟、虚痢，随手而愈。"又曰："予治冷风哮与风寒湿三气合成痹等证，用麻黄汤辄效，非伤寒证可拘也。"其言何等精辟，然则尤氏、柯氏皆能识麻桂二汤者也。陆氏九芝曰："葛根芩连一方独见遗于阳明者，以人必见下利始用之，不下利即不用，而不以为是阳明主方也。孰知此方之所用者宏，而所包者广也。"然则陆氏能识葛根芩连汤者也。又曰："无人知温热之病，本隶于《伤寒论》中，而温热之方，并不在《伤寒论》外。"然则陆氏又能看破伤寒温病之画地为牢者也。

吴氏又可曰："应下之证，见下无结粪，以为下之早，或以为不应下之证，误投下药。殊不知承气本为逐邪而设，非专为结粪而设也。必俟其粪结，血液为热所搏，变证迭起，是犹养虎遗患，医之咎也。况多有溏粪失下，但蒸作极臭，如败酱，或如藕泥，临死不结者。但得秽恶一去，邪毒从此而消，脉证从此而退，岂徒孜孜粪结而后行哉？"此言超拔非凡，然则吴氏能识诸承气汤者也。叶氏天士曰："温邪上受，首先犯肺。"吴氏鞠通曰："凡病温者，始于上焦，在手太阴。"法曰辛凉轻平，方号桑菊银翘，虽无麻杏甘石之名，而有泛治肺热之实。苟吾人不求酷论，谓叶氏、吴氏能识麻杏甘石汤可也。而吴氏之用白虎，或以化斑，或以解暑，颇具变化之观。苟吾人不吝誉语，可称之曰微有仲圣用桂枝之风，然则吴氏亦能识白虎汤者也。由是言之，诸氏皆仲圣之功臣也。（《经方实验录·调胃承气汤证》）

| 麻子仁丸 |

【组成】

麻仁二升　芍药半斤　枳实半斤　大黄一斤　厚朴一斤　杏仁一斤去皮尖，另研作脂

上六味，为末，炼蜜为丸，如梧桐子大，饮服十丸，渐加，以知为度。（《伤寒发微》卷第三《阳明篇》）

【应用】

趺阳脉浮而涩，浮则胃气强，涩则小便数，浮涩相搏，大便则坚，其脾为约，麻仁丸主之。（《金匮发微》卷之二《五脏风寒积聚病脉证并治》）

脉浮而芤，浮为阳，芤为阴，浮芤相搏，胃气生热，其阳则绝。趺阳脉浮而涩，浮则胃气强，涩则小便数，浮涩相搏，大便则难，其脾为约，麻子仁丸主之。（《伤寒发微》卷第三《阳明篇》）

脾为统血之脏，血虚则脾精不行，肠胃燥而大便难，此即脾约麻仁丸证也。（《金匮发微》卷之四《妇人妊娠病脉证治》）

但腹见微满，虽大便不行，不过燥结于直肠之内，以上仍属溏薄，要不过脾约麻仁丸证。（《伤寒发微》卷第三《阳明篇》）

此条见《伤寒》"阳明篇"，趺阳脉在足背，为胃脉之根，浮则胃气上盛，涩则阴液下消，胃热盛而小便数，乃见浮涩相抟之脉。抟之为言合也（抟，合也，义如抟沙为人之抟，言合两而为一也，今本皆误搏。搏之为言，击也，义如搏而跃之之搏。按之文义，殊不可通，今订正之）。胃液日

润，遂成脾约，此脾约麻仁丸方治，所以为阳明证也。（《金匮发微》卷之二《五脏风寒积聚病脉证并治》）

【医案】

◇ 便秘

徐左。能食，夜卧则汗出，不寐，脉大，大便难，此为脾约。

脾约麻仁丸一两。作三服，开水送下。

姜佐景按：麻子仁丸原方为麻子仁二升、芍药半斤、枳实半斤（炙）、大黄一斤（去皮）、厚朴一尺（炙，去皮）、杏仁一升（去皮尖，熬，别作脂）等六味，蜜和丸，如梧桐子大。今药铺中通称曰脾约麻仁丸者，即是也。本方以麻子仁为君，凡仁中皆有油质，功能润下，故借之以通便，施于虚弱体质之不胜攻伐者允宜。

以上自大陷胸汤至麻子仁丸凡七证，虽有缓急之分，皆不离下法。或以结胸为主，或以瘀血为主，或以蓄血为主，或以热利为主，或以肠燥为主，其病所或偏于上，或偏于中，或偏于下。夫下则通，通则不痛，此治阳明热结之总诀也。（《经方实验录·麻子仁丸证》）

｜桃核承气汤｜

【组成】

桃核五十个取仁　大黄四两　甘草二两　桂枝二两　芒硝二两

上五味，以水七升，煮取二升半，去滓，内芒硝，更上火微沸，温服五合，日三服，当微利。（《伤寒发微》卷第二《太阳下篇》）

【应用】

少阴病，八九日，一身手足尽热者，以热在膀胱，必便血也，桃核承气汤主之。（《伤寒发微》卷第四《少阴篇》）

【方论】

太阳病不解，热结膀胱，其人如狂，血自结，下之愈。其外不解者，尚未可攻，当先解外。外解已，但少腹急结者，乃可攻之，宜桃核承气汤。（《伤寒发微》卷第二《太阳下篇》）

热在中焦，中焦为脾与膵吸收水液之处，水液为胃热所夺，自汗过多，则胃以燥而便难艰。下焦由肾接膀胱，膀胱两旁为血海。热入胞中则尿血；热留精管，败精阻之，则淋闭不通；大肠寒则便溏；热伤血络则便脓血，然

154

亦有水寒血败而便脓血者。桃核承气汤证，正不当与桃花汤证同治也。（《金匮发微》卷之二《五脏风寒积聚病脉证并治》）

病者如有热状，于何见之？一见于心烦胸满，一见于口干燥而渴。盖蓄血一证，原自有合阳明燥实者，《内经》二阳之病发心脾，女子不月是也。然按其脉，有时与证情不同，此又何说？盖阴血内伏则脉不奋兴，是当以桃核承气合抵当汤下之，瘀血行则烦满燥渴止矣。（《金匮发微》卷之三《惊悸吐衄下血胸满瘀血病脉证治》）

脉微大来迟，血停于下而脉不应也。腹不满，无宿食也。病者自言满，其为蓄血无疑。轻则桃核承气，重则抵当汤丸，视病之轻重而酌剂可也。（《金匮发微》卷之三《惊悸吐衄下血胸满瘀血病脉证治》）

不似久病之人兼见胸满、唇痿、脉微大来迟者，为有瘀血之桃核承气证也。（《伤寒发微》卷第三《阳明篇》）

惟少腹急结无他证者，乃可用桃核承气汤以攻其瘀，此亦先表后里之义也。（《伤寒发微》卷第二《太阳下篇》）

此与本篇三急下证大同小异，皆寒尽阳回之证，当下以桃核承气汤，使瘀血从大便而出，其病乃愈。（《伤寒发微》卷第四《少阴篇》）

火邪有太阳阳热，以火熏下陷胞中圊脓血者，仲师未出方治，窃意当用桃核承气汤以下之。（《金匮发微》卷之二《奔豚气病脉证治》）

【医案】

◇ 腹满

罗夫人。七月二十三日。腹满胀，转矢气则稍平，夜不安寐。大便行，则血随之而下。以症状论，有似脾虚不能统血。然大便硬，则决非脾脏之虚，以脾虚者便必溏也。脉弦，宜桃仁承气汤。

桃仁泥三钱，生川军二钱后下，川桂枝三钱，生草一钱，芒硝钱半冲。

姜佐景按：病者服二剂后，大便畅而血止矣。

《大论》曰："太阳病不解，热结膀胱，其人如狂，血自下，下者愈。其外不解者，尚未可攻，当先解其外。外解已，但少腹急结者，乃可攻之，宜桃核承气汤。"本条即后人所据，指本汤为太阳府病蓄血之方治也。盖膀胱为太阳之府，本条之首见"太阳病"三字，条文又在"太阳篇"中，有此三证，得毋可信？佐景下愚，愿辟其非。

本条条文诸本稍有出入。原注曰："后云解外宜桂枝汤。"《玉函）"自"上有"必"字，"愈"上有"即"字。成氏本"解"下无"其"字。《脉经》"其外"下有"属桂枝汤证"五字，《千金翼》同。窃意凡此种种出入，皆无关大要。惟条中"膀胱"二字诸本无异，窃引为大疑。今试先问蓄血证之小便如何？按桃核承气汤条未言，但抵当汤丸三条则已三复言之。曰："以热在下焦，少腹当硬满，小便自利者，下血乃愈。"又曰："少腹硬，小便不利者，为无血也。小便自利，其人如狂者，血证谛也。"又曰："少腹满，应小便不利，今反利者，为有血也。"然则蓄血证之小便利也。夫小便从膀胱出，今小便既利，彼膀胱何病之有？反是，凡膀胱热者，其小便必不利，甚或刺痛，宜猪苓、五苓之属，此为任人所知。然则以蓄血证言，膀胱实无热结，而"膀胱"二字之误，人每熟视不觉者，盖习非成是故耳。"膀胱"二字既误，反不若"下焦"二字为妥。下焦，犹言少腹之里也，其义虽太浑涵，假之为代名可也。学者欲知其真切病所，余今尚无辞以答，惟与其谓病所属膀胱，无宁谓属大肠与子宫。盖考诸实例，女子之瘀血有从前阴下者，有从大便下者，男子则悉从大便下。桃核承气汤煎服法中，又曰"当微利"，亦可以为证。抑谓病所在大肠与子宫，犹未尽妥，未竟之义姑留待高明发之。而热结不在膀胱，要可断言。又《大论·厥阴篇》曰："病者手足厥冷，言我不结胸。'小腹'满，按之痛者，此冷结在'膀胱'关元也。"知"膀胱"二字原用以代小腹之里，不可过于拘呆，否则，膀胱既属太阳，又何能再属厥阴乎？

余今解释桃核承气汤条文，可见文冠以"太阳病"三字者，汤不必限于太阳方也。本条之意若曰："有人患太阳病，或延不医治，或医不如法，以致太阳病不解。同时其人又作他病，即热结于下焦少腹之里，发为动作如狂。设其人正气旺盛，自能逐下瘀血，如是，血自下者其病得愈。设其人正气不旺，无力逐邪者，当用药以攻之。但此时如其外太阳病依然未解，尚未可攻，当先解外。外解已，但少腹急结者，乃可用桃核承气汤攻之。"盖"外不解尚未可攻"云者，谓"太阳未罢，尚未可用阳明攻法"也。"外解已，但少腹急结者，乃可攻之"云者，谓"太阳已罢，但存阳明急结，乃可用硝黄攻下"也。夫"解外宜桂枝汤"，人知桂枝汤为太阳方，"攻之宜桃核承气汤"，人何不知桃核承气汤为阳明方？故本条全文可谓是"从太阳说到阳明"，奈何前人但见"太阳病"之冠辞，遂不见阳明病之方治耶？至于本条列在"太阳篇"中，不妨指本汤为太阳方，又何值一驳？

本汤中有桂枝一味，又是前人误解之源，曰桂枝所以解太阳之表者也。不知桂枝汤中之桂枝功在解表，桃核承气汤中之桂枝功在助下。一药二用，有说在乎？曰：我前不云乎，桂枝能活动脉之血者也。动脉之血，自里达表，桂枝助之，可以作汗解表，此桂枝汤中桂枝之功也。动脉之血自心脏出，分作上行下行，然上行者少，下行者多，少腹之热结血瘀，又远居心脏之下，使不有桂枝以助动脉之血下行，瘀何由去？此桃核承气汤中桂枝之功也。夫桂枝为血分药，桃核承气汤证为血分病，以血分药治血分病，何疑之有？其不关太阳事也明矣！（《经方实验录·桃核承气汤证其一》）

◈ **腹痛**

曹颖甫曰：胞中蓄血部位，即在膀胱两角。

昔年在红十字会，有男子少腹胀痛，用桃核承气下后，虽未澈底，而少腹渐软。然病血则由大便出，将毋服此汤后，胞中瘀血亦能被吸上行，使从大便出耶？太阳病三字，原不可泥，在"太阳篇"中，要不过辨其为蓄水否耳，此其所以当从小便有无为辨也。（《经方实验录·桃核承气汤证其一》）

◈ **瘀血**

毛家弄鸿兴里门人沈石顽之妹，年未二十。体颇羸弱，一日出外市场，骤受惊吓，归即发狂，逢人乱殴，力大无穷。石顽亦被击伤腰部，因不能起。数日后，乃邀余诊。病已七八日矣，狂仍如故。石顽扶伤出见。问之，方知病者经事二月未行。遂乘睡入室诊察，脉沉紧，少腹似胀。因出谓石顽曰：此蓄血证也，下之可愈。遂疏桃核承气汤与之。

桃仁一两，生川军五钱，芒硝二钱，炙甘草二钱，桂枝二钱，枳实三钱。

翌日问之，知服后下黑血甚多，狂止，体亦不疲，且能啜粥，见人羞避不出。乃书一善后之方与之，不复再诊。

姜佐景按：狂止体不疲者，以病者体弱不甚，而药复适中病也。即使病者体气过虚，或药量过剂，致下后疲惫者，不妨用补剂以调之。病家至此，慎勿惊惶，反令医者不克竟其技也。（《曹颖甫医案·内科疾病·暑月受寒》）

◈ **瘀血、虚损**

此证下后血必纯黑，下之不早必至虚极而死。癸酉正月，予于四明陈姓少年见之，其证肌肤甲错，腹部外皮焦黑，按之刺手，渴饮，彻夜不寐，大便累日不行。予因其内有干血也，用百合地黄合桃核承气轻剂。当晚下黑血无算，下后，觉恶寒甚，天明肢厥脉伏，病家大惊，乃就近延四明某医士，投以炮姜、附子，脉出身和，后予以附子理中继之，已得安睡，并能食，病家以为无患矣。后闻于六七日后，病者一寐不醒，盖干血虽去，而正气不支矣。

然后叹"时着男子，非止女身"之说，信而有征也。在下"未"多，于义未通，当系"来'字之误。温经汤方后月水来过多，当即此证。否则上既有血结胞门一证，此更别出经候不匀一证，岂得谓之"未多"耶？盖"在下来多"，即下经候不匀之说。或一月之中，经来二次，或月信过多，间月再来，或经行多日，以致前后参差不一，皆得以"来多"名之。厥阴之络，入于阴中，血亏而络燥，故令阴掣痛；血海在少腹左右，血海不温，故少腹恶寒；腰为水脏，后通督脉，水湿壅滞，阳气不通，则本脏及背脊酸疼；气街为足阳明动脉，在腿腹之交亦名气街，此脉由髀关抵伏兔、下膝髌，循经外廉，下至足跗，寒湿上阻，阳气被压，故气街急痛、膝胫疼烦；此脉水脏不足，则燥而掣痛，为阳明之大承气证。水湿太过，阳气内陷，乃见此证，肾脏之寒水一日不泄，阳气一日不通，桂枝芍药知母汤、麻黄附子细辛汤俱可参酌用之。血虚之人，往往猝然眩晕、颠仆道左、状如厥颠者，谓如暴厥而颠仆也。此证西医谓之脑贫血，治此者宜大补气血，近代所传防眩汤，大有成效。此证气血两虚，气虚则多悲，血虚则善怒，忽然颠仆，忽然悲哭，忽然嗔怒，状若神灵所作，其实非有鬼神，昔人谓之带下风（凡血虚阴亏癥瘕蓄血之类皆是，不专指淋沥），始病不觉，久乃羸瘦；此证多由血虚生寒，故但曰脉虚多寒，而无脉实多热之证。妇人有十二瘕、九痛、七害、五伤、三因，共三十六病，变端百出，皆当决之于脉。脉左为阴，属精与血；右为阳，属气与水。或水盛而血寒，成液枯而血燥，而论脉终以紧弦者，紧则以始病气结于外，在内之血热，犹足与之相抗；至于沉弦，则水寒而血热消沮矣。治此者，或针泻期门，或针引阳气。血结者气实，药以泻之；水寒者阳虚，药以温之。所以针药异用者，谓验其脉而知病源不同也。此节或仲师自述师承，或门人述仲师之训，与全书文体不类，或亦因论列妇人杂病而附存之欤。（《金匮发微》卷之四《妇人杂病脉证并治》）

◇ **倒经**

曹右，住林荫路。

初诊：十月二十二日。经事六七月不来，鼻衄时作，腹中有块，却不拒按，所以然者，鼻衄宣泄于上故也。阙上痛，周身骨节烘热而咳，此病欲作干血，以其体实，宜桃核承气汤加味，上者下之也。

川桂枝二钱，制川军三钱，枳实二钱，桃仁泥四钱，生甘草钱半，牛膝二钱，全当归二钱，大白芍二钱。

姜佐景按：桃核承气汤亦余所惯用而得效之方也。广益中医院（指上海中医专门学校附属医院，编者注）中，每多藜藿（指贫穷之人，编者注）之妇女，经停腹痛而乞诊。其甚者更见鼻衄或吐血，所谓倒经是也。余苟察其非孕，悉以本方加减投之，必下黑污之物而愈。本案特其一例耳。

曹右，约三十余岁。面目黧黑，一望而知为劳苦之妇人也。妇诉其苦，备如案述。干咳不得痰。其块在少腹之左，久据不移，腹中痛，却喜按。假令腹中有块而拒按，此为本汤的证，绝无可疑者。今却喜按，则本汤之中否，实须细考。余以其鼻衄之宣泄为亡血家，法当导之使下，乃径与本方，盖处方之前，未尝不踌躇审顾也！

158

二诊：十月二十三日。骨节烘热已减，咳嗽亦除，痛块已能移动，不如向之占据一方矣。服药半日，见效如此，非经方孰能致之？

川桂枝三钱，枳实三钱，当归三钱，制川军四钱，牛膝三钱，白芍三钱，桃仁四钱，甘草三钱。

姜佐景按：服药半日云者，盖妇于昨日下午五时服药，迄今日下午五时，方为一日，而今日上午九时妇即来二诊故也。妇谓其块自原处略向上中方向移动，大便畅而未察其色。咳与烘热均减，而夜寐以安。夫不治其咳而咳差，不治其骨蒸而骨蒸减者，何也？所谓治病必求其本，今主病去，而客病随除也。

三日，妇未来。四日，续来，曰：服二诊方后，饭量增，体随舒快。

其块更向上中方向移动，渐在腹之中道矣。余曰：若是甚佳，中道犹通衢，其块易下矣。曰：昨以便故，丐他医施诊，顾服药后，今日反觉不舒，块亦不动。阅其案曰："经闭，腹中痞块，日晡潮热，宿瘀内阻，胞脉不利，宜祛瘀为治。"药为：

桃仁泥六钱，花槟榔三钱，两头尖二钱，大白芍三钱，青陈皮各钱半，川桂枝一钱，醋炒三棱、莪术各三钱，紫丹参二钱，泽兰叶三钱。

余曰：案甚佳，方亦合，量又不轻，安得无效？妇坚请疏方。余曰：服二诊之方可矣，安用多事为？五日，妇竟不复来。阅者将虞其殆乎？余则敢必其向愈。

顾本汤之用，必以病者之体实为前提，假令其人体虚，粗率投之，将得不偿失，而贻后悔。阅者请检前述黄芪建中汤一案，容续陈其经过。其案病者王女士自服治肺之药乏效，坚请设法根治。余曰：根在干血，当下之。姑试以最轻之量，计：

桃仁泥二钱，制川军一钱半，元明粉钱半分二次冲，加其他和平扶正之品。

二剂后，果下黑如河泥之物。依理，此为病根之拔，正为佳兆。然而病者因是不能起床，胃纳转呆，精神又颓。虽云可用补益之药以善其后，然而病家恐惧，医更难于措手。所谓得不偿失者是也，阅者鉴之。

曹颖甫曰：桃核承气作用正在能攻下耳。二诊后他医所立方治攻而不下，安能奏效？时医畏大黄若蛇蝎，真是不治之痼疾。若王女士既下如污泥之恶物，病根已拔，虽胃呆神倦，不妨再用小建中以调之。即不服药，亦断不至死，可以片言决也！（《经方实验录·桃核承气汤证其三》）

◇ 妊娠痰饮

丁卯新秋，华宗海之母经停十月，腹不甚大而胀。始由丁医用疏气行血药，即不觉胀满，饮食如常人。经西医考验，则谓腹中有胎，为腐败之物压住，不得长大。欲攻而去之，势必伤胎。宗海邀余赴锡诊之，脉涩不滑，不类妊娠。当晚与丁医商进桃核承气汤，晨起下白物如胶痰。更进抵当汤，下白物更多，胀满悉除，而腹忽大。月余，生一女，母子俱安。

孙子云：置之死地而后生，岂其然乎？

曹颖甫曰：《金匮·妊娠篇》宿有癥病，当下其癥，桂枝茯苓丸主之。方中丹皮、桃仁、芍药极破血攻瘀之能事。丹皮、桃仁为大黄牡丹汤治肠痈之峻药，芍药为痈毒通络之必要，今人之治外证用京赤芍，其明验也。桂枝合芍药能扶统血之脾阳，而疏其瘀结，观太阳病用桂芍解肌，非以脾主肌肉乎。用茯苓者，要不过去湿和脾耳。然方治平近，远不如桃核承气、抵当丸之有力。然当时非经西医之考验，及丁医用破血药之有效，亦断然不敢用此。而竟以此奏效，其亦"有故无殒，亦无殒也"之义乎？

姜佐景按：余前表桃核承气汤为阳明攻下之方矣，若抵当汤比前汤更进一步，自亦为阳明之方。盖前汤治血之新瘀者，本汤治血之久瘀者。故二者见证显分轻重。彼曰"小腹急结"，此曰"少腹硬满"，"硬满"原较"急结"为重。彼曰"如狂"，此曰"发狂"，"发狂"原较"如狂"为重。彼有"血自下"者，此则须下其血乃愈，较血能自下者为重。彼不曰脉，当在浮而数之例，此曰"脉微而沉"，原较前为重。彼用植物性药，此用动物性药，动物性药之功原较植物性药为烈。此皆其彰明较著者也。

本汤条文曰："太阳病，六七日，表证仍在，脉微而沉，反不结胸，其人发狂者，以热在下焦，少腹当硬满，小便自利，下血乃愈。所以然者，以太阳随经瘀热在里故也，抵当汤主之。"试以此与桃核承气汤条文同读，当得一新义，有为前人所未及者。盖二条均属太阳阳明同病，惟前条先治太阳后治阳明，为经。本条先治阳明后治太阳，为权。所以有经权之分者，以血证有缓急之异也。前条血证不过急结如狂而已，故虽属阳明病，犹当先治太阳。本条血证已至硬满发狂，甚或击人上屋，其候已急，故暂舍太阳，先治阳明，正符"急当救里"之例。《大论》曰："本发汗而复下之，此为逆也。若先发汗，治不为逆。本先下之，而反汗之，为逆。若先下之，治不为逆。"此即桃核承气汤及抵当汤二条之提纲也。汪琥注曰："大约治伤寒之法，表证急者，即宜汗；里证急者，即宜下。不可拘泥于先汗而后下也。汗下得宜，治不为逆。"何其明澈允当也！

由是观之，仲圣假桃核承气汤及抵当汤二条，示人以太阳阳明经权之治，同时引出阳明之方，实无疑义。在仲圣当日临床，原有此种实例，但吾人居今日而读《大论》，却不可固执此例，以为用二方之法门。使其过于胶执，恐二方将永无可用之时，而患二方证者反永不得主治之方，宁不可哀乎？读者试察所列二方各案，其有太阳病者乎？无有也，斯可知二方实专属阳明无疑矣。窃以太阳经府之说盛行，贤者不发其非，而反惑焉，用是不殚辞费而辨之。（《经方实验录·抵当汤证其三》）

欲安良民，必除盗贼；欲养良苗，必除莠稗，此尽人之所知也。然则欲孕妇之安胎，不去其宿疾可乎？设宿癥不去，或经断未及三月，即有漏下之变，所以然者，养胎之血不能凝聚子宫，反为宿癥所阻，从旁溢出；胎头所养，则动在脐上，其实胎元无损，癥痼害之也。然亦有三月后而胎动下血者，其证亦为癥。仲师言六月动者，赅四月至六月言之耳。前三月经水通调，忽然中止，当可决其为胎，若经断三月之后，忽然下血，其为衃血横梗，不能融洽何疑。新血与衃血不和，因有渗漏之隙。不下其癥，胎必因失养而不安。仲师设立桂枝茯苓丸，以缓而下之，盖癥之所由成，起于寒湿，故用桂枝以通阳，茯苓以泄湿，丹皮、桃仁、赤芍则攻瘀而疏达之，固未可以虚寒漏下之治治也。间亦有寒湿固瘕之证阻隔腹中，不下血而胎元不足者。

曾记丁卯新秋，无锡华宗海之母，经停十月而腹不甚大，始由丁医用疏气行血药，即不觉胀满，饮食如常人，经西医考验，则谓腹中有胎，为腐败之物压住，不得长大，欲攻而去之，势必伤胎。宗海邀予赴锡诊之，脉涩不滑，不类妊娠，当晚，与丁医商进桃核承气汤，晨起，下白物如胶痰，更进抵当汤，下白物更多，胀满悉除，而腹忽大，月余，生一女，母子俱安。孙子云：置之死地而后生，宣其然乎？（《金匮发微》卷之四《妇人妊娠病脉证治》）

◇ **产后恶露不下**

同乡姻亲高长顺之女嫁王鹿萍长子，住西门路。产后六七日，体健能食，无病，忽觉胃纳反佳，食肉甚多。数日后，日晡所觉身热烦躁，中夜略瘥，次日又如是。

延恽医诊，断为阴亏阳越，投药五六剂，不效。改请同乡朱医，谓此乃桂枝汤证，如何可用养阴药？即予轻剂桂枝汤，内有桂枝五分、白芍一钱。二十日许，病益剧，长顺之弟长利与余善，乃延余诊。知其产后恶露不多，腹胀，予桃核承气汤，次日稍愈。但仍发热，脉太，乃疑《金匮》有产后大承气汤条，得毋指此证乎？即予之，方用：

生大黄五钱，枳实三钱，芒硝三钱，厚朴二钱。

方成，病家不敢服，请示于恽医。恽曰：不可服。病家迟疑，取决于长顺。长顺主与服，并愿负责。服后，当夜不下，次早方下一次，干燥而黑。午时又来请诊，谓热已退，但觉腹中胀，脉仍洪大，嘱仍服原方。实则依余意，当加重大黄，以病家胆小，姑从轻。次日，大下五六次，得溏薄之黑粪，粪后得水，能起坐，调理而愈。

独怪近世医家遇虚羸之体，虽大实之证，不敢竟用攻剂。不知胃实不去，热势日增，及其危笃而始议攻下，惜其见机不早耳！

姜佐景按：王季寅先生作《产后之宜承气汤者》篇曰：产后虚证固多，实证间亦有之，独怪世医动引丹溪之说，谓产后气血双虚，惟宜大补，虽有他证，均从末治，执此以诊，鲜不贻误。（《经方实验录·产后阳明病》）

| 厚朴三物汤 |

【组成】

厚朴八两　大黄四两　枳实五枚

上三味，以水一斗二升，先煮二味取五升，内大黄煮取三升，温服一升，以利为度。（《金匮发微》卷之二《腹满寒疝宿食病脉证治》）

【应用】

病腹满发热，为表里同病，故参用桂枝汤以解外。若但见腹痛便闭而不发热，厚朴三物汤已足通大便之闭，一下而腹痛自止矣。

按：此方即小承气汤，惟厚朴较重耳。（《金匮发微》卷之二《腹满寒疝宿食病脉证治》）

痛而闭者，厚朴三物汤主之。（《金匮发微》卷之二《腹满寒疝宿食病脉证治》）

| 抵当汤 |

【组成】

水蛭　虻虫各三十个熬　桃仁三十枚　大黄三两洒酒浸

上四味为末，水五升，煮取三升，温服一升。（《金匮发微》卷之四《妇人杂病脉证并治》）

水蛭熬　虻虫去翅、足，熬各三十个　大黄三两酒洗　桃仁三十个

上四味，以水五升，煮取三升，去滓，温服一升，不下更服。（《伤寒发微》卷第二《太阳下篇》）

【应用】

"太阳篇"云：热在下焦，少腹当硬满、小便不利者，下血乃愈，抵当

汤主之。又云：脉沉结，少腹硬，小便自利，其人如狂者，血证谛也，抵当汤主之，其明证也。（《金匮发微》卷之四《妇人杂病脉证并治》）

太阳病，身黄，脉沉结，少腹硬，小便不利者，为无血也。小便自利，其人如狂者，血证谛也，抵当汤主之。（《伤寒发微》卷第二《太阳下篇》）

阳明证，其人喜妄者，必有蓄血，所以然者，本有久瘀血，故令喜妄；屎虽硬，大便反易，其色必黑，抵当汤下之。（《伤寒发微》卷第三《阳明篇》）

病人无表里证，发热七八日，虽脉浮数者，可下之。假令已下，脉数不解，合热则消谷善饥，至六七日不大便者，有瘀血也，宜抵当汤。（《伤寒发微》卷第三《阳明篇》）

妇人经水不利，抵当汤主之。（《金匮发微》卷之四《妇人杂病脉证并治》）

【方论】

太阳病，六七日，表证仍在，脉微而沉，反不结胸，其人发狂者，以热在下焦，少腹当硬满，小便自利者，下血乃愈。所以然者，以太阳随经，瘀热在里故也，抵当汤主之。（《伤寒发微》卷第二《太阳下篇》）

太阳六七日，已满一候，仍见恶寒发热之表证，则其病为不传。但不传者，脉必浮紧及浮缓，乃反见沉微之脉。考结胸一证，关上脉沉，以其结在心下也。今见沉微之脉，反不结胸，其人发狂者，因太阳阳热陷于下焦，致少腹硬满。夫下焦者，决渎之官，上出于肾，下属膀胱，西医谓之输尿管，亦称肾膀管。中医以为肾与膀胱相表里者，以此以少阴为寒水之脏者，未尝不以此也。血海附丽于膀胱，太阳阳热随经而结于腑，伤及胞中，血海因病蓄血。然必验其小便之利，乃可定为血证。抵当汤一下，而即愈矣。（《伤寒发微》卷第二《太阳下篇》）

太阳病身黄，血液之色外见，已可定为血证，加以脉沉结，少腹硬，则太阳标热已由寒水之脏循下焦而入寒水之腑。然小便不利者，尚恐其为水结，抵当汤不中与也。要惟小便利而其人如狂者，乃可断为胞中血结，然后下以抵当汤，方为万全无弊。盖小便通则少腹不当硬，今少腹硬，故知其为热瘀血海也。（《伤寒发微》卷第二《太阳下篇》）

脉浮滑必下血者，太阳标热系于表则浮，入于腑则滑，太阳之腑与胞中血海相附丽，故必伤及血分。苟其蓄而不下，则为抵当汤证。（《伤寒发微》卷第二《太阳下篇》）

设或不解，然后再用抵当汤攻之，热邪之内陷者，去瘀血，无所吸引，则固易为力也。（《伤寒发微》卷第二《太阳下篇》）

仲师成例具在，不可诬也。惟伤寒之蓄血为血实，故用抵当汤、桃核承气汤以下之。（《金匮发微》卷之二《中风历节病脉证并治》）

【医案】

◇ 瘀血

蓄血一证，见于女子者多矣，男子患者甚鲜。某年，余诊一红十会某姓男子，少腹胀痛，小便清长，且目不识物。论证确为蓄血，而心窃疑之。乃姑投以桃核承气汤，服后片时，即下黑粪，而病证如故。再投二剂，加重其量，病又依然，心更惊奇。因思此证若非蓄血，服下药三剂，亦宜变成坏病。若果属是证，何以不见少差，此必药轻病重之故也。

时门人章次公在侧曰：与抵当丸何如？余曰：考其证，非轻剂可瘳，乃决以抵当汤下之。服后，黑粪挟宿血齐下。更进一剂，病者即能伏榻静卧，腹胀平，痛亦安。知药已中病，仍以前方减轻其量，计：虻虫二钱，水蛭钱半，桃仁五钱，川军五钱。

后复减至虻虫、水蛭各四分，桃仁、川军各钱半。由章次公调理而愈。后更询诸病者，盖尝因劳力负重，致血凝而结成蓄血证也。（《经方实验录·抵当汤证其二》）

◇ 闭经

妇人经水不利，有虚实、寒热之分，虚者宜温经汤，兼有湿热则宜土瓜根散，产后水与血俱结胞中则宜大黄甘遂汤，前数条已详言之矣。然则此条何以但言不利下，而主治乃为抵当汤？盖此条不举病状者，为其《伤寒》"太阳篇"已备言之也。"太阳篇"云：热在下焦，少腹当硬满、小便不利者，下血乃愈，抵当汤主之。又云：脉沉结，少腹硬，小便自利，其人如狂者，血证谛也，抵当汤主之，其明证也。按：此证少腹必结痛，大便必黑，要以小便利为不易之标准，使但用寻常通经之药，岂有济乎？

予昔在同仁辅元堂治周姓十七岁少女，时经停五月矣，以善堂忌用猛药，每日令服大黄䗪虫丸，不应。应送诊期后，病者至江阴街寓所求诊，月事不行已抵七月。予用虻虫、水蛭各一钱，大黄五钱，桃仁五十粒下之，下后以四物加参、芪善后，凡二剂。十年来，于江阴街遇之，始知其嫁于小西门朱姓，已生有二子矣。（《金匮发微》卷之四《妇人杂病脉证并治》）

余尝诊一周姓少女，住小南门，年约十八九。经事三月未行，面色萎黄，少腹微胀，证似干血劳初起。因嘱其吞服大黄䗪虫丸，每服三钱，日三次，尽月可愈。自是之后，遂不复来，意其差矣。

越三月，忽一中年妇人扶一女子来请医。顾视此女，面颊以下几瘦不成人，背驼腹胀，两手自按，呻吟不绝。余怪而问之，病已至此，何不早治？妇泣而告曰：此吾女也，三月之前，曾就诊于先生，先生令服丸药，今腹胀加，四肢日削，背骨突出，经仍不行，故再求诊！余闻而骇然，深悔前药之误。然病已奄奄，尤不能不一尽心力。第察其情状，皮骨仅存，少腹胀硬，重按痛益甚。此瘀积内结，不攻其瘀，病焉能除？又虑其元气已伤，恐不胜攻，思先补之。然补能恋邪，尤为不可。于是决以抵当汤予之。

虻虫一钱，水蛭一钱，大黄五钱，桃仁五十粒。

明日母女复偕来，知女下黑瘀甚多，胀减痛平。惟脉虚甚，不宜再下，乃以生地、黄芪、当归、潞党、川芎、白芍、陈皮、茺蔚子活血行气，导其瘀积。一剂之后，遂不复来。

后六年，值于途，已生子，年四五岁矣。

姜佐景按：丸药之效否，与其原料之是否道地，修合之是否如法，储藏之是否妥善，在在有关，故服大黄䗪虫丸而未效者，不能即谓此丸竟无用也。（《经方实验录·抵当汤证其一》）

| 抵当丸 |

【组成】

虻虫去翅、足　水蛭熬各二十个　桃仁二十五个　大黄三两

上四味，捣分为四丸，以水一升，煮一丸，取七合服之。晬时当下血，若不下者更服。（《伤寒发微》卷第二《太阳下篇》）

【应用】

伤寒有热，少腹满，应小便不利，今反利者，为有血也。当下之，不可余药，宜抵当丸主之。（《伤寒发微》卷第二《太阳下篇》）

【方论】

今小便反利，证情实为蓄血。蓄血者，于法当下，为其热结膀胱，延及胞中血海，所谓城门失火、殃及池鱼也。不可余药云者，谓抵当丸外，不当复进他药。丸之力缓，故晬时方下血，亦以其无发狂如狂之恶候，故改汤为丸耳。（《伤寒发微》卷第二《太阳下篇》）

【医案】

◇ 闭经

常熟鹿苑钱钦伯之妻。经停九月，腹中有块攻痛，自知非孕，医予三

棱、莪术多剂，未应，当延陈葆厚先生诊。先生曰：三棱、莪术仅能治血结之初起者，及其已结，则力不胜矣。吾有药能治之。顾药有反响，受者幸勿骂我也。主人诺。当予抵当丸三钱，开水送下。入夜，病者在床上反复爬行，腹痛不堪，果大骂医者不已。天将旦，随大便，下污物甚多。其色黄白红夹杂不一，痛乃大除。

次日复诊，陈先生诘曰：昨夜骂我否？主人不能隐，具以情告。乃予加味四物汤，调理而瘥。

曹颖甫曰：痰饮证之有十枣汤，蓄血证之有抵当汤丸，皆能斩关夺隘，起死回生。近时岐黄家往往畏其猛峻，而不敢用，即偶有用之者，亦必力为阻止，不知其是何居心也。（《经方实验录·抵当丸证》）

李右。月事两匝不至，少腹痛，按之尤甚，面色焦黑沉实，此必内有瘀血，当下之。

抵当丸五钱，作三服，开水下。

王镇轩记：服后大便下黑白秽物甚多，后与调和气血之剂，经已行矣。（《曹颖甫医案·妇科疾病·肝郁经停》）

| 大陷胸汤 |

【组成】

大黄六两　芒硝一升　甘遂一钱匕

上三味，以水六升，先煮大黄，取二升，去滓，内芒硝煮一两沸，内甘遂末，温服一升，得快利，止后服。（《伤寒发微》卷第二《太阳下篇》）

【应用】

伤寒六七日，结胸热实，脉沉而紧，心下痛，按之石硬者，大陷胸汤主之。（《伤寒发微》卷第二《太阳下篇》）

太阳病，重发汗而复下之，不大便五六日，舌上燥而渴，日晡所小有潮热，从心下至小腹硬满而痛，不可近者，大陷胸汤主之。（《伤寒发微》卷第二《太阳下篇》）

但结胸，无大热者，此为水结在胸胁也，但头微汗出者，大陷胸汤主之。（《伤寒发微》卷第二《太阳下篇》）

此虽已下之，不为逆，必蒸蒸而振，却发热汗出而解。若心下满而硬痛者，此为结胸也，大陷胸汤主之。（《伤寒发微》卷第二《太阳下篇》）

【鉴别】

但胸中痛而表无大热，则阳明之火不实，而太阳之水内壅，上积于胸下及两胁、三焦，水道不能下达膀胱。大黄、芒硝皆在禁例，但须与悬饮内痛同治，投之以十枣汤。而胸胁之水邪已破，要惟头有微汗出者，阳气既不能外泄而成汗，寒水又不能化溺而下行，不得已而用大陷胸汤。此亦从头上之微汗，察其中有阳热，格于中脘痰湿而攻之。设头上并无微汗，则仍为十枣汤证，不当更用大陷胸汤矣。（《伤寒发微》卷第二《太阳下篇》）

【方论】

太阳病，脉浮而动数，浮则为风，数则为热，动则为痛，数则为虚，头痛发热，微盗汗出，而反恶寒者，表未解也。医反下之，动数变迟，膈内拒痛，胃中空虚，客气动膈，短气躁烦，心中懊恼，阳气内陷，心中因硬则为结胸，大陷胸汤主之。若不结胸，但头汗出，余处无汗，齐颈而还，小便不利，身必发黄也。（《伤寒发微》卷第二《太阳下篇》）

下利后更烦，当以心下为验，若按之石硬，或痛，则有痰涎与宿食胶结胃中，而为大小陷胸汤证；惟按之而濡，乃可决为虚烦，但清其余邪足矣。（《伤寒发微》卷第四《厥阴篇》）

若标阳并寒水因误下而停蓄膈上，则为大小结胸，此宜大陷胸汤、小陷胸汤者也。（《伤寒发微》卷第一《太阳上篇》）

"太阳篇"云：脏结无阳证，不往来寒热，其人反静，舌上苔滑者，不可攻也。盖脏结之心下硬满与结胸同。而结胸一证，则由中风误下。风为阳邪，阳邪内陷易于化燥，水从燥化则为痰涎，故宜芒硝、大黄以通肠胃，甘遂以达痰，于是有大陷胸汤之攻下法。甚者燥热挟痰上阻肺气，于是并有加葶苈、杏仁于大陷胸汤内，而为陷胸丸之攻下法。（《伤寒发微》卷第三《阳明篇》）

是故大陷胸汤，用大黄、芒硝，以除内陷之阳热，用甘遂以祛膈下之浊痰，而结胸自愈矣。（《伤寒发微》卷第二《太阳下篇》）

【医案】

◇ 结胸

袁茂荣，六月十九日。病延一月，不饥不食，小便多而黄，大便阙，但转矢气，脉形似和。脏无他病，下之当愈，上膈有湿痰，宜大陷胸汤。

生川军五钱后入，制甘遂二钱先煎，元明粉三钱冲。

姜佐景按：有名袁茂荣者，南京人，年四十四，以卖面为业，其面摊即设上海民国路方浜桥顺泰当铺前人行道旁。体素健，今年六月间忽病，缠绵床笫者达一月之久，更医已屡，迄未得效。胸闷异常，不能食，两旬不得大便，一身肌肉尽削，神疲不能起床。半月前，胯间又起跨马疳，红肿疼痛，不能转侧，至是有如千斤重量负系其间。自问病笃，无可为已。曰：有能与我峻剂剧药者，虽死无怨也！史君惠甫与茂荣居相近，怜其遇，慨然邀师诊。师至，按脉察证，曰：此易耳。不能食者，湿痰阻于上膈也。不大便者，燥矢结于大肠也。湿痰阻于上者，我有甘遂以逐之。燥矢结于下者，我有硝黄以扫之。一剂之后，大功可期，勿虑也。故师径用大陷胸汤如上载，但嘱服初煎一次已足。

茂荣以经营为生，性甚敏悟，虽不明医理，顾知此为剧药，必难下咽。因俟药汁稍凉，闭目凝睫，满欲一口而尽饮之。但药汁气味过烈，勉啜二口，辄不能续进，余其小半而罢。服后，呕出浓痰，且觉药力直趋腹部，振荡有声，腹痛随作，欲大便者三四次。卒无所下。至夜三鼓，腹痛更剧，乃下燥矢五六枚，随以溏粪。据云矢粪积于纸制香烟匣中，满二匣。予尝诘之曰：何不用便桶耶？曰：际此衰疲之时，尚有何能力起床耶？况家无长物，故权假烟匣作便桶耳。予为之莞尔。

翌早，茂荣一觉醒来，方入妙境。向之胸闷如窒者，今则渐趋清明；昨之腹痛如绞者，今则忽转敉平。而胯间之疽亦崩溃而脓出，重痛大除，盖内证愈而外疽无所附丽也。于是思食，能进粥一碗。喜悦之情无以复加，盖其与粥饭绝缘者，已一月有余，不意得重逢时也。后溃疽由西医调治十日，即告收功，不劳吾师之再诊矣。茂荣性情诚恳，而言语滑稽，予与惠甫崇景曾共访之，故知其病情稔。

夫大陷胸汤号称峻剂，世人罕用之，抑亦罕闻之，而吾师则能运之若反掌，抑亦何哉？曰：此乃四十年临诊之功，非骤可得而几也。苟强求之，非惟画虎不成，类犬贻讥，而人命之责实重也。予尝谓仲圣方之分类，若以其峻否别之，当作为三大类。

第一类为和平方，补正而可去邪者也。姑举十方以为例，则桂枝汤、白虎汤、小柴胡汤、理中汤、小建中汤、炙甘草汤、吴茱萸汤、小青龙汤、五苓散、当归芍药散等是。若是诸汤证，遇之屡，而辨之易，故易中而无伤。

第二类为次峻方，去邪而不伤正者也。并举十方以为例，则麻黄汤、大承气汤、大柴胡汤、四逆汤、麻黄附子细辛汤、大建中汤、大黄牡丹皮汤、桃核承气汤、葛根芩连汤、麻杏甘石汤等是。若是诸汤证亦遇屡而辨易，但当审慎以出之，为其不中则伤正也。

第三类乃为峻方，是以救逆为急，未免伤正者也。举例以明之，则大陷胸汤、十枣汤、三物白散、瓜蒂散、乌头汤、皂荚丸、葶苈大枣泻肺汤、甘草半夏汤、甘草粉蜜汤、抵当汤等是。若是诸汤证，遇之较鲜，而辨之难确。用之而中，已有伤正之虞，不中，即有坏病之变，可不畏哉？佐景侍师数载，苦心钻研，于第一类和平方幸能施用自如，于第二类次峻方则必出之以审慎，亦每能如响斯应，独于第三类峻方，犹不敢曰能用。即遇的证，亦必请吾师重诊，方敢下药。此乃治医者必经之途径，不必讳饰。是故医士有能用第一类方而不能用第二类、第三类方者，有能用第一类、第二类方而不能用第三类方者，未闻有能用第三类方而不能用第一类、第二类方者也。然则今有初学医者焉，毫无用方经验，见本案大陷胸汤证，惊其神而识其效，越日，偶遇一证，与本证相似，乃遽投以重剂大陷胸汤，可乎？吾知其未可也。是故治医之道，法当循序而渐进，切勿躐等以求功。多下一分苦工夫，方增一分真本事。阅者能体斯旨，方为善读书者。

曹颖甫曰：世人读仲景书，但知太阳误下成结胸，乃有大陷胸汤证，而不知未经误下，实亦有结胸一证，而宜大陷胸汤者。夫伤寒六七日，热实，脉沉紧，心下痛，按之石硬，及伤寒十余日，热结在里，无大热，此为水结在胸胁，二条皆示人以未经误下之结胸，读者自不察耳。予谓太阳传阳明之候，上湿而下燥，苟肠中燥火太重，上膈津液化为黏痰，结胸之病根已具，原不待按之石硬，然后定为结胸证。即水结在胸胁，胸中但见痞闷，而不觉痛者，何尝非结胸证也？此方予十年来验案甚多，一时不能追忆，暇时当检出之，以供快览。（《经方实验录·大陷胸汤证其二》）

姜佐景又按：王季寅先生作《同是泻药》篇曰："民十八四月某日，狂风大作，余因事外出，当时冒风，腹中暴疼。余凤有腹疼病，每遇发作，一吸阿芙蓉（指鸦片，编者注），其疼立止。不料竟不见效，服当归芍药汤加生军一剂，亦不应。时已初更，疼忽加剧，家人劝延针医。余素拒针，未允所请。至午夜，疼如刀绞，转侧床头，号痛欲绝。无何，乃饮自己小便一盂，始稍安。已而复作，状乃如前。黎明家人已延医至矣。遂针中脘以及各穴，凡七针。行针历五小时，痛始止。据该医云，腹部坚硬如石，针虽止疼一时，而破坚开结，非药不克奏功。因拟顺气消导之方。余不欲服，家人再三怂恿，勉进一剂，病不稍减。翌日，家人仍欲延前医。余坚辞曰：余腹坚硬如石，决非顺气化痰所能奏效，惟大承气或可见功。因自拟生军三钱，枳实二钱，厚朴三钱，芒硝五分。服后，时许，下积物甚多，胸腹稍畅。次日，胸腹仍觉满闷硬疼，又进二剂，复下陈积数次。元气顿形不支，因改服六君子汤三剂。后元气稍复，而胸腹满疼，仍自若也。更服大承气二剂，不惟疼痛丝毫未减，腹中满硬如故，而精神衰惫，大有奄奄欲毙之势。因念攻既不任，补又不可，先攻后补，攻补兼施，其效犹复如此。生命至是，盖已绝望矣！

谈次，忽忆《伤寒》小结胸病，正在心下，按之始痛；大结胸则从心下至少腹硬满，不待按，即痛不可近。余之初病，即胸腹坚硬如石，号痛欲绝者，得毋类是？惟大结胸以大陷胸汤为主治，此汤之药仅大黄、芒硝、甘遂三味。硝黄余已频服之矣。其结果既如上述，加少许甘遂，即能却病回生耶？兴念及此，益旁皇无以自主。既思病势至此，不服药即死，服之或可幸免，遂决计一试。

方用生军二钱，芒硝五分，甘遂末一分。药既煎成，亲友群相劝阻，余力排众议，一饮而尽。服后，顿觉此药与前大不相同，盖前所服硝黄各剂，下咽即觉药力直达少腹，以硝黄之性下行最速故也。今服此药，硝黄之力竟不下行，盘旋胸腹之间，一若寻病者然。逾时，忽下黑色如棉油者碗许，顿觉胸中豁朗，痛苦大减。四五剂后，饮食倍进，精神焕发。古人所谓用之得当，虽硝黄亦称补剂者，于斯益信。惟此汤与大承气汤，只一二味出入，其主治与效力有天渊之别，经方神妙，竟有令人不可思议者矣！嗣又守服十余剂，病已去十分之九，本可不药而愈。余狃于前服此汤，有利无弊，更服一剂，以竟全功。讵药甫下咽，顿觉心如掀，肺如捣，五脏鼎沸，痛苦不可名状。亟以潞参一两，黄芪五钱，饴糖半茶杯，连服二剂，始安。

余深奇同是泻药，初服硝黄，则元气徒伤，继加甘遂，则精神反形壮旺。故详述颠末，而为之记。"（录《医界春秋》）。

细按本篇实有无上之价值。何者？病人服医者之药，每不能详言服后之变化，惟有医者服自疏之药，乃能体察周详，言之有物。观王先生之言，今服大陷胸后，硝黄之力竟不下行，盘旋胸腹之际，一若寻病者然。可谓一言发千古之秘，胜于后世注家之书，徒以空谈为依归者！此实验之所以可贵也。

曹颖甫曰：药不由于亲试，纵凭思索理解，必有一间未达之处。予昔服生附子，一身麻痹，至于洞泄秽浊之水，不能自禁，久乃沉沉睡去，比觉，而二十余日之泄泻竟尔霍然。若夫大陷胸汤，予但知令上膈湿痰并中下燥矢俱去耳，且其不解下后之更用硝黄，今观王君自记，始知硝黄与甘遂同煎，硝黄之性即与甘遂化合，而为攻治上膈湿痰之用，固不当失之毫厘也！（《经方实验录·大陷胸汤证其一》）

◇ **儿科结胸**

沈家湾陈姓孩年十四，独生子也。其母爱逾掌珠，一日忽得病，邀余出诊。脉洪大，大热，口干，自汗，右足不得伸屈。病属阳明，然口虽渴，终日不欲饮水，胸部如塞，按之以痛，不胀不硬，又类悬饮内痛。大便五日未通。上湿下燥，于此可见，且太阳之湿内入胸膈，与阳明内热同病。不攻其湿痰，燥热焉除？于是遂书大陷胸汤与之。

制甘遂一钱五分，大黄三钱，芒硝二钱。

返寓后，心殊不安。盖以孩提娇嫩之躯，而予猛烈锐利之剂。倘体不胜任，则咎将谁归？且《伤寒论》中之大陷胸汤证，必心下痞硬而自痛，其甚者或有从心下至少腹硬满，而痛不可近为定例。今此证并未见痞硬，不过闷极而塞，况又似小儿积滞之证，并非太阳早下失治所致。事后追思，深悔孟浪。至翌日黎明，即亲往询问。据其母曰：服后大便畅通，燥屎与痰涎先后俱下，今已安适矣。其余诸恙，均各霍然。乃复书一清热之方以肃余邪。

嗣后余屡用此方治愈胸膈有湿痰，肠胃有热结之证，上下双解，辄收奇效。语云：胆欲大而心欲小，于是益信古人之不予欺也！

姜佐景按：余未从师前，曾遇一证。病者为一肥妇，自谓不病则已，病则恒剧。时当炎暑，初起，微恶风寒，胸闷，医者予以解表祛暑之方，二剂而病增。改就伤寒专家诊治，予淡豆豉、黑山栀等药。三日病更剧，专家拒而勿治。病家计无所出，乃问道于余。细审病状，胸中闷热特甚，以西药消炎膏涂其胸部，则热气腾腾上冒，如蒸笼然。且苦咯痰不出，得少许，皆黏腻不堪，以二指引之，不断如线。大便不行，全身壮热，口渴引饮，病殊棘手。因思前医既汗之不解，乃予大剂白虎以清之。服后，成效渺然，胸中闷热如故。遂亟请更医，投以化痰之剂，若枳实、竹茹、象贝、杏仁之属，都为一方。服竟，得寐片刻，醒则依然。病家迫不得已，乃赍重金，敦延负时誉之名医某。医至，持脉不二分钟，辄详言病状，历历如绘，旁听者咸惊为神。于是展纸书案，洋洋大篇，积满二笺，得数百言。其大意曰：湿温为病，汗之不解，清之不愈，仅可用辛平一法，以宣泄之。倘发白㾦则吉，否则危。其方药第一味，为枇杷叶三钱（去毛，包煎），余如象贝、杏仁、蝉衣、丝瓜络等，悉属王道和平之品，量亦绝轻。方成，其家人持以请教最初之医。医曰：此方和平，任何人，任何时，服均无损。于是病家遂与服，服后效否，自在阅者明鉴之中，无庸赘陈。然病家笃信名医，名医自为悉心调治。果出白㾦，悉如预言，先后四十余日，病乃渐瘥。

余深惭从前学植疏浅，及今追忆，此妇之疾，实大陷胸汤证也！观其胸中苦闷之状，如顽敌负固而守，恰无二致，不有劲旅，如甘遂、硝、黄等将军者，安能披坚陷阵，而底于平哉？然则陷胸二字，其义亦深长矣。

《王孟英医案》云："陈赤堂令正患感，面赤不眠，烦躁谵语，口甘渴腻，溲涩而疼，顾听泉多剂清解未应。孟英切其脉，左弦洪而数，右滑而溢，胸次痞结，大解未行。肝阳上浮，肺气不降，痰热阻痹，邪乃逗留。与小陷胸汤合温胆雪羹，加旋葍投之，胸结渐开。乃去半夏，而送当归龙荟丸，谵语止且能眠，参以通幽汤，下其黑矢。三次后，始进养阴和胃而痊。"

陆士谔按云："面赤不眠，烦躁谵语，口甘渴腻，溲涩而疼，脉左弦洪而数，右滑而溢，胸次痞结，大解未行，显然邪热熏灼，顽痰阻滞。与小陷胸合温胆雪羹加旋葍，破结舒气化痰，实为吃紧之治。当归龙荟丸乃是钱氏方，当归、龙胆草、山栀、川连、川柏、黄芩、大黄、芦荟、青黛、木香、麝香专治肝经实火者。通幽汤则东垣方也，当归身、升麻梢、桃仁、甘草、红花、生熟地。参其法者，吾意升麻、熟地当必去也。"以上王案陆按相得益彰，与上述肥妇案之名医用枇杷叶、蝉衣者，实有霄壤之别。然此案设逢吾师诊治，其必用大陷胸汤无疑。其奏效之捷，吾知必较小陷胸汤加味更胜一等也。

细考本汤证显属阳明，其由太阳传来者居多，不必定由误下所致。盖太阳发汗不畅，表证虽罢，而宿水积浊留恋膈上，又加阳明之燥热，闭结于下，炎炎上熏，致湿浊凝为痰涎，欲吐不能，故胸闷特甚。细考其完全见证，厥为发热，不恶寒，但恶热，面目赤，喉中有痰声，痰黏而稠，苦咯之不出。胸闷之外，甚者微痛，不欲饮，即饮而不多，脉大而实，大便三日以上未行，苔黄腻，不咳者多，其胁或痛或不痛。故必用甘遂，则湿浊上据，下热得其掩护，将不肯去。否则，徒以白虎清之，则釜底之薪火未除，热无由减；徒以温胆化之，则平淡之药力嫌轻，痰无由化。若汗之，则更不合，所谓清之不愈，汗之不解，于是转为白㾦之变，而所谓湿温之病成矣。

以上所论结胸之证，似犹为结胸之一式，若《伤寒论》所言结胸，其义更广。《大论》曰："伤寒六七日，结胸热实，脉沉而紧，心下痛，按之石硬者，大陷胸汤主之。"此结胸之以心下石硬为主证者也。又曰："伤寒十余日，热结在里，复往来寒热者，与大柴胡汤，但结胸，无大热者，此为水结在胸胁也，但头微汗出者，大陷胸汤主之。"此结胸之以胸胁水结为主证者也。又曰："太阳病，重发汗，而复下之，不大便五六日，舌上燥，而渴，日晡所小有潮热，从心下至少腹硬满，而痛不可近者，大陷胸汤主之。"此以少腹痛为主证者也。若是诸式结胸，吾信本汤皆能疗之，与五苓散之治水，能治水之壅在下焦者，亦能治水之壅及中焦者，更能治水之壅及上焦者，实有异曲同工之妙。

《大论》本汤方下云："上三味，以水六升，先煮大黄，取二升，去滓，内芒硝，煮一二沸，内甘遂末，温服一升，得快利，止后服。"至吾师之用本方，病者常将三药同煎，不分先后，亦不用末，服后每致呕吐痰涎，继而腹中作痛，痛甚乃大便下，于是上下之邪交去，而病可愈。窃按甘遂用末和服，其力十倍于同量煎服，吾师常用制甘遂钱半同煎，以治本证。若改为末，量当大减，切要切要。甘遂服后之反应，互详下列悬饮案。

陆渊雷按云："结胸既由误下而得，复以大陷胸汤峻下。舒驰远既疑之，铁樵先生亦谓大陷胸不可用。太炎先生云：'结胸有恶涎，此有形之物，非徒无形之热也。非更以下救下，将何术哉？然江南浙西妄下者少，故结胸证不多见，而大陷胸汤之当否，亦无由目验也。吾昔在浙中，见某署携有更夫。其人河北人也，偶患中风，遽饮皮硝半碗，即大下，成结胸。有扬州医以大陷胸下之，病即良已，此绝无可疑者。'"按以下救误下，是犹将计就计，良工之谋，奚用疑为？故每读医术，辄佩太严先生之伟伦，非无因也。

先贤余听鸿云："泰兴太平洲王姓妇，始而发热不甚，脉来浮数，舌苔薄白。因其发热，投以二陈苏叶等，其舌即红而燥。改投川贝、桑叶等，其舌又白。吾师兰泉见其舌质易变，曰：此证大有变端，使其另请高明。王姓以为病无所苦，起居如常，谅无大患。后延一屠姓医诊之，以为气血两虚，即服补中益气两三剂，愈服愈危，至六七剂，即奄奄一息，脉伏气绝。时正酷暑，已备入木。吾师曰：王氏与吾世交，何忍袖手，即往视之。见病人仰卧正寝，梳头换衣，备入木矣。吾师偕余细视，面不变色，目睛上反，唇色尚红，其形似未至死。后将薄纸一张，盖其口鼻，又不见鼓动。气息已绝，按脉亦绝。吾师左右踌躇，曰：未有面色不变，手足尚温而死者！后再按其足上太冲、太溪，其脉尚存。曰：未有见足脉尚存，而手脉已绝者！必另有别情，即将其衣解开，按其脘中石硬而板重；力按之，见病人眉间皮肉微动，似有痛苦之状。吾师曰：得矣，此乃大结胸之证也！非水非痰，是补药与热邪搏结而成，医书所未载也。即书：大黄一两，芒硝三钱，厚朴三钱，枳实三钱，莱菔子一两，瓜蒌皮一两。先煎枳朴莱蒌，后纳大黄滤汁，再纳芒硝滤清。将病人牙关挖开，用竹箸两只，插入齿中，将药汁渐渐灌入，自午至戌，方尽一剂。至四更时，病人已有气息。至天明，稍能言语，忽觉腹中大痛。吾师曰：病至少腹矣，当再服原方半剂。腹大痛不堪，下燥矢三十余枚，而痛即止。后调以甘凉养胃。"（录《诊余集》）

姜佐景按：此乃大陷胸证之变局，大陷胸汤之活用，神而明之，竟能起九死于一生，为医者不当若是乎！

吾师自治本案用大陷胸汤得效，其后屡屡用之，率奏奇功。

余尝亲见师家一房客，母女三人患病相似，师疏大陷胸汤与之，令三人合饮，次日均瘥。夫以此告人，人能信之乎？

曹颖甫曰：太阳之传阳明也，上湿而下燥。燥热上熏，上膈津液悉化黏痰。承气汤能除下燥，不能去上膈之痰。故有按之不硬之结胸，惟大陷胸汤为能彻上下而除之。原不定为误下后救逆之方治也。治病者亦观其通焉可耳。(《经方实验录·大陷胸汤证其一》)

| 大陷胸丸 |

【方论】

病发于阳，而反下之，热入因作结胸。病发于阴，而反下之，因作痞也。所以成结胸者，以下之太早故也。结胸者，体亦强如柔痓状，下之则和，宜大陷胸丸。(《伤寒发微》卷第二《太阳下篇》)

仲师言下之则和，宜大陷胸丸者，葶苈、杏仁、甘遂以去上膈之痰，即用硝黄以导中脘之滞，燥气既去，经脉乃伸。其所以用丸不用汤者，此正如油垢黏滞，非一过之水所能荡涤也。(《伤寒发微》卷第二《太阳下篇》)

| 小陷胸汤 |

【组成】

黄连一两　半夏半斤　瓜蒌实大者一枚

上三味，以水六升，先煮瓜蒌取三升，去滓，内诸药，煎取二升，去滓，分温三服。(《伤寒发微》卷第二《太阳下篇》)

【应用】

小结胸病，正在心下，按之则痛，脉浮滑者，小陷胸汤主之。(《伤寒发微》卷第二《太阳下篇》)

太阳寒水之气，循手少阴三焦上行，外出皮毛则为汗；由手少阳三焦下行，输泄膀胱则为溺。若夫二阳并病，则上行之气机不利而汗出不彻，下行之气机不利而小便难。水道不通，正宜五苓散以达之。而反用承气以下之，于是水结心下，遂成结胸；水渗大肠，下利不止；水结上焦，故水浆不下；水气遏抑，阳气不宣，故心烦。

按：此证上湿下寒，即上三物小陷胸汤证。以寒实结胸而无热证，与病在阳节略同，故知之。(《伤寒发微》卷第二《太阳下篇》)

若标阳并寒水因误下而停蓄膈上，则为大小结胸，此宜大陷胸汤、小陷胸汤者也。(《伤寒发微》卷第一《太阳上篇》)

寒实结胸无热证者，与三物小陷胸汤，白散亦可服。(《伤寒发微》卷第二《太阳下篇》)

下利后更烦，当以心下为验，若按之石硬，或痛，则有痰涎与宿食胶结胃中，而为大小陷胸汤证；惟按之而濡，乃可决为虚烦，但清其余邪足矣。（《伤寒发微》卷第四《厥阴篇》）

【方论】

小陷胸汤，黄连苦降以抑在上之标热，半夏生用以泄水而涤痰，瓜蒌实以泄中脘之浊。

按：此即泻心汤之变方，后文半夏泻心汤、生姜泻心汤、甘草泻心汤，皆黄连、半夏同用，是其明证也。意此证里实不如大结胸，而略同虚气之结而成痞。方中用黄连以降上冒之热邪，用瓜蒌实以通胃中之积垢，与后文治痞之大黄黄连泻心汤相类。但此证为标热陷于心下，吸引痰涎水气而腑滞稍轻，故以黄连、半夏为主，而以瓜蒌实易大黄。后文所列之痞证，关上脉浮者，腑滞较甚，而又为标热吸引，故以大黄为主，而黄连副之，不更纳去水之半夏也。（《伤寒发微》卷第二《太阳下篇》）

【医案】

◇ 结胸

《王孟英医案》云："陈赤堂令正患感，面赤不眠，烦躁谵语，口甘渴腻，溲涩而疼，顾听泉多剂清解未应。孟英切其脉，左弦洪而数，右滑而溢，胸次痞结，大解未行。肝阳上浮，肺气不降，痰热阻痹，邪乃逗留。与小陷胸汤合温胆雪羹，加旋蕧投之，胸结渐开。乃去半夏，而送当归龙荟丸，谵语止且能眠，参以通幽汤，下其黑矢。三次后，始进养阴和胃而瘥。"

陆士谔按云："面赤不眠，烦躁谵语，口甘渴腻，溲涩而疼，脉左弦洪而数，右滑而溢，胸次痞结，大解未行，显然邪热熏灼，顽痰阻滞。与小陷胸合温胆雪羹加旋蕧，破结舒气化痰，实为吃紧之治。当归龙荟丸乃是钱氏方，当归、龙胆草、山栀、川连、川柏、黄芩、大黄、芦荟、青黛、木香、麝香专治肝经实火者。通幽汤则东垣方也，当归身、升麻梢、桃仁、甘草、红花、生熟地。参其法者，吾意升麻、熟地当必去也。"以上王案陆按相得益彰，与上述肥妇案之名医用枇杷叶、蝉衣者，实有霄壤之别。然此案设逢吾师诊治，其必用大陷胸汤无疑。其奏效之捷，吾知必较小陷胸汤加味更胜一筹也。（《经方实验录·大陷胸汤证其一》）

|十枣汤|

【组成】

芫花熬　甘遂　大戟

上三味，等分，各别捣为散。以水一升半，先煮大枣肥者十枚，取八合，去滓，内药末。强人服一钱匕，羸人服半钱匕。得快下利后，糜粥自养。（《伤寒发微》卷第二《太阳下篇》）

芫花熬　甘遂　大戟各等分。

上三味捣筛，以水一升五合，先煮肥大枣十枚，取八合，去滓，纳药末，强人服一钱匕，羸人服半钱匕，平旦温服之。不下者，明日更加半钱匕，得快利后，糜粥自养。（《金匮发微》卷之三《痰饮咳嗽病脉证治》）

【应用】

太阳中风，下利，呕逆，表解者，乃可攻之。其人漐漐汗出，发作有时，头痛，心下痞硬满，引胁下痛，干呕短气，汗出不恶寒者，此表解里未和也，十枣汤主之。（《伤寒发微》卷第二《太阳下篇》）

心下痞，按之硬满，痛引胁下，其里未和耳，然后用十枣汤以下其水。此亦先解其表、后攻其里之通例也。（《伤寒发微》卷第二《太阳下篇》）

夫有支饮家，咳烦，胸中痛者，不猝死，至一百日，或一岁，宜以十枣汤。（《金匮发微》卷之三《痰饮咳嗽病脉证治》）

夫饮入于胃之水液，由脾阳从小肠吸收（此脾脏，西医谓之膵，胰液所出），上输胸中，是为中焦；由胸中散布皮毛，是为上焦（二焦皆上行）；散布不尽之水液，还入内藏（《伤寒》所谓津液还入胃中），由肾走膀胱，是为下焦。下焦不通，则留积胁下，水停腰部而痛引缺盆（缺盆，俗名琵琶骨，在肩内齐颈处）。咳嗽则痛不可忍，故欲咳而辄已。已者，中止之谓。此为支饮之十枣汤证。（《金匮发微》卷之三《痰饮咳嗽病脉证治》）

水气支撑胸膈，故名支饮。此证大便不通，上湿下燥，肠胃之热上攻，则咳而心烦；痰积胸中，故胸中痛。不卒死者，谓不猝然而死也。然死机已伏，故有百日而死者，有经一载而死者。尝见大小便不通，气喘不得卧，卧即咳逆不得息，叠被而倚之，此一月十五日而死者也。亦有大小便时通，发时则三五日不通，咳则目睛突出，气出不续，过即如故。但膈间留饮，愈积愈厚，则愈发愈勤，此一岁而死者也。知死之所由去，即知生之所从来。盖非猛峻之十枣汤，驱水入大肠，以抉荡肠中燥气，病必不治。（《金匮发微》卷之三《痰饮咳嗽病脉证治》）

但胸中痛而表无大热，则阳明之火不实，而太阳之水内壅，上积于胸下及两胁、三焦，水道不能下达膀胱。大黄、芒硝皆在禁例，但须与悬饮内痛同治，投之以十枣汤。而胸胁之水邪已破，要惟头有微汗出者，阳气既不能外泄而成汗，寒水又不能化溺而下行，不得已而用大陷胸汤。此亦从头上之微汗，察其中有阳热，格于中脘痰湿而攻之。设头上并无微汗，则仍为十枣汤证，不当更用大陷胸汤矣。（《伤寒发微》卷第二《太阳下篇》）

寒气溜于肾，则肾气上冲咽喉而胁下急痛；胁下本肾脏所居，为水道下通之门户，悬饮内痛，正在胁下，故医者误以为留饮，用十枣汤大下之；水去而寒气独留，胁下之痛如故。（《金匮发微》卷之三《水气病脉证并治》）

咳家其脉弦，为有水，十枣汤主之。（《金匮发微》卷之三《痰饮咳嗽病脉证治》）

脉浮而细滑，伤饮，脉弦数，有寒饮，冬夏难治。脉沉而弦者，悬饮内痛。病悬饮者，十枣汤主之。（《金匮发微》卷之三《痰饮咳嗽病脉证治》）

此为湿痰凝固之证，所谓宜十枣汤者也。（《金匮发微》卷之一《脏腑经络先后病脉证》）

若执此而求之，则后文咳家脉弦为有水，十枣汤主之。设支饮不弦，咳烦胸中痛，不猝死之支饮，不当更云宜十枣汤矣。（《金匮发微》卷之三《痰饮咳嗽病脉证治》）

【方论】

辛入肺，故十枣汤泻痰泄水方治以芫花为君（近人以芥菜卤治肺痈，白芥子治痰饮，同此例）。（《金匮发微》卷之一《脏腑经络先后病脉证》）

此十枣汤一方，所以尽抉排疏瀹之能也。予每见病痰饮者，大小便往往不通，此即下游壅塞之明证。所以用十枣汤者，一因药力猛峻，恐伤脾胃；一因痰涎未易浣濯，用甘味之十枣，以缓芫花、大戟、甘遂之力，使如碱皂之去油垢，在渐渍，不在冲激也。（《金匮发微》卷之三《痰饮咳嗽病脉证治》）

【医案】

◇ 喘证

丙辰冬，无锡强鸿培病（此人开饭作），人皆目为肺痿，咳而上气，胸中满痛，无大小便，叠被而倚息，喘声达户外。予诊其脉，沉伏而弦急。因令服十枣汤，每服六分，日一服。每进一服，其痛渐移而下。服至四剂，始下，冲气乃平。又能治小儿痰饮，俗称马脾风，七日见血即死。予尝治其寿侄时方三岁，又治潘姓小儿名阿熙者，皆以泻痰得愈。（《金匮发微》卷之三《痰饮咳嗽病脉证治》）

◇ 心悸

张任夫。劳神父路仁兴里六号。

初诊：二十四年四月四日。水气凌心则悸，积于胁下则胁下痛，冒于上膈则胸中胀，脉来双弦，证属饮家，兼之干呕短气，其为十枣汤证无疑。

炙芫花五分，制甘遂五分，大戟五分。

上研细末，分作二服。先用黑枣十枚煎烂，去渣，入药末，略煎和服。

姜佐景按：张君任夫，余至友也。先患左颊部漫肿而痛，痛牵耳际，牙内外缝出脓甚多。余曰：此骨槽风也。余尝以阳和汤治愈骨槽风病多人，惟张君之状稍异，大便闭而舌尖起刺，当先投以生石膏、凉膈散各五钱，后予提托而愈。越日，张君又来告曰：请恕烦扰，我尚有宿恙乞诊。曰：请详陈之。曰：恙起于半载之前，平日喜蹴球，恒至汗出浃背，率不易衣。嗣觉两胁作胀，按之痛。有时心悸而善畏，入夜，室中无灯炬，则惴惴勿敢入，头亦晕，搭车时尤甚，嗳气则胸膈稍舒。夜间不能平卧，平卧则气促，辗转不宁。当夜深人静之时，每觉两胁之里有水声漉漉然，振荡于其间……余曰：请止辞，我知之矣。是证非十枣汤不治，药值甚廉，而药力则甚剧。君欲服者，尚须商诸吾师也。君曰：然则先试以轻剂可乎？曰：诺。当疏厚朴、柴胡、藿、佩、半夏、广皮、车前子、茯苓、清水豆卷、白术等燥湿行气之药与之，计药一剂，值银八角余。服之，其效渺然。张君曰：然则惟有遵命偕谒尊师矣。

翌日，余径叩师门，则师诊视张君甫毕，并在立案矣。走笔疾书，方至"脉来双弦"之句。余问曰：先生，是何证也？曰：小柴胡也。予曰：不然，柴胡之力不胜，恐非十枣不效。先生搁笔沉思，急检《伤寒论》十枣汤条曰："太阳中风，下利呕逆，表解者，乃可攻之。其人漐漐汗出，发作有时，头痛，心下痞硬满，引胁下痛，干呕，短气，汗出，不恶寒者，此表解里未和也，十枣汤主之。"因问张君曰，君气短而干呕乎？曰：良然。师乃顾谓余曰：尔识证确，所言良是也。师乃续其案而书其方，即如上载者是。

姜佐景又按：《金匮》曰："脉沉而弦者，悬饮内痛。"又曰："病悬饮者，十枣汤主之。"余尝细按张君之脉，觉其滑之成分较多，弦则次之，沉则又次之。以三部言，则寸脉为尤显，与寸脉主上焦之说适合。以左右言，则左脉为较显，盖张君自言左胁之积水较右胁为剧也。

今当报告张君服汤后之情形。张君先购药，价仅八分，惊其值廉。乃煮大枣拾枚，得汤去滓，分之为二，入药末一半，略煎，成浆状物。其夜七时许，未进夜饭，先服药浆，随觉喉中辛辣，甚于胡椒。张君素能食椒，犹尚畏之，则药性之剧可知。并觉口干，心中烦，若发热然。九时起，喉哑不能作声，急欲大便，不能顷刻停留，所下非便，直水耳，其臭颇甚。于是略停，稍进夜饭，竟得安眠，非复平日之转侧不宁矣。夜二时起，又欲大便，所下臭水更多，又安眠。六时，又大便，所下臭水益增多。又睡至十时起床，昨夜之喉哑者，今乃愈矣。且不料干呕、嗳气、心悸、头晕诸恙均减，精神反佳。张君自知肋膜炎为难愈之疾，今竟得速效如此，乃不禁叹古方之神奇！

次日中午，喉间完全复原。下午七时，夜膳如常。九时半，进药，枣汤即前日所留下者。药后，胃脘甚觉难堪，胃壁似有翻转之状，颇欲吐，一面心烦，觉热，喉哑，悉如昨日，但略差可。至深夜一时，即泄水，较第一夜尤多。翌晨，呕出饭食少许，并带痰水，又泄臭水，但不多矣。至午，喉又复原，能进中膳如常，嗳气大除，两胁之胀大减，惟两胁之上（乳偏下）反觉比平日为胀。张君自曰：此胁上之胀，必平日已有，只因胁下剧胀，故反勿觉。今胁下之胀除，故胁上反彰明耳。而胆量仍小，眼目模糊，反有增无减，但绝无痛苦而已。

吾人既知服后经验，试更细阅十枣汤之煎服法，两相参研，乃知煎服法虽仅寥寥二三行，而其中所蕴蓄之精义甚多。煎服法曰："上三味，捣筛，以水一升五合，先煮肥大枣十枚，取八合，去滓，内药末，强人服一钱匕，羸人服半钱，平旦温服之，不下者，明日更加半钱，得快下后，糜粥自养。"观张君之第一日先药后饭而不呕，第二日之先饭后药而呕，可知也。先药后饭较先饭后药为愈，亦安知平旦服之云者，不饭而服之也，较先药后饭为更愈乎。又云："快下后，糜粥自养。"则其未下以前，不能进食可知。实则下后糜粥自养，较先后俱不饭者为尤佳，此其第一义也。

曰："不下者，明日更加半钱。"而不言："不下，更作服。"可知"明日"二字，大有深意，即明日平旦之省文。盖平旦之时，胃府在一夜休养之后，机能较为亢盛，故借其天时之利，以与此剧药周旋耳。且一日一服，不似其他汤药之可以多服，盖一以见药有大毒，不宜累进，一以为胃府休养地步，此其第二义也。

强人一钱匕，羸人改半钱，斤斤较其药量，倍显慎重之意。何者？其义与上述者正同，此其第三义也。

十枣汤以十枣为君，亦安知十枣之功用为何如乎？东人曰：大枣、甘草等药功用大同而小异，要为治挛急而已。说殊混统不可从。吾友吴君凝轩尝历考经方中大枣之功用，称其能保胃中之津液。今观十枣汤之下咽即起燥痛，则甘遂、大戟、芫花三者吸收水分之力巨可知，入胃之后，虽能逐水驱邪，然克伤津液，在所不免，故投十枣以卫之，方可正邪兼顾。又吴君谓十枣汤之服法，应每日用十枣煎汤，不可十枣分作两服，以弱保正之功，其说颇有见地。况旧说以枣为健脾之品，又曰脾能为胃行其津液。由此可知枣与胃液实有密切之关系。惟其语隐约，在可解不可解之间，今得吾友之说，乃益彰耳，此其第四义也。

甘遂、芫花、大戟为何作药末以加入，而不与大枣同煎，盖有深意。以余研究所得，凡药之欲其直接入肠胃起作用者，大都用散。薏苡附子败酱散，世人用之而不效，不知其所用者非散，乃药之汤耳。五苓散，世人用之又不效，谓其功不及车前子通草远甚，不知其所用者非散，亦药之汤耳。至于承气亦直接在肠中起作用，所以不用散而用汤者，盖肠胃不能吸收硝黄，用汤无异散也。其他诸方，用散效、用汤而不效者甚伙。虽然，甘遂等三药为末，入胃逐水，有此说在。又何能逐两胁间之积水乎？曰：水饮先既有道以入胁间，今自可循其道，追之使出。事实如此，理论当循事实行也，此其第五义也。

呜呼！仲圣之一方，寥寥二三行字，而其所蕴蓄之精义，竟至不可思议。凡此吾人所殚精竭虑，思议而后得之者，尚不知其是耶非耶？。

二诊：四月六日。两进十枣汤，胁下水气减去大半，惟胸中尚觉胀满，背酸，行步则两胁尚痛，脉沉弦，水象也。下后，不宜再下，当从温化。

姜半夏五钱，北细辛二钱，干姜三钱，熟附块三钱，炙甘草五钱，菟丝子四钱，杜仲五钱，椒目三钱，防己四钱。

姜佐景按：师谓十枣汤每用一剂已足，未可多进。所谓大毒治病，十去其四五是也。又谓甘遂、大戟皆性寒之品，故二诊例以温药和之。此方系从诸成方加减而得，不外从"温化"二字着想。惟据张君自言，服此方后，不甚适意。觉胁上反胀，背亦不舒，目中若受刺，大便亦闭结。按：此或因张君本属热体，而药之温性太过欤？

三诊：四月八日。前因腰酸胁痛，用温化法，会天时阳气张发，腰胁虽定，而胸中胀满，左胁微觉不舒。但脉之沉弦者渐转浮弦。病根渐除，惟大便颇艰，兼之热犯脑部，目脉为赤，当于胸胁着想，用大柴胡汤加厚朴、芒硝。

软柴胡三钱，淡黄芩三钱，制半夏三钱，生大黄三钱后下，枳实三钱，厚朴二钱，芒硝钱半冲。

姜佐景按：张君言：服药后，夜间畅下四五次，次日觉胁背均松，胸中转适，精神爽利，诸恙霍然。观此方，知师转笔之处，锐利无比。前后不过三剂，药费不过三元，而竟能治愈半载宿恙之肋膜炎病。呜呼，其亦神矣！

曹颖甫曰：凡胸胁之病多系柴胡证，《伤寒·太阳篇》中累出，盖胸中属上焦，胁下则由中焦而达下焦，为下焦水道所从出，故胁下水道瘀塞即病悬饮内痛，而为十枣汤证。胸中水痰阻滞，上湿而下燥不和，则为大陷胸汤证。若胸中但有微薄水气，则宜小柴胡汤以汗之。胁下水气既除，转生燥热，则宜大柴胡汤以下之，可以观其通矣。(《经方实验录·悬饮其一》)

◇ 胸痛

后至上海恽禹九家，禹九之孙祥官，同乡张尔常门人。本无病，尔常以其累逃塾，使予诊之。予诊其脉，左脉弦。问所苦，则曰胸中痛。予曰：此真病也。以十枣汤方付之。明旦，大下痰涎，冷甚，以为愈矣。翌日来诊，脉弦如故。仍令服前方，下痰更多。继以姜辛五味而愈，不更病矣。(《金匮发微》卷之三《痰饮咳嗽病脉证治》)

◇ 神昏

予先慈邢太安人病支饮，有年矣，丙寅春，忽然昏迷若癫状。延医诊治，皆曰危在旦夕。予不得已，制十枣汤进之，夜半而利，下痰无算，明旦清醒如平人矣。(《金匮发微》卷之三《痰饮咳嗽病脉证治》)

◇ 臌胀

南宗景先生曰："舍妹曾患胀病，初起之时，面目两足皆微肿，继则腹大如鼓，漉漉有声，渴喜热饮，小溲不利，呼吸迫促，夜不成寐。愚本《内经》开鬼门（玄府也，亦即汗腺）、洁净府（膀胱也）之旨，投以麻附细辛合胃苓散加减。服后，虽得微汗，而未见何效。妹倩金君笃信西医，似以西医治法胜于中医，于是就诊于某医院，断为肾脏炎症，与以他药及朴硝等下剂。便泻数次，腹胀依然。盖以朴硝仅能下积，不能下水也。翌日，忽头痛如劈，号泣之声达于四邻，呕出痰水，则痛稍缓。愚曰：此乃水毒上攻之头痛，即西医所谓自家中毒。

仲景书中曾载此症（赵刻本《伤寒论》第一百六十条），非十枣汤不为功。乘此体力未衰之时，可以一下而愈，迟则不耐重剂也。乃拟方用甘遂三分（此药须煨透，服后始不致作呕，否则吐泻并作，颇足惊人，曾经屡次试验而知），大戟、芫花（炒）各钱半，因体质素不壮盛，改用枣膏和丸，欲其缓下。并令侍役先煮红米粥，以备不时之需。服药后，四五小时，腹中雷鸣，连泻粪水十余次，腹皮弛缓，头痛亦除。惟神昏似厥，呼之不应。其家人咸谓用药过猛。愚曰：勿惊。《尚书》所云"若药不瞑眩，厥疾勿瘳"，此之谓也。如虑其体力不支，可进已冷之红米粥一杯，以养胃气，而止便泻。如言啜下，果即泻止神清。次日腹中仍微有水气，因复投十枣丸钱半，下其余水，亦去疾务尽之意。

嗣以六君子汤补助脾元，且方内白术一味能恢复其吸收机能。故调理旬日，即获全愈。"（录《中医内科全书》）此亦古方治今病之一好例也。(《经方实验录·悬饮其二》)

◇ **痰饮**

陈左。痰饮咳嗽，脉双弦，十枣汤主之。

制甘遂一钱，炙芫花一钱，大戟末一钱，大黑枣十枚。

进十枣汤，咳嗽大瘥，今当和之。

川桂枝三钱，生白术三钱，云茯苓三钱，炙甘草一钱。

王慎轩记：曹师治咳嗽一证，最有心得，每治辄效，盖其胸中学识迥异寻常，观乎此类数案，与用光杏仁、象贝母者大不相同，已可知其梗概矣。（《曹颖甫医案·内科疾病·风水咳嗽》）

支饮内痛时，咳嗽甚则呕吐白痰，脉迟滑，当温下。

细辛三钱，干姜二钱，制甘遂一钱，大戟末一钱半，半夏三钱，白芥子二钱，红枣八枚。

按：此为十枣汤合姜辛夏。（《曹颖甫医案·内科疾病·风水咳嗽》）

支饮。咳满方止，冲气复发者，倘因干姜、细辛为热药而发其冲气，服后当立见燥渴。乃本病燥渴，服干姜、细辛而渴反止，则前此之渴，实为支饮隔寒在胸，津液不得上承喉舌，而初非真燥。

此证予寓小北门时治宋姓妇人亲见之。病者平时常患口燥，所服方剂，大率不外生地、石斛、麦冬、玉竹、知母、花粉、西洋参之类。予见其咳吐涎沫，脉弦而体肥，决主为痰饮。授以此方，服后，终日不曾饮水。略无所苦，乃知仲师渴反止为支饮之说，信而有征也。

此证后以咳逆不得卧，乳中胀痛，用十枣汤加王不留行，大下水痰而愈。（《曹颖甫医案·内科疾病·支饮》）

宋子载之妻，年已望五，素病胸膈胀痛，或五六日不得大解，夜睡初醒，则咽燥舌干。医家或以为浮火，或指为肝气，花粉、连翘、玉竹、麦冬、山栀之属，多至三十余剂。沉香、青皮、木香、白芍之属，亦不下十余方。二年以来，迄无小效。去年四月，延余诊治。

余诊其脉双弦，曰：此痰饮也。因用细辛、干姜等，以副仲师温药和之之义。宋见方甚为迟疑，曰：前医用清润之品，尚不免咽中干燥，况于温药？余曰：服此当反不渴。宋口应而心疑之。其妻毅然购药，一剂而渴止。惟胸膈胀痛如故，余因《金匮》悬饮内痛者用十枣汤下之。遂书：

制甘遂一钱，大戟一钱，炙芫花一钱。

用十枣浓煎为汤，去滓令服，如《金匮》法，并开明每服一钱。

医家郑仰山与之同居，见方力阻，不听，令减半服之，不下，明日延余复诊。知其未下，因令再进一钱，日晡始下。胸膈稍宽，然大便干燥，蓄痰未下。因令加芒硝三钱，使于明早如法服之。三日后，复延余复诊，知其下甚畅，粪中多痰涎。遂令暂行停药，日饮糜粥以养之。此时病者眠食安适，步履轻捷，不复如从前之蹒跚矣。后一月，宋又延余诊治，且曰：大便常五六日不行，头面手足乳房俱肿。余曰：痰浊既行，空隙之处，卫气不充，而水饮聚之。《金匮》原有发汗利小便之法以通阳气。今因其上膈壅阻特甚，且两乳胀痛，不得更用缓攻之剂。方用：

制甘遂一钱，大戟末一钱，王不留行二钱，生大黄三钱，芒硝三钱。

一泻而胀痛俱止。宋因询善后之法，余因书：

苍术一两，白术一两，炙甘草五钱，生麻黄一钱，杏仁三钱。

煎汤代茶，汗及小便俱畅。即去麻杏，一剂之后，永不复发云。

余按：十枣汤一方，医家多畏其猛峻，然余用之屡效，今存此案，非惟表经方之功，亦以启世俗之蔽也。

姜佐景按：此吾师十年前之治案也。是时，余有志于医，顾未尝学焉。师另有本汤验案多则，悉详《金匮发微》。然则人犹是也，病犹是也，方犹是也，效亦犹是也。所谓占人不见今时月，今月曾经照古人，其间同具妙理。若曰古方不可治今病，犹曰古月不可照今人，得毋痴不可及？（《经方实验录·悬饮其二》）

| 三物白散 |

【组成】

桔梗　贝母各三分　巴豆一分去皮、心，熬黑，研如脂

上三味，为散，内巴豆，更于白中杵之，以白饮和服。强人半钱匕，羸者减之。（《伤寒发微》卷第二《太阳下篇》）

【应用】

予读《伤寒论》至应以汗解之，阳热反以冷水噀之，若灌之，窃怪古代庸工，与今日之西医，何其不谋而合也。夫太阳标热，其气外张，发于皮毛者无汗，发于肌腠者多汗。设用麻黄汤以解表，桂枝以解肌，皆当一汗而愈。予每见近日西医戴之以冰帽，加之以冰枕，卧之以冰床，标热被寒气所遏，不得外散，其热益炽，至是欲汗不得，汗孔闭而气欲外达，以致肉上粟起，甚至标热渐消，真阳外亢，其热有加至三五倍者。医又固守成见，自胸至腹皆压之以冰块，为日既久，真阳内消，始去其冰，彼方以为用冰之功，其人已无救矣。方今水噀之灌之法已亡，西医继之，造成生灵厄运，此真可为痛哭流涕长太息者也。要之太阳标热，异于阳明实热者，不无凭证。浮热外张，其口必燥，故意欲饮水；胃中无热，故不渴。太阳本气，不从汗解，反因凄沧之水，逼而入里，心下有水气，故津不上承，而欲饮水。文蛤当是

蛤壳，性味咸寒而泄水，但令水气下泄，则津液得以上承，而口不燥矣。服文蛤散而不差，或以文蛤泄水力薄之故，改用五苓以利小便，则水气尽而津液得以上行矣。此冷水迫太阳水气入里，脾精为水气阻隔，不达舌本，真寒假渴之方治也。若太阳本寒之气，以冷水外迫，内据心下，而成寒实之结胸，则当用黄连以降逆，生半夏以泄水，栝蒌实以通腑滞，非以其有宿食也。不如是，不能导水下行也。至如白散则尤为猛峻。桔梗、贝母以开肺，巴豆能破阴寒水结，导之从大肠而出。夏令多饮寒水，心下及少腹痛，诸药不效者，皆能胜之。此冷水迫阴寒入里，浸成水结之方治也。（《伤寒发微》卷第二《太阳下篇》）

土瓜根方

【组成】

土瓜根　芍药　桂枝　䗪虫各三分

上四味，杵为散，酒服方寸匕，日三服。（《金匮发微》卷之四《妇人杂病脉证并治》）

【应用】

带下，经水不利，少腹满痛，经一月再见者，土瓜根散主之。（《金匮发微》卷之四《妇人杂病脉证并治》）

【方论】

土瓜即王瓜，味苦性寒，能驱热行瘀。黄瘅变黑，医所不能治，用根捣汁，平旦温服，午刻黄从小便出，即愈。此可证通瘀泄热之作用。芍药能通凝闭之血络，故疡科方书常用京赤芍。䗪虫即地鳖虫，生灶下乱柴尘土中，善攻积秽，不穴坚土，故大黄䗪虫丸、下瘀血汤用之，伤科亦用之，取其不伤新血也。用桂枝者，所以调达肝脾，变凝结为疏泄也。此土瓜根散之旨也。（《金匮发微》卷之四《妇人杂病脉证并治》）

蜜煎

【组成】

蜜七合

上一味，于铜器内微火煎凝，如饴状，搅之勿令焦着，欲可丸，并手捻作挺，令头锐，大如指，长二寸许。当热时急作，冷则硬。内谷道中，欲大

便须缓去之。或用土瓜根捣汁，竹管灌入谷道。如无土瓜，胆汁和醋导之。（《伤寒发微》卷第三《阳明篇》）

【应用】

阳明病，自汗出，若发汗，小便自利者，此为津液内竭，虽硬不可攻之，当须自欲大便，宜蜜煎导而通之；若土瓜根及大猪胆汁皆可为导。（《伤寒发微》卷第三《阳明篇》）

【医案】

◇ 便秘

门人张永年述其戚陈姓一证，四明医家周某用猪胆汁导法奏效，可备参究。

其言曰：陈姓始病咯血，其色紫黑，经西医用止血针，血遂中止。翌日病者腹满，困顿日甚。延至半月，大便不行。始用蜜导不行，用灌肠法又不行，复用一切通大便之西药终不行。或告陈曰：同乡周某良医也。陈喜，使人延周，时不大便已一月矣。周至，察其脉无病，病独在肠。乃令病家觅得猪胆，倾于盂，调以醋，借西医灌肠器以灌之。甫灌入，转矢气不绝。不逾时，而大便出。凡三寸许，掷于地，有声，击以石，不稍损。乃浸以清水，半日许，盂水尽赤。乃知向日所吐之血，本为瘀血，因西医用针止住，反下结大肠，而为病也。

越七日，又不大便，复用前法，下燥矢数枚，皆三寸许，病乃告痊。

予于此悟蜜煎导法惟证情较轻者宜之。土瓜根又不易得，惟猪胆汁随时随地皆有。近世医家弃良方而不用，为可惜也。

姜佐景按：本案见《伤寒发微》，以其可备一格，故特转录于此。凡大便多日未行，甚且在十日以上，又不下利清水者，是盖燥矢结于直肠部分。矢与肠壁黏合甚切，故愈结愈不能下。此时倘用硝黄以治之，不惟鞭长莫及，抑将徒损胃气，伐其无辜，此导法之所由作也。蜜煎导法为轻，但能用之合度，亦每克奏肤功。

友人黄君有祖母，年已九十余龄矣。遭病旬日，不大便，不欲食，神疲不支。群医束手，不敢立方。卒用灌肠器，灌入蜜汁。粪秽既下，诸恙竟退，获享天年，此其例也。

近者药房制有甘油锭，施用较便，可以为代。倘用二三锭后，依然无效者，不妨续施。因肠壁热甚者，二三锭尚不敷濡润用也。若蜜汁或锭皆不胜任，则须用猪胆汁。盖人之胆汁本有润肠之功，今以猪胆为代，亦所谓脏器疗法之变局也。

猪胆汁须和醋少许者，似欲借醋以刺激其肠壁，而促进其蠕动。故蜜锭之制，有时亦加以少许皂角末，实同此意。皂角粉少许吹入鼻孔中，即作喷嚏，其刺激之功为何如？（《经方实验录·猪胆汁导证》）

| 瓜蒌牡蛎散 |

【组成】

瓜蒌根　牡蛎熬等分

上为细末，饮服方寸匕，日三服。（《金匮发微》卷之一《百合狐惑阴阳毒病证治》）

【应用】

百合病，渴不解者，瓜蒌牡蛎散主之。（《金匮发微》卷之一《百合狐惑阴阳毒病证治》）

| 麦门冬汤 |

【组成】

麦门冬七升　半夏一升　人参　甘草各二两　粳米三合　大枣十二枚

上六味，以水一斗二升，煮取六升，温服一升，日三夜一服。（《金匮发微》卷之二《肺痿肺痈咳嗽上气病脉证治》）

【应用】

火逆上气，咽喉不利，止逆下气，麦门冬汤主之。（《金匮发微》卷之二《肺痿肺痈咳嗽上气病脉证治》）

【方论】

火逆一证，为阳盛劫阴，"太阳上篇"所谓误下烧针，因致烦躁之证也。盖此证胃中津液先亏，燥气上逆，伤及肺脏，因见火逆上气，胃中液亏则咽中燥，肺脏阴伤则喉中梗塞，咽喉所以不利也。麦门冬汤，麦冬、半夏以润肺而降逆，人参、甘草、粳米、大枣以和胃而增液，而火逆可愈。喻嘉言不知肺胃同治之法，漫增清燥救肺汤，则不读书之过也。（《金匮发微》卷之二《肺痿肺痈咳嗽上气病脉证治》）

| 下瘀血汤 |

【组成】

大黄一两　桃仁三十个　䗪虫二十枚去足，熬。按：此即地鳖虫

上三味末之，炼蜜和为四丸，以酒一升煮丸，取八合顿服之，新血下如豚肝。(《金匮发微》卷之四《妇人妊娠病脉证治》)

【应用】

产妇腹痛，法当以枳实芍药散，假令不愈者，此为腹中有瘀血著脐下，宜下瘀血汤主之，亦主经水不利。(《金匮发微》卷之四《妇人妊娠病脉证治》)

【方论】

下瘀血汤方治，大黄、桃仁，与抵当同，惟用䗪虫而不用虻虫、水蛭，则与抵当异，此二方所以不同者，要不可以不辨也。(《金匮发微》卷之四《妇人妊娠病脉证治》)

| 大黄甘遂汤 |

【组成】

大黄四两　甘遂　阿胶各二两

上三味，以水三升，煮取一升，顿服，其血当下。(《金匮发微》卷之四《妇人杂病脉证并治》)

【应用】

妇人少腹如敦状（敦，音对，古礼器，体圆而膨其外，旁有两环，俗音如得，有瓦敦、锡敦诸器，形略同古器），小便微难而不渴，生后者，此为水与血俱结在血室也，大黄甘遂汤主之。(《金匮发微》卷之四《妇人杂病脉证并治》)

【方论】

大黄甘遂汤，甘遂以泄水，阿胶入血分以生新而去瘀，大黄入大肠，令水与血俱从大便出，少腹之满，可以立除。此与桃核承气汤、抵当汤、下瘀血汤之用大黄同意，盖取后阴容积较宽，瘀血之排泄易尽也。(《金匮发微》卷之四《妇人杂病脉证并治》)

| 厚朴大黄汤 |

【组成】

厚朴一只　大黄六两　枳实四枚

上三味，以水五升，煮取一升，分温再服。（《金匮发微》卷之三《痰饮咳嗽病脉证治》）

【应用】

支饮胸满者，厚朴大黄汤主之。（《金匮发微》卷之三《痰饮咳嗽病脉证治》）

胃中燥热，逼水上逆，则病胸满，木防己汤加芒硝所不能治，仲师因别出厚朴大黄汤方，所以破中脘之阻隔，开水饮下行之路也。（《金匮发微》卷之三《痰饮咳嗽病脉证治》）

| 泻心汤 |

【组成】

大黄二两　黄连　黄芩各一两

上三味，以水三升，煮取一升，顿服之。（《金匮发微》卷之三《惊悸吐衄下血胸满瘀血病脉证治》）

【应用】

太阳标阳下陷，则心气以不足而虚。气结成痞，与阳明燥气相合，则大便不行。燥气上迫于心，则心气愈形不足。燥热上冲于脑，则病衄血。大肠燥热挟血海之血上出于口，则病吐血。方用芩、连、大黄引热下泄，则心脏以不受熏灼而自舒矣。（《金匮发微》卷之三《惊悸吐衄下血胸满瘀血病脉证治》）

心恶燥亦恶水，胆胃燥气上薄心脏，则心气不足，而病吐血、衄血，是为泻心汤证。（《金匮发微》卷之一《脏腑经络先后病脉证》）

心气不足，吐血、衄血，泻心汤主之。（《金匮发微》卷之三《惊悸吐衄下血胸满瘀血病脉证治》）

若表寒因之而留滞，心下则结而成痞，此宜用泻心汤者也。（《伤寒发微》卷第一《太阳上篇》）

若经误下，水气与标热结于心下，则为痞。痞当从下解，故以泻心汤下之。（《伤寒发微》卷第四《少阳篇》）

吐之不愈，又以心下痞坚，而用泻心汤以下之。（《金匮发微》卷之三《痰饮咳嗽病脉证治》）

涎沫止，乃治痞，泻心汤主之。（《金匮发微》卷之四《妇人杂病脉证并治》）

若不上冲而心下痞，便当斟酌虚实而用泻心汤矣。（《金匮发微》卷之二《腹满寒疝宿食病脉证治》）

本以下之，故心下痞，与泻心汤。（《伤寒发微》卷第二《太阳下篇》）

若并见心下痞结硬满，心烦不得安诸证，《内经》云：暴迫下注，皆属于热，此时下利日数十行，甚至完谷不化，腹中雷鸣，可知太阳标热，已随寒水下陷。心下硬满之痞，不惟与结胸之标热寒水并停心下者不同，与太阳标热独陷心下但气痞者亦异。夫阳热结于心下，与胃中胆汁两阳相薄，则阳明之火，当挟胃实而益炽，以大黄黄连黄芩汤复下之可也。（《伤寒发微》卷第二《太阳下篇》）

【方论】

苦入心，故泻心汤降逆方治以黄连为君。（《金匮发微》卷之一《脏腑经络先后病脉证》）

【医案】

◇ 血证

尝见同乡韩筠谷治红木作吐血证用此方（即泻心汤，编者注），一下而吐血立止，盖亦釜底抽薪之旨也。（《金匮发微》卷之三《惊悸吐衄下血胸满瘀血病脉证治》）

| 大黄甘草汤 |

【组成】

大黄二两　甘草一两

上二味，以水三升，煮取一升，分温再服。（《金匮发微》卷之四《呕吐哕下利病脉证治》）

【应用】

饮食入口即吐，有肠胃隔塞不通而热痰上窜者，于法当下，此《金匮》大黄甘草汤证也。惟肠胃不实而气逆上膈者，不在当下之例。（《伤寒发微》卷第四《少阴篇》）

食已即吐者，大黄甘草汤主之。(《金匮发微》卷之四《呕吐哕下利病脉证治》)

【方论】

食已即吐，所吐者为谷食，非饮水即吐之比。胃底胆汁不能合胰液而消谷，反逆行而冲激于上，故食已即吐。但吐之太暴，虽由胆火上逆，要亦因大肠之壅塞，故方用甘草以和胃、大黄以通肠，肠胃通而胆火降，谷食乃得以顺受焉。此大黄甘草汤之旨也。(《金匮发微》卷之四《呕吐哕下利病脉证治》)

| 大黄牡丹汤 |

【组成】

大黄四两　牡丹一两　桃仁五十个　冬瓜仁半升　芒硝三合

上五味，以水六升，煮取一升，去滓，内芒硝，顿服之，有脓当下，如无脓当下血。(《金匮发微》卷之四《疮痈肠痈浸淫病脉证治》)

【应用】

肠痈之为病，其身甲错，腹皮急，如肿状，按之濡。此下与后条错简，今校正。时时发热，热汗出，反恶寒，其脉迟紧者，脓未成，可下之，大黄牡丹汤主之。脉洪数者，脓已成，不可下也。(《金匮发微》卷之四《疮痈肠痈浸淫病脉证治》)

伤寒下利，日十余行，似犹未为甚也。据病情论，则脉当浮弱，而反实者，盖腹中有物下行，太急则血气冲于上。故妇人之将产，则其脉洪大而搏指，大便时用力太猛则其脉亦搏指。搏指者，气下坠而脉上实也。下利日十余行，脉不应实，今反实者，则是血气胶固成瘀，壅阻回肠之内，虽下而不得通也。此证攻之不行，温之则生燥，故多有致死者。窃意当借用大黄牡丹汤以下之，兼通血分之瘀，倘能挽救一二，此亦仁人之用心也。(《伤寒发微》卷第四《厥阴篇》)

若发汗不解，而骤见腹满痛之证，则太阳表病未去，阳明燥实已成。腹满痛为大小肠俱隔塞不通，若不急下，燥气将由大肠蒸逼小肠；有攻之而不能动者，为小肠容积甚隘，而疏导益难为力也。按：脐右斜下一寸，大小肠交接处，小肠之末，多一空管，名曰盲肠。设有化物注入，久必溃烂，名盲肠炎。中医谓之肠痈，有大黄牡丹汤、败酱散二方。(《伤寒发微》卷第三《阳明篇》)

【方论】

肠痈一证，由于血凝气滞，阴络内阻，营气干涩，不能外润肤表，则肌肤为之甲错。甲错者，血枯之象也。在里之气血不通，乃成内痈。此证始以水寒而血凝，继以血凝而腐烂，若冻瘃然，日久化热，即成溃疡矣。血阻于内，气膨于外，故腹皮之急如鼓，但有气而无水，故按之濡。时发热、自汗出、复恶寒者，肺与大肠为表里，皮毛为肺所主，肠内病痈，邪热外薄皮毛，故时发热；热胜而皮毛开，故自汗；汗后毛孔不闭，风乘其虚，故复恶寒。脉迟而紧，则里热未盛，毒血尚凝聚未散，不难一下而尽，所谓曲突徙薪也，以其大肠壅阻也。用大黄、芒硝以通之，以其身甲错，知其内有干血也；用桃仁、丹皮以攻之，以发热自汗复恶寒，知大肠移热于肺，肺主之皮毛，张于标热而不收也；用泻肺除热之冬瓜仁以清之。此大黄牡丹汤之义也。若夫里热既盛，脓成血溃，至于两脉洪数，则非一下所能尽。仲师不曰脓已成赤豆当归散主之乎（见"百合狐惑篇"中）？究其所以不可下者，譬之流寇，溃散则难为攻，不如方聚之易为歼也。（《金匮发微》卷之四《疮痈肠痈浸淫病脉证治》）

【医案】

◇ 腹痛

吾友蒋冠周君偶抱孩上下阶沿不慎，稍一惊跌，顷之心中剧痛，不可耐，次日痛处移于少腹右旁盲肠处。医以定痛丸止之，而不能治其病。其令正来嘱余诊，余适以感暑卧床，荐就吾师治。吾师予以大黄牡丹汤加减，二剂将愈。不知何故，忽又发剧痛如前，改就西医诊，用药外敷，约十余日，徐徐向愈。自后盲肠部分有一硬块如银元大，隐隐作痛，按之更显。蒋君以为病根犹在，虑其再发，意欲开刀，作一劳永逸之计。余力止之，用阳和膏、硇砂膏加桂麝散等香窜之品，交换贴之，一月而消，此一例也。（《经方实验录·肠痈其二》）

◇ 肠痈

曹颖甫曰：肠痈一证舍大黄牡丹汤以外，别无良法。《千金》肠痈汤虽与此方大略相似，而配合犹未尽善。但有时药虽对病，而治愈正未可必。

尝治庄翔生次妻张氏，屡用本汤攻下，而腰间忽起流火，以至于死。考其原因，实由平日有鸦片瘾，戒烟后不复吸烟，常用烧酒浸鸦片灰吞之，以至肠燥成痈。下后，鸦片灰毒内发，遂发流火，以至由肿而烂，终于不救，要不得归咎于方治之猛峻也。（《经方实验录·肠痈其二》）

尝记癸丑十一月，若华之母病此（指肠痈，编者注），腰腹俱肿，有时发热自汗，有时不甚发热，痛不可忍，按之稍定，于冬至前二日，用大黄五钱、丹皮一两、桃仁五十粒、冬瓜子八十粒、芒硝三钱，服后腹中大痛，午后下血半净桶，而腹平痛止，不啻平人矣。(《金匮发微》卷之四《疮痈肠痈浸淫病脉证治》)

辛未四月，强鸿培嗣子福全病此(指肠痈，编者注)，既就宝隆医院矣，西医指为盲肠炎，并言三日后大开刀。福全不解，私问看护，以破腹告，福全惧，弃其衣物而遁。翌日，抵予小西门寓所，以腹中剧痛求诊。按其脉，紧而数，发热有汗，但不恶寒，予即疏方(大黄牡丹汤：大黄四两，牡丹一两，桃仁五十个，冬瓜仁半升，芒硝三合。上五味，以水六升，煮取一升，去滓，内芒硝，顿服之，有脓当下，如无脓当下血。编者注)与之。明日复诊，盖下经三次而腹痛止矣。又壬申年，治大自鸣钟慎大衣庄裘姓少年亦如之。(《金匮发微》卷之四《疮痈肠痈浸淫病脉证治》)

乙亥八月，四明史惠甫病此(指肠痈，编者注)，已由姜佐景用前方(大黄牡丹汤，编者注)下过，未能拔除病根。予用：

生大黄五钱，冬瓜仁一两，桃仁八十粒，丹皮一两，芒硝三钱。外加当归、赤豆。

二诊：加赤芍五钱、败酱草五钱。所下黑粪，并如污泥状，病乃出险，并附记之。(《金匮发微》卷之四《疮痈肠痈浸淫病脉证治》)

◇ 痛经

癸酉年治陆姓少女，腹右旁痛，痛经四月，身体瘦弱，西医不敢开刀，由同乡高长佑推荐，予以此方(大黄牡丹汤：大黄四两，牡丹一两，桃仁五十个，冬瓜仁半升，芒硝三合。上五味，以水六升，煮取一升，去滓，内芒硝，顿服之，有脓当下，如无脓当下血。编者注)减轻授之，当夕下泥黑粪，痛未止，稍稍加重，遂大下黑粪如河泥，其痛乃定。调理一月，方能出险，盖亦危矣。(《金匮发微》卷之四《疮痈肠痈浸淫病脉证治》)

| 竹皮大丸 |

【组成】

生竹茹　石膏各二分　桂枝　白薇各一分　甘草七分

上五味，末之，枣肉和丸弹子大，饮服一丸，日三夜二服。有热倍白薇，烦喘者加枳实一分。(《金匮发微》卷之四《妇人妊娠病脉证治》)

【应用】

妇人乳中虚，烦乱呕逆，安中益气，竹皮大丸主之。(《金匮发微》卷之四《妇人妊娠病脉证治》)

【方论】

仲师出竹皮大丸方治，竹茹、石膏以清胆胃之逆，三倍甘草以和中气，减半桂枝、白薇以略扶中阳而清里热，更用枣和丸以扶脾而建中，但令胃热除而谷食增，则生血之源既富，胆胃之上逆自平矣。（《金匮发微》卷之四《妇人妊娠病脉证治》）

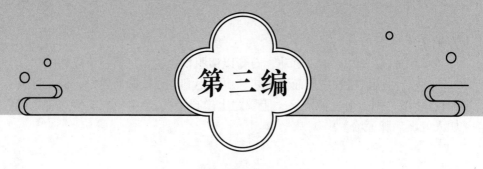

| 小柴胡汤 |

【组成】

柴胡半斤　黄芩　人参　甘草炙　生姜各三两　半夏半斤　大枣十二枚

上七味，以水一斗二升，煮取六升，去滓，再煎取三升，温服一升，日三服。(《伤寒发微》卷第二《太阳下篇》)

柴胡半升　半夏半升　黄芩　人参　甘草　生姜各三两　大枣十二枚

上七味，以水一斗，煮取六升，去滓再煎，取三升，温服一升，日三服。(《金匮发微》卷之四《呕吐哕下利病脉证治》)

【应用】

少阳提纲曰口苦咽干目眩，设兼见胁下硬满，干呕不能食、往来寒热诸证，此犹当用小柴胡汤以汗之者也。(《伤寒发微》卷第三《阳明篇》)

肝胆之气，主疏泄营卫二气，太阳寒水与太阴寒湿并居，则肝胆不得疏泄，故凝滞胸膈作痛。不得转侧亦有二：一为寒阻胸膈，阳气不通，水道阻于下焦，痛连胁下，不得转侧，则为胸胁苦满，往来寒热，或胁下痞硬之小柴胡汤证。……(《金匮发微》卷之二《五脏风寒积聚病脉证并治》)

肝脏阴虚，则胆胃上逆，因有呕而发热之证。盖太阳水气不能作汗，因成湿痰，留积上膈，致少阳胆火郁而不达，则上泛而为呕。寒湿在皮毛之里，正气与之相抗，是生表热。此证必先形寒，或兼头痛。若发有定候，即当为疟。且其脉必弦，为其内有湿痰也；其口必苦，为其胆汁上泛也。小柴胡汤，柴胡以疏表，黄芩以清里，半夏以降逆，人参、炙草、姜、枣以和中，则呕止而热清矣。(《伤寒发微》卷第四《厥阴篇》)

血弱气尽，腠理开，邪气因入，与正气相搏，结于胁下。正邪分争，往来寒热，休作有时，默默不欲饮食。脏腑相连，其痛必下，邪高痛下，故使呕也，小柴胡汤主之。服柴胡汤已，渴者，属阳明也，以法治之。(《伤寒发微》卷第二《太阳下篇》)

胁下为肾，肾与膀胱为表里者，有输尿管为之相接也。《内经》即谓之下焦。太阳寒水之气，格于肾膀而不得下行，则胁下为之硬满；水气结于下焦，不能滋溉肠胃，故不大便。胃以燥而不和，胆火从而上逆，故呕。舌上白苔，则为阳气虚微，故虽不大便，断无可攻之理。要惟有小柴胡汤发内陷之水气以达于上焦，俾津液之上出者，还入胃中。胃气得和则胆火平而呕吐当止；大便之不通者，亦将缘滋溉而畅行。由是中无所结，阳气外散，乃濈然汗出而愈矣。(《伤寒发微》卷第三《阳明篇》)

所以小便不利者，下既无气以泄之，上胃之浮阳，又从而吸之也，以太阳寒水下并太阴而为湿也，因有胸满身重、小便不利之变，故用柴胡汤以发之。(《伤寒发微》卷第二《太阳下篇》)

眴甚者目中房舍林木旋转不已，往往途中颠仆；至于两胁痛，行常伛，则血弱气尽，邪正相搏，结于胁下之小柴胡汤证也。肝脏血足则柔，风胜则燥，燥气搏于脾脏则腹痛，食甘稍缓，故令人嗜甘。此先予小建中汤，不差者与小柴胡汤之证也。(《金匮发微》卷之二《五脏风寒积聚病脉证并治》)

凡柴胡汤病证而下之，若柴胡证不罢者，复与小柴胡汤，必蒸蒸而振，却复发热汗出而解。

凡柴胡汤病证，不惟以口苦、咽干、目眩言之也。少阳无正病，故方治绝少。所谓柴胡汤证，皆以太阳病邪内陷言之，是无论太阳伤寒由水分内陷者，当从汗解；即太阳中风从血分内陷者，亦当从汗解。柴胡出土者为柴，在土中如蒜状者为胡，其性升发，能引内陷之邪而出表。故柴胡证虽经误下，而本证不罢者，复与小柴胡汤，必先寒后热，汗出而解。所以然者，太阳之气，营卫俱弱，不能作汗，必借柴胡升发之力，然后得从外解。

后文云：潮热者实也，先宜小柴胡汤以解外。夫所谓解外者，与上欲解外者宜桂枝汤，本同一例。桂枝汤解外曰发汗，柴胡汤之解外，独非发汗乎？不发汗，则营卫二气之内陷者，何自而出乎？况本篇又云：呕而发热，柴胡汤证悉具，而以他药下之（非大柴胡汤），柴胡证仍在者，复与柴胡汤，必蒸蒸而振，复发热汗出而解。合之本条，不皆明言发汗乎？吾故曰：柴胡汤为汗剂也。(《伤寒发微》卷第二《太阳下篇》)

上节言太阳病之误下伤津液者，不可用柴胡汤；此节言津液未经损伤者，仍宜柴胡汤以解外也。伤寒四五日，则犹未及一候。身热恶风，则营血之热，与表寒战胜，皮毛外泄而恶风也。颈项强与前证同。而不见小便之难，则津液之充满可知。水气停蓄于胁下，不能作汗外出，故胁下满。脾主肌肉，亦主四肢。血分中热度渐高，水液流于胁下者，不能还入胃中，故手足温而渴。此证身热恶风，颈项强，皆外未解之明验；胁下满，手足温，则为柴胡汤的证。盖太阳寒水，源出于入胃之水饮。胃中热如炽炎，不能容涓滴之水。一时从淋巴微管发出，外泄毛孔则为汗，是为中焦；其气上蒸肺

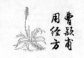

脏，鼻中吸入空气，化为水液，是为上焦；水流胁下，从淋巴系统，直达膀胱，是为下焦。三焦水道，古称手少阳。盖此水自腰以上从无统系之淋巴微管散出肌理皮毛，是为太阳之表；自腰以下从淋巴系统输出膀胱，是为太阳之里。若外不得汗，里不成溺，而壅阻胁下，则为太阳之半表半里。半表半里者，不能外内之说也。不能外内，则水道梗塞而为病。此证服柴胡汤后，必背毛洒渐头摇小便出。胁下之水气既去，然后阳气无所阻遏，乃能出肌腠皮毛而为汗，而表里之证悉除矣。惟方中柴胡为主药，分两不可过轻，半夏亦但宜生用，制则不能去水，但洗去其泥可也。（《伤寒发微》卷第二《太阳下篇》）

得病六七日，脉迟浮弱，恶风寒，手足温，医二三下之，不能食，而胁下满痛，小柴胡汤主之。（《伤寒发微》卷第二《太阳下篇》）

其未经吐下，而胁下硬满，则所病犹为太阳水气，故宜小柴胡汤以汗之。要其脉之沉紧，为紧反入里则一也。（《伤寒发微》卷第四《少阳篇》）

呕而发热者，小柴胡汤主之。（《伤寒发微》卷第四《厥阴篇》，《金匮发微》卷之四《呕吐哕下利病脉证治》）

水气入里，胃不能受，故呕；太阳表证仍在，故发热。有表复有里，故曰柴胡汤证具，非必兼往来寒热、胸胁苦满、胁下痞硬、小便不利诸证也。误下不见变证，语详凡柴胡汤病证条，兹不赘述。（《伤寒发微》卷第二《太阳下篇》）

得病六七日，当是论列小柴胡汤证，兼及不宜小柴胡汤证。所恨诸家望文生训，不能补其脱漏，令仲师立言本旨，前后自相刺谬也。夫曰得病六七日，脉迟浮弱，与上血弱气尽何异？恶风寒、手足温，此证属肌理凝闭，与中风同。本书所谓伤寒脉浮而缓，手足自温者，系在太阴，正以足太阴脾主一身肌肉故也。此本桂枝二麻黄一汤证，医家不知病在太阳，而反二三下之，以致中气虚而不能食，太阳寒水陷于胁下而成满痛。此与上默默不欲饮食，邪正相搏，结于胁下又何异？况太阳病十日以去，胸满胁痛者，与小柴胡汤，成例具在，焉可诬也？若以小柴胡汤为禁忌，则后此"阳明篇"胸胁满而不去，小柴胡汤主之，胁下满不大便而呕，舌上白苔者，可与小柴胡汤，"少阳篇"胁下硬满不能食，脉沉紧者，与小柴胡汤，俱不可通矣。吾直谓"满痛"下遗脱"小柴胡汤主之"六字，面目及身黄以下乃为忌柴胡证。夫面目及身黄，即"阳明篇"身目俱黄，寒湿在里不解之证，轻则宜麻黄加术，重则桂枝附子、白术附子二汤可知也。颈项强，小便难，此太阳经输未解而里阴先竭，上文所谓亡津液之证，阴阳和必自愈者也。若寒湿在里之证，更投黄芩以撤热，则腹痛下利可以立见。津液亡而更以柴胡劫其表汗，则虚阳吸于外，肠胃涸于内，必至欲大便而不得。虽下节颈项强、手足温而渴者，未尝不用柴胡，但彼系未经二三度误下之证，不似此证之亡津液也。此所谓与柴胡汤后必下重者也。若夫本渴、饮水而呕，是名水逆，为五苓散证，或中有留饮故也。于此而不以五苓散利其小便，导上逆之冲气，使之下行，反与小柴胡汤迫其战汗，致令阳气外浮，胃中虚冷而食入呃逆矣，故曰食谷者哕也。无如庸工密传衣钵，动以柴胡汤为和解之剂，而不知为发汗之剂。何怪遇液虚者而重虚之，卒令津枯胃败，致人于死而不自知也。（《伤寒发微》卷第二《太阳下篇》）

今但见为心下满，而复有头汗，故知其非少阴证。可用小柴胡汤达心下水气，还出太阳而为汗，而病自愈矣。若不了了，则下燥未化也，故曰得屎而解。（《伤寒发微》卷第二《太阳下篇》）

伤寒脉浮者，以汗解之；脉沉实者，以下解之。差已后，更发热，小柴胡汤主之。（《伤寒发微》卷第四《阴阳易差后劳复篇》）

伤寒四五日，身热恶风，颈项强，胁下满，手足温而渴者，小柴胡汤主之。（《伤寒发微》卷第二《太阳下篇》）

伤寒五六日，头汗出，微恶寒，手足冷，心下满，口不欲食，大便硬，脉细者，此为阳微结，必有表，复有里也。脉沉亦在里也。汗出为阳微，假令纯阴结，不得复有外证，悉入在里，此为半在里半在外也。脉虽沉紧，不得为少阳病。所以然者，阴不得有汗，今头汗出，故知非少阴也。可与小柴胡汤，设不了了者，得屎而解。（《伤寒发微》卷第二《太阳下篇》）

伤寒五六日，中风，往来寒热，胸胁苦满，默默不欲饮食，心烦，喜呕，或胸中烦而不呕，或渴，或腹中痛，或胁下痞硬，或心下悸、小便不利，或不渴、身有微热，或咳者，小柴胡汤主之。（《伤寒发微》卷第二《太阳下篇》）

伤寒五六日，呕而发热者，柴胡汤证具而以他药下之，柴胡证仍在者，复与柴胡汤。（《伤寒发微》卷第二《太阳下篇》）

太阳病，过经十余日而不解，此证仍宜汗法可知也。反二三下之，水气当内陷手少阳三焦，而病胁下满痛者，或上燥而口苦咽干，此即为柴胡汤证。后四五日，柴胡证仍在，虽大便不行，仍当先与小柴胡汤以解外。（《伤寒发微》卷第二《太阳下篇》）

太阳病，十日以去，脉浮细而嗜卧者，外已解也。设胸满胁痛者，与小柴胡汤。（《伤寒发微》卷第一《太阳上篇》）

太阳病过经十余日，反二三下之，后四五日，柴胡证仍在者，先与小柴胡汤。（《伤寒发微》卷第二《太阳下篇》）

太阳病十日以去，则已过七日之期；诊其脉浮而细，则标阳已衰；嗜卧则表热已退，由躁而静，其为太阳解后，不传阳明可知。若水气留于心下而见胸满，水气结于肾膀之上而见胁痛，则为太阳水气内陷。故同一浮细之脉，水气由手少阳三焦牵涉寒水之脏，属足少阴，故脉细。此时虽无潮热，而太阳水气未尽，故仍宜小柴胡汤以解外。（《伤寒发微》卷第一《太阳上篇》）

伤寒十三日不解，胸胁满而呕，日晡所发潮热，已而微利，此本柴胡证，下之而不得利，今反利者，知医以丸药下之，非其治也。潮热者，实也，先宜小柴胡汤以解外，后以柴胡加芒硝汤主之。（《伤寒发微》卷第二《太阳下篇》）

本太阳病不解，转入少阳者，胁下硬满，干呕不能食，往来寒热，尚未吐下，脉沉紧者，与小柴胡汤。（《伤寒发微》卷第四《少阳篇》）

发汗不解，腹满痛，为太阳急传阳明之证。夫太阳阳明合病，原自有胃气不和，胁下硬满，不大便而呕，服小柴胡汤，濈然汗出而愈者。（《伤寒发微》卷第三《阳明篇》）

伤寒差已，非谓病之自差也。大法脉浮者以汗解之，脉沉实者以下解之。可知"脉浮者"数语，当在"差已"上，传写倒误也。若差已后，更复发热，表无太阳实寒，里无阳明实热；或由差后乏力多卧，表气不张，脾脏留湿，不能外达皮毛耳。故只需小柴胡汤以解外，使湿去表和，其热自退。此特为病后不胜重剂言之。不然，服枳实栀子汤，覆令微似汗；有宿食加大黄，前条已详言之；"脉浮者"数语不几成赘说乎？（《伤寒发微》卷第四《阴阳易差后劳复篇》）

伤寒阳脉涩，阴脉弦，法当腹中急痛，先与小建中汤。不差者，与小柴胡汤。（《伤寒发微》卷第二《太阳下篇》）

阳明病，发潮热，大便溏，小便自可，胸胁满而不去者，小柴胡汤主之。（《伤寒发微》卷第三《阳明篇》）

阳明病，胁下硬满，不大便而呕，舌上白胎者，可与小柴胡汤。上焦得通，津液得下，胃气因和，身濈然汗出而解也。（《伤寒发微》卷第三《阳明篇》）

阳明为病，每当日晡所发潮热，一似江潮之有信。所以然者，日晡阳衰，地中水气被日中时阳气蒸薄，至阳衰时始得上腾，阳明燥热之气往往格拒不受。发潮热多见于此时者，病气为之反抗也。故发潮热为阳明必有之证。大便溏则肠胃不燥，小便自可则下焦肾膀自通。肠胃不燥则湿从下泄而胸满当去，肾膀通畅则水道不淤而胁满亦当去（胁下为肾）。而卒不去者，此非水湿淳蓄，乃太阳标热之气郁于胸胁而不能外达也。故必用小柴胡汤以解其外，不惟标热之郁陷者可解，即下陷之水湿，亦且从汗解矣。（《伤寒发微》卷第三《阳明篇》）

阳明胃腑，受病于寒湿，以致脾胃不磨，水谷不化。阳回则病退，而为潮热、便溏、胸胁满之小柴胡汤证。(《伤寒发微》卷第三《阳明篇》)

阳明中风，脉弦浮大而短气，腹都满，胁下及心痛，久按之，气不通，鼻干，不得汗，嗜卧，一身及面目悉黄，小便难，有潮热，时时哕，耳前后肿。刺之小差，外不解，病过十日，脉续浮者，与小柴胡汤。(《伤寒发微》卷第三《阳明篇》)

黄瘅之病，始于湿，中于水，成于燥。予读《杂病论》至痛而呕者宜柴胡汤，恍然于胆火之为病也。(《金匮发微》卷之三《黄瘅病脉证并治》)

下文云：诸黄腹痛而呕者，宜柴胡汤，即此证也。(《金匮发微》卷之三《黄瘅病脉证并治》)

诸黄，肿痛腹痛而呕者，宜柴胡汤。(《金匮发微》卷之三《黄瘅病脉证并治》)

病疟之由，不外寒热，早用加减小柴胡汤，何至十五日一月而始愈？况一月不差，结为癥瘕之说，尤不可信，此传写之误也。(《金匮发微》卷之一《疟病脉证并治》)

妇人中风，七八日，经水适断者，续得寒热，发作有时，此为热入血室，其血必结，故使如疟状，发作有时，小柴胡汤主之。经水既来，即血室空虚，太阳余热，乘虚而入，阻其下行之路，以致血结胞中。但寒热发作之时，仲师未有明文。吾以为当在暮夜，营气夜行于阳，热之郁伏血室者，乃随之而俱发。此证得自经后，血虽结而不实，究以气分为多，故但需小柴胡汤以解外寒，热去而血结自解。(《伤寒发微》卷第二《太阳下篇》)

妇人中风，延至七八日，适当经水初断，热除身凉，既而续发寒热，发作有时，不似病中风时昼夜无间，虽在中工，亦当知其非桂枝汤证。究其所以然，则以经水初断，标阳乘虚而陷血室，因是血结胞中，乘营气夜行于阳，发为寒热，旦则明了，一如疟之休作有时，但热邪甫陷，胞中定无干血，故但需小柴胡汤，使标阳之陷而入者，生发而出之，其病当愈，更不须桃核承气也。此虚实之辨也。(《金匮发微》卷之四《妇人杂病脉证并治》)

妇人中风七八日，续来寒热、发作有时、经水适断者，此为热入血室，其血必结，故使如疟状，发作有时，小柴胡汤主之。(《金匮发微》卷之四《妇人杂病脉证并治》)

产后郁冒，其脉微弱，呕不能食，大便反坚，但头汗出。所以然者，血虚而厥，厥而必冒，冒家欲解，必大汗出，以血虚下厥，孤阳上出，故头汗出。所以产妇喜汗出者，亡阴血虚，阳气独盛，故当汗出，阴阳乃复，大便坚，呕不能食，小柴胡汤主之。(《金匮发微》卷之四《妇人妊娠病脉证治》)

【鉴别】

伤寒阳脉涩，阴脉弦，法当腹中急痛，先与小建中汤；不差者，与小柴胡汤。（《伤寒发微》卷第二《太阳下篇》）

太阳病过经十余日，反二三下之，后四五日，柴胡证仍在者，先与小柴胡汤。呕不止，心下急，郁郁微烦者，为未解也，与大柴胡汤下之则愈。（《伤寒发微》卷第二《太阳下篇》）

《伤寒·太阳篇》云：脉弦紧者，腹中剧痛，先与小建中汤；不差，与小柴胡汤。此即胆邪乘脾之治也。呕固少阳本病，此可证柴胡汤统治诸黄之旨矣。（《金匮发微》卷之三《黄瘅病脉证并治》）

【方论】

柴胡以散表寒，黄芩以清里热；湿甚生痰，则胸胁满，故用生姜、生半夏以除之；中气虚，则不欲饮食，故用人参、炙甘草、大枣以和之。此小柴胡汤之大旨也。胸中烦而不呕，是湿已化热，故去半夏、人参，加瓜蒌实以消胃中宿食，而湿热清矣。若渴者，津液少也，故去半夏，加人参、瓜蒌根以润之。腹中痛则寒湿流入太阴，而营分郁，故去苦寒之黄芩，加疏达血分之芍药以和之。胁下痞硬，下焦不通，而水逆行也，故去滋腻之大枣，用牡蛎以降之。心下悸、小便不利，是为水气凌心，故去黄芩，加茯苓以泄之。不渴，外有微热者，内有湿而表阳不达也，故去人参，加桂枝以汗之。咳者，湿胜将成留饮也，故去人参、大枣之培补，加五味、干姜以蠲饮。（《伤寒发微》卷第二《太阳下篇》）

"少阳篇"主以小柴胡汤，柴胡以散表寒，黄芩以清里热，使内陷之邪仍从太阳外解而为汗，则沉紧和而呕亦止矣。（《伤寒发微》卷第二《太阳下篇》）

伤寒发热，汗出不解者，病机已属阳明。心脏本实，虽胃系脉道所属，为营气出纳之所，但容积甚隘，心中正不当有痞，可知所谓心中痞者，特虚气为胃中实热所迫，阻隘于心之部位而不能散，故转似心中痞硬，实即后文胸中痞耳。胃中胆火上憯，故呕吐（太阳传阳明颇欲吐，胃气逆故也）。胃中胆汁善泄，不能容留水液，故下利（此与"少阴篇"下利色纯青同例）。此证不去阳明之燥，则痞必不除。于柴胡汤解外降逆药中加攻下之枳实、大黄（一本无大黄），使热从下泄，即气从上解，而痞已无形消灭矣。（《伤寒发微》卷第二《太阳下篇》）

太阳部分，为肌表两层。表气统于手太阴肺，卫气所从出也。肌腠统于足太阴脾，营气所从出也。营卫两伤，不独表气不固，肌腠也不密，病邪直搏太阳陷于胁下。胁下者，寒水之脏所居也。正气从里出表，与外邪相抗，邪气胜则生表寒，正气胜则生表热。休作有时之由，古未有能言其意者。盖病虽起于营卫两虚，惟两虚之中，必有一胜。设卫气差胜，则卫气出与邪争而作于昼，以卫气昼行于阳也。设营气差胜，而卫阳虚，则营气出与邪争而作于夜，以营气夜行于阳也。正气历若干时而胜，即历若干时而休，此休作有时之确证也。尝见病疟之人，休作日早则易愈，日晏则难愈。盖以发于清晨，卫阳强盛，发于日晡，卫阳日消故也。所以默默不欲饮食者，消水之力气为主，气尽则肺不能肃降，而水上之源停，停则不竭；消谷之力脾为主，血弱则脾不能健运，而消谷之力微，微则不饥。水与宿食俱停，故不欲饮食。至于脏腑相连数语，尤为解人难索。吾直以为脏即肾脏寒水之脏也，腑即膀胱寒水之腑也，脏腑相连，为下焦决渎之道路即西医所谓输尿管、《内经》所谓水道出焉者是也。盖肾与膀胱，以二输尿管相连属，故仲师谓之脏腑相连。邪正相搏结于胁下，适当太阳寒水脏腑相连之处，下焦决渎，阻而不行，丁是胁下之痛，下连少腹。人阳标阳吸于上，下焦水道阻于下，遂全倒行逆施而呕。且痛之为义，本为邪正相持，水拥肾与膀胱而痛连一脏一腑。究其实则为下焦不通。《内经》所谓不通则痛也。至若方之所以用柴胡者，柴胡发表寒也，黄芩清上热也，此为寒热往来设也；人参所以滋肺阴以其主气也，大枣、甘草所以助脾阳以其统血也，此为血弱气尽设也；生姜以安胃则不呕，生半夏以去水则一脏一腑之痛消，而以外无余事矣。惟服小柴胡汤而渴，则证属阳明白虎、承气，随证酌用可也。(《伤寒发微》卷第二《太阳下篇》)

从来治伤寒者，凡见小柴胡证，莫不以少阳二字了之。试问所谓少阳者，手少阳乎？抑足少阳乎？窃恐仲师而后，无有能言之者。此正中医不治之痼疾，贻笑于外人者也。吾谓此当属手少阳三焦。手少阳三焦，唐容川概谓之网油，非也。《内经》云：上焦如雾，中焦如沤，下焦如渎。如雾者，淋巴管中水液排泄而出，已化为气，未受鼻窍冷空气者也。如沤者，淋巴管中始行排泄之水液，含有动气者也。如渎云者，即肾与膀胱交接之淋巴系统，西医直谓之输尿管。水由肾脏直接膀胱而外泄，故《内经》谓之决渎之官。盖太阳之脉，夹脊抵腰中，而三焦直为太阳寒水之径隧，如渎之下焦，即从腰中下泄太阳之腑。此可见太阳之病，关于少阳者，三焦为之主也。本节所列证象，全系夹湿。太阳汗液，不能透发，留著皮里膜外，湿甚则生表寒，血热内亢是生表热，故其病为往来寒热，胸胁苦满，默默不欲饮食；心烦，喜呕者，气为湿阻。(《伤寒发微》卷第二《太阳下篇》)

若胃底胆汁上逆而呕，小半夏汤所不能止，于是胃中燥气迫于心下，而心下急，郁郁微烦，则宜于小柴胡汤中加枳实、大黄以和其里，里和而表气自解矣。(《伤寒发微》卷第二《太阳下篇》)

若胸中烦而不呕者，去半夏、人参，加瓜蒌实一枚；若渴者，去半夏，加人参，合前成四两半，加瓜蒌根四两；若腹中痛者，去黄芩，加芍药三两；若胁下痞硬，去大枣，加牡蛎四两；若心下悸、小便不利者，去黄芩，加茯苓四两；若不渴，外有微热者，去人参，加桂枝三两，温覆取微汗愈；若咳者，去人参、大枣、生姜，加五味子半升、干姜二两。（《伤寒发微》卷第二《太阳下篇》）

　　胁下满，手足温，则为柴胡汤的证。……此证服柴胡汤后，必背毛洒渐头摇小便出。胁下之水气既去，然后阳气无所阻遏，乃能出肌腠皮毛而为汗，而表里之证悉除矣。惟方中柴胡为主药，分两不可过轻，半夏亦但宜生用，制则不能去水，但洗去其泥可也。（《伤寒发微》卷第二《太阳下篇》）

　　阳脉涩，为气不足；阴脉弦，为水有余。气不足而水有余，则气与血俱衰弱，胆汁由十二指肠下注回肠者，并为寒水所遏，不得畅行，阳微而气郁腹中，所以急痛也。桂枝汤本辛甘发散，助脾阳而泄肌理之汗。加饴糖以补中气之虚，但令脾阳内动，而气之郁结于足太阴部分者，得以稍缓，所谓急则治标也，此先予小建中汤之义也。小柴胡方，用柴胡以资汗液之外泄，用芍药以通血分之瘀塞，使血络无所阻碍，汗乃畅行无阻，寒湿之内冱者解矣。寒湿解而胆汁之注于肠中者，不复郁结为患矣。此不差与小柴胡汤之义也。（《伤寒发微》卷第二《太阳下篇》）

　　凡疟病多呕，其脉必弦。所以多呕者，胆胃之气上逆也。故疟病用小柴胡汤往往取效。然则呕而发热者，仲师虽不言脉，窃意脉亦见弦，故亦宜小柴胡汤。柴胡以发汗，黄芩以清胆，参、草、姜、枣以和胃。汗出而外解，则表热不吸引胆火，中气不至上逆，而无呕吐之弊。此呕而发热，所以与疟同法也。（《金匮发微》卷之四《呕吐哕下利病脉证治》）

　　长女昭华治多热者，用小柴胡汤加石膏、知母；治多寒者，则加干姜、桂枝。（《金匮发微》卷之一《疟病脉证并治》）

【禁忌】

　　上节言太阳病之误下伤津液者，不可用柴胡汤。（《伤寒发微》卷第二《太阳下篇》）

　　得病六七日，脉迟浮弱，恶风寒，手足温，医二三下之，不能食，而胁下满痛，小柴胡汤主之。面目及身黄、颈项强、小便难者，与柴胡汤，后必下重；本渴饮水而呕者，柴胡汤不中与也，食谷者哕。（《伤寒发微》卷第二《太阳下篇》）

　　证情由于血虚，自当以养血为主，是故产后血虚，不惟桂枝去芍药加龙骨、牡蛎为治标之法，而初非正治，即仲师小柴胡汤，亦为大便坚、呕不能食而设，亦非通治郁冒。郁冒之脉所以微弱者，亦由血虚，血虚则肝阴亏而胆液生燥，少阳之气上逆则呕不能食；呕则胃燥，津液不能下溉大肠而大便坚。故治此者，但需小柴胡汤以平胆胃之逆，使膈上津液足以下润大肠，诸恙可愈。（《金匮发微》卷之四《妇人妊娠病脉证治》）

设脉弦者，可与小柴胡汤；脉不弦而微缓，即可决为将愈，并小柴胡亦可不用。（《伤寒发微》卷第一《太阳上篇》）

【医案】

◇ 伤寒

姜左。口苦，咽干，目眩，胁痛，乍寒乍热，少阳为病，当和之。

柴胡二钱，条芩二钱，仙半夏二钱，生潞党二钱，佩叶梗一钱，炙甘草一钱。（《曹颖甫医案·内科疾病·暑月受寒》）

唐家街姜左。口苦，咽干，目眩，胁痛，乍寒乍热。少阳为病，当和之。

柴胡二钱，条芩二钱，仙半夏二钱，生潞党二钱，佩兰梗二钱，炙甘草一钱（王慎轩在小南门俞左。咽喉不舒，默默欲卧，脉沉细。属手少阴，桔梗汤主之。桔梗二钱，炙草二钱。案后特此说明，纯用经方，效果如响。编者注）。（王慎轩《曹颖甫先生医案·伤寒门·少阳伤寒》）

| 大柴胡汤 |

【组成】

柴胡半斤　黄芩　芍药各三两　半夏半斤　枳实四枚　大黄二两　大枣十二枚　生姜五两

上八味，以水一斗二升，煮取六升，去滓，再煎，温服一升，日三服。（《金匮发微》卷之二《腹满寒疝宿食病脉证治》）

柴胡　半夏各半斤　黄芩　芍药各三两　生姜五两　枳实四两炙　大枣十二枚　大黄二两

上七味，以水一斗二升，煮取六升，去滓，再煎，温服一升，日三服。（《伤寒发微》卷第二《太阳下篇》）

【应用】

伤寒十余日，当两候之期，设传阳明，必发潮热，乃热结于肠胃，而又往来寒热，则阳明之证垂成，太阳之邪未解。如是即当与大柴胡汤，使之表里双解。（《伤寒发微》卷第二《太阳下篇》）

伤寒十余日，热结在里，复往来寒热者，与大柴胡汤。(《伤寒发微》卷第二《太阳下篇》)

太阳病过经十余日，反二三下之，后四五日，柴胡证仍在者，先与小柴胡汤。呕不止，心下急，郁郁微烦者，为未解也，与大柴胡汤下之则愈。(《伤寒发微》卷第二《太阳下篇》)

伤寒发热，汗出不解者，心中痞硬，呕吐而下利者，大柴胡汤主之。(《伤寒发微》卷第二《太阳下篇》)

按之心下满痛者，此为实也，当下之，宜大柴胡汤。(《金匮发微》卷之二《腹满寒疝宿食病脉证治》)

三阳合病，太阳之病转入少阳阳明也。阳明之脉本大，太阳未罢，故浮。上关上者，左关属胆，右关属胃，胃底胆汁合胃中浊热并生燥热，故浮大之脉独甚于关上。湿热盛于肌腠，故但欲眠睡。肌腠为孙络密布之区，属营分；湿热在营分，故目合则汗（营气夜行于阴，以夜则为卧寐之时，卫阳内敛，营气外浮也。汗随营气外泄，故目合即汗）。此证若胃中燥实，则汗为实热所致，宜大柴胡汤。(《伤寒发微》卷第四《少阳篇》)

今日之医家，莫不知大柴胡汤为少阳阳明合病方治，而仲师乃以治心下满痛。心下当胃之上口，满痛为胃家实，非必尽关少阳，此大可疑也。不知小柴胡汤本属太阳标阳下陷方治。按伤寒之例，太阳病汗下，利小便，亡其津液，则转属阳明；汗出不彻者，亦转属阳明。发热汗出、心下痞硬、呕吐下利者，大柴胡汤主之。可见太阳将传阳明，其病必见于心下矣。此心下满痛，所以宜大柴胡汤，亦犹心下痞硬、呕吐下利者之宜大柴胡汤，皆为标热下陷而设，初不关于少阳也。(《金匮发微》卷之二《腹满寒疝宿食病脉证治》)

【禁忌】

惟下后潮热为实，故有先用丸药下之，至自利后而仍宜大柴胡汤者。(《伤寒发微》卷第三《阳明篇》)

【医案】

◇ 痢疾

鱼行桥王右。滞下腹痛，乍寒乍热，口苦咽干，脉弦数。阳明少阳为病，两解之。

柴胡一钱，条芩一钱半，生军一钱半，枳实二钱，半夏一钱半，炙草一钱。

王慎轩记：此方服后，痢先止。寒热未罢，后用小柴胡汤加桂枝收功。（王慎轩《曹颖甫先生医案·泻痢门·少阳痢》）

◈ **疟病**

辛未六月，浦东门人吴云峰间日疟，发则手足挛急麻木，口苦吐黄水，午后热盛谵语，中夜手足不停，脉滑数而弦。用大柴胡汤下之，一剂而差。

此可证当下之疟脉，不定为弦小紧矣。迟为血寒，故弦迟者可温之。弦紧为太阳伤寒之脉，水气留皮毛，故可发汗；留著肌腠，故可针灸。浮大之脉，阳气上盛，证当自吐，不吐则其胸必闷，故可用瓜蒂赤小豆散以吐之。至谓弦数者为风发，证状未明。以理断之，大约风阳暴发，两手拘挛，卒然呕吐，若吴生之证。所谓以饮食消息止之者，不过如西瓜汁、芦根汤、绿豆汤之类，清其暴出之浮阳，然究不如大柴胡汤，可以剿除病根也。惟此证病后胃气大伤，饮食少进，当以培养胃气为先务。此又不可不知耳。（《曹颖甫医案·内科疾病·疟病》）

| 柴胡桂枝汤 |

【组成】

柴胡二两　黄芩　人参各一两半　半夏二两半　甘草一两　桂枝　芍药生姜各一两半　大枣六枚

上九味，以水七升，煮取三升，去滓，温服一升。（《伤寒发微》卷第二《太阳下篇》）

【应用】

伤寒六七日，发热微恶寒，支节烦疼，微呕，心下支结，外证未去者，柴胡桂枝汤主之。（《伤寒发微》卷第二《太阳下篇》）

一为寒水发泄太尽，一为标热下陷，故心下支结，外证未去者，柴胡桂枝汤主之。（《金匮发微》卷之二《腹满寒疝宿食病脉证治》）

伤寒六七日，已尽一候之期，太阳本病为发热恶寒，为骨节疼痛。今发热微恶寒，肢节烦疼，特标热较甚耳，太阳外证，固未去也。微呕而心下支结者，胃中湿热间阻，太阳阳热欲达不得之状。此即太阳病机系在太阴之证，发在里之湿邪，作在表之汗液，柴胡桂枝汤其主方也。（《伤寒发微》卷第二《太阳下篇》）

| 柴胡加芒硝汤 |

【组成】

柴胡二两　黄芩　甘草　人参　生姜各一两　半夏二十铢　大枣四枚
芒硝二两

上八味以水四升，煮取二升，去滓，内芒硝，更煮微沸，分温再服，不
解，更作。（《伤寒发微》卷第二《太阳下篇》）

【应用】

伤寒十三日不解，胸胁满而呕，日晡所发潮热，已而微利，此本柴胡
证，下之而不得利，今反利者，知医以丸药下之，非其治也。潮热者，实
也，先宜小柴胡汤以解外，后以柴胡加芒硝汤主之。（《伤寒发微》卷第二
《太阳下篇》）

| 柴胡桂枝干姜汤 |

【组成】

柴胡半斤　桂枝三两　干姜二两　黄芩三两　牡蛎二两　甘草二两　瓜
蒌根四两

上七味，以水一斗二升，煮取六升，去滓，再煎取三升，温服一升，日
三服。初服微烦，复服，汗出便愈。（《伤寒发微》卷第二《太阳下篇》）

【应用】

伤寒五六日，已发汗而复下之，胸胁满微结，小便不利，渴而不呕，但
头汗出，往来寒热，心烦者，此为未解也，柴胡桂枝干姜汤主之。（《伤寒
发微》卷第二《太阳下篇》）

然则病本伤寒，何不用麻黄而用桂枝？曰伤寒化热，则病阻于肌，故伤
寒亦用桂枝。本书伤寒五六日，发汗复下之变证，用柴胡桂枝干姜汤其明证
也。（《伤寒发微》卷第二《太阳下篇》）

【方论】

方用柴胡、桂枝、干姜温中达表以除微结之邪，用黄芩、生草、瓜蒌
根、牡蛎清热解渴降逆以收外浮之阳。于是表里通彻，汗出而愈矣。

按：此证与前证略同，以其无肢节烦疼而去芍药；以其渴而不呕，加瓜
蒌根而去半夏；以其胸胁满兼有但头汗出之标阳，去人参而加牡蛎。不难比

较而得也。(《伤寒发微》卷第二《太阳下篇》)

| 柴胡加龙骨牡蛎汤 |

【组成】

柴胡四两　龙骨　黄芩　生姜　人参　茯苓　铅丹　牡蛎　桂枝各两半　半夏二合　大枣六枚　大黄二两

上十二味，以水八升，煮取四升，内大黄更煮一二沸，去滓，温服一升。(《伤寒发微》卷第二《太阳下篇》)

【应用】

伤寒八九日，下之，胸满烦惊、小便不利，谵语、一身尽重、不可转侧者，柴胡加龙骨牡蛎汤主之。(《伤寒发微》卷第二《太阳下篇》)

足少阳之脉，起于目锐眦，支脉从耳后入于耳。手少阳支脉，从耳后入耳中，出耳前，过客主人前，交颊至目锐眦。风邪中于上，故头先受之；风阳随经入耳，故两耳无所闻；风阳由目眦入目，故目赤；胆火上逆，故胸中满而烦。胸中满，非太阳失表，水气留于膈上，故不可吐；烦非胃中燥实，故不可下。误吐、误下，虚其津液，于是心营伤于吐，脉必代而心必悸。胆汁虚于下则怯弱多恐，神昏惊惕而不宁。悸则怔忡不定，惊则梦寐叫呼。悸为炙甘草汤证，以心营虚也（桂枝、甘草、人参、阿胶、麻仁、麦冬、生地、生姜、大枣）；惊为柴胡龙骨牡蛎汤证，以胆气弱也（柴胡、龙骨、牡蛎、黄芩、人参、茯苓、铅丹、桂枝、半夏、大黄、生姜、大枣）。(《伤寒发微》卷第四《少阳篇》)

夫阳明之病，反无汗而小便利，则湿消于下而热郁于中（肝与胃同部）。胃中有热则肝阴伤而胆火盛。肝阴伤则手足厥；胆火盛则上逆而病呕与咳；胆火上逆，窜于脑部，则病头痛。此柴胡龙骨牡蛎汤证也（俗名肝阳头痛）。(《伤寒发微》卷第三《阳明篇》)

亦有脾脏蕴湿，寒湿凝闭肌腠者，则为一身尽重不可转侧之柴胡加龙骨牡蛎汤证。(《金匮发微》卷之二《五脏风寒积聚病脉证并治》)

若无胃实，则汗为胆中虚热，宜柴胡龙骨牡蛎汤。(《伤寒发微》卷第四《少阳篇》)

【方论】

伤寒八九日，正二候阳明受之之期，本自可下，惟下之太早，虽不必遽成结胸，而浮阳冲激而上，水湿凝洹而下，势所必至。浮阳上薄于脑，则谵语而烦惊。水湿内困于脾，则胸满而身重。所以小便不利者，下既无气以泄之，上冒之浮阳，又从而吸之也，以太阳寒水下并太阴而为湿也，因有胸满身重、小便不利之变，故用柴胡汤以发之。以阳明浮热，上蒙脑气而为谵语，上犯心脏而致烦惊，于是用龙、牡、铅丹以镇之。以胃热之由于内实也，更加大黄以利之。此小柴胡汤加龙骨牡蛎之大旨也。张隐庵妄谓龙骨、牡蛎启水中之生阳，其于火逆惊狂起卧不安之证，用桂枝去芍加蜀漆龙牡救逆者，及烧针烦躁用桂甘龙牡者，又将何说以处之？要而言之，邪热之决荡神魂也，若烟端火焰上出泥丸，即飘忽无根，于是忽梦山林，忽梦城市，忽梦大海浮舟，而谵语百出矣。湿邪之凝闭体魄也。若垂死之人，肌肉无气，不能反侧，于是身不得起坐，手足不得用力，而一身尽重矣。是故非降上冒之阳而下泄之则神魂无归，非发下陷之湿而外泄之则体魄将败，是亦阴阳离决之危候也。彼泥柴胡为少阳主方者，又乌乎识之。（《伤寒发微》卷第二《太阳下篇》）

| 泽漆汤 |

【组成】

半夏半升　紫参　生姜　白前各五两　甘草　黄芩　人参　桂枝各三两　泽漆三升以东流水五斗，煮取一斗五升。泽漆即大戟苗，性味、功用与大戟相同。今沪上药肆无此药，即用大戟可也

上九味，㕮咀，内泽漆汤中，煮取五升，温服五合，至夜尽。（《金匮发微》卷之二《肺痿肺痈咳嗽上气病脉证治》）

【应用】

咳而脉沉者，泽漆汤主之。（《金匮发微》卷之二《肺痿肺痈咳嗽上气病脉证治》）

| 茵陈蒿汤 |

【组成】

茵陈蒿六两　栀子十四枚　大黄二两

上三味，以水一斗，先煮茵陈，减六升，纳二味，煮取三升，去滓，分温三服，小便当利，尿如皂角汁状，色正赤，一宿腹减，黄从小便去也。（《金匮发微》卷之三《黄瘅病脉证并治》）

茵陈蒿六两　栀子十四枚　大黄二两

上三味，以水一斗，先煮茵陈，减六升，内二味，煮取三升，去滓，分温三服。小便当利，尿如皂角汁状，色正赤，一宿腹减，黄从小便出也。（《伤寒发微》卷第三《阳明篇》）

【应用】

伤寒七八日，身黄如橘子色，小便不利，腹微满者，茵陈蒿汤主之。（《伤寒发微》卷第三《阳明篇》）

伤寒七八日，为太阳初传阳明之期。身黄如橘子色，则非湿家如熏黄之比。然阳明之中气未尽化燥，必有小便不利而腹微满者，虽黄色鲜明，似乎阳热用事，而湿与热并居于腹部。故亦宜茵陈蒿汤，使湿热从小溲而出，则湿减热除而黄亦自退矣。（《伤寒发微》卷第三《阳明篇》）

若八九日间濈然汗出者，大便必硬，宜茵陈蒿汤。（《伤寒发微》卷第四《阴阳易差后劳复篇》）

太阳魄汗未尽，瘀湿生热，亦必发黄。此时湿尚未去，要不在当下之例，故有阳明病无汗、小便不利、心中懊𢙱者，身必发黄；阳明病被火，额上微汗出，小便不利者，必发黄；但头汗出，齐颈而还，小便不利，渴饮水浆者，此为瘀热在里，身必发黄，茵陈蒿汤主之。（《金匮发微》卷之三《黄瘅病脉证并治》）

谷瘅之病，寒热不食，食即头眩，心胸不安，久久发黄为谷瘅，茵陈蒿汤主之。（《金匮发微》卷之三《黄瘅病脉证并治》）

色黄便难，是谓谷瘅，宜茵陈蒿汤。（《金匮发微》卷之一《脏腑经络先后病脉证》）

阳明病，发热汗出者，此为热越，不能发黄也。但头汗出，身无汗，齐颈而还，小便不利，渴饮水浆者，此为瘀热在里，身必发黄，茵陈蒿汤主之。（《伤寒发微》卷第三《阳明篇》）

以故食难用饱，饱即气壅湿聚而生内热；气逆于上，则为头眩；湿壅于下，则小便难。此寒热不食，食即头眩，心胸不安，所以久久发为谷瘅也。加以小便既难，其腹必满。此证非去其寒而行其湿。虽下以茵陈蒿汤，其腹满当然不减。窃意当于茵陈蒿汤内加重生术、生附以行之。所以然者，则以胃虚脉迟，中阳不运，非如胃实之谷瘅，脉见滑大者可以一下而即愈也（《伤寒发微》卷第三《阳明篇》）

果其胃中有燥矢，用茵陈蒿汤亦足矣。（《金匮发微》卷之三《黄瘅病脉证并治》）

但病之转变以小便之利不利为验，使小便不利则身必发黄，而为茵陈蒿汤证。（《伤寒发微》卷第四《少阳篇》）

昔金子久患此证，自服茵陈蒿汤，不愈。乃就诊于丁君甘仁，授以附子汤加茵陈，但熟附仅用钱半，服二剂不效，乃仍用茵陈蒿汤以致脾气虚寒，大便色白而死，为可惜也。(《金匮发微》卷之三《黄瘅病脉证并治》)

【方论】

心胸不安者，胃热合胆汁上攻，胸中之湿，郁而生热也。湿热与胆汁混合，上于头目，则头目黄；发于皮外，则一身之皮肤黄，于是遂成谷瘅。所以用茵陈蒿汤者，用苦平之茵陈以去湿，苦寒清热之栀子以降肺胃之浊，制大黄走前阴，疏谷气之瘀，俾湿热从小溲下泄，则腹胀平而黄自去矣。(《金匮发微》卷之三《黄瘅病脉证并治》)

阳明病，发潮热而多汗，则湿随汗去，肌肉皮毛，略无壅阻，断然不能发黄，此正与小便利者，不能发黄证情相似。湿邪解于太阳之表，与解于大肠之腑一也。若但头汗出、身无汗，齐颈而还，则湿邪内壅而不泄；加以小便不利，渴饮水浆，湿热瘀积于三焦，外溢于皮毛肌肉而周身发黄。茵陈蒿汤：茵陈蒿以去湿，生栀子以清热，生大黄以通瘀，而湿热乃从小溲外泄，而诸恙悉除矣。(《伤寒发微》卷第三《阳明篇》)

| 栀子柏皮汤 |

【组成】

栀子十五枚　甘草一两　黄柏二两

上三味，以水四升，煮取一升半，去滓，分温再服。(《伤寒发微》卷第三《阳明篇》)

【应用】

伤寒身黄发热者，栀子柏皮汤主之。(《伤寒发微》卷第三《阳明篇》)

若阳郁于表而反攻其里，于是汗液欲从外泄者，反挟表阳内陷而成湿热。夫水以清洁而流，流则小便利，小便利者不能发黄；湿以胶黏而滞，滞则小便不利，小便不利者，故热郁而发黄。设因误攻而见此证，欲救其失，惟茵陈五苓散差为近之。若湿热太甚者，栀子柏皮汤亦当可用也。(《伤寒发微》卷第三《阳明篇》)

【方论】

伤寒化热，惟阳明腑证为多。其有不即化热者，则为太阴寒湿，以阳明中气为太阴故也。间有热胜于里与湿并居者，则为阳明湿热，以胃热未遽化燥，犹未离乎中气之湿也。独有身黄发热者，阳气独行于表，而初无里湿之牵掣，则为太阳阳明合病，于肌表而为独阳无阴之证。故但用生栀子以清上，生甘草以清中，黄柏以清下，则表热清而身黄去矣。（《伤寒发微》卷第三《阳明篇》）

| 半夏泻心汤 |

【组成】

半夏半升　黄芩　干姜　甘草　人参各二两　黄连一两　大枣十二枚

上七味，以水一斗二升，煮取六升，去滓，再煎，取三升，温服一升，日三服。（《伤寒发微》卷第二《太阳下篇》）

半夏半升洗　黄芩　干姜　人参　甘草各三两炙　黄连一两　大枣十二枚

上七味，以水一斗，煮取六升，去滓，再煎，取三升，温服一升，日三服。（《金匮发微》卷之四《呕吐哕下利病脉证治》）

【应用】

郁热在上，寒水在下，与伤寒胸中有热，胃中有邪，腹中痛欲呕吐之黄连汤证略同。故半夏泻心汤方治，所用半夏、干姜、甘草、人参、黄连、大枣，皆与黄连汤同。惟彼以寒郁太阴而腹痛，用桂枝以达郁，此为气痞在心下，热邪伤及肺阴，兼用黄芩以清水之上源，为不同耳。又按：伤寒《太阴篇》云：“但满而不痛者，此为痞，柴胡汤不中与之，宜半夏泻心汤。”知此方原为治痞主方。所以不与腹中雷鸣下利之证同用生姜泻心者，亦以水气不甚，不用生姜以散寒也。（《金匮发微》卷之四《呕吐哕下利病脉证治》）

呕而脉弱，水胜而血负也。惟其水胜，则下焦必寒，故小便复利（按此证小便必色白不黄）。浮阳外出，而中无实热，故身热微；手足见厥者，中阳虚而不达四肢也。此证纯阴无阳，自半夏泻心汤以下诸方俱不合用，故曰难治。（《金匮发微》卷之四《呕吐哕下利病脉证治》）

但满而不痛者，此为痞，柴胡不中与之，宜半夏泻心汤。（《伤寒发微》卷第二《太阳下篇》）

呕而肠鸣，心下痞者，半夏泻心汤主之。（《金匮发微》卷之四《呕吐哕下利病脉证治》）

【方论】

今出于误下之后，是当与结胸同例，而为水气之成痞，故宜半夏泻心汤。生半夏以去水，黄芩以清肺，黄连以降逆，干姜以温胃，甘草、人参、大枣以和中气。脾阳一振，心下之痞自消矣。以其有里无表，故曰柴胡不中与之。（《伤寒发微》卷第二《太阳下篇》）

| 生姜泻心汤 |

【组成】

生姜四两　甘草　人参各三两　干姜一两　黄芩三两　半夏半升　大枣十二枚　黄连一两

上八味，以水一斗，煮取六升，去滓，取三升，温服一升，日三服。（《伤寒发微》卷第二《太阳下篇》）

【应用】

伤寒汗出解之后，胃中不利，心下痞硬，干噫食臭，胁下有水气，腹中雷鸣下利者，生姜泻心汤主之。（《伤寒发微》卷第二《太阳下篇》）

【方论】

伤寒，恶寒无汗，头项强痛者，以发汗而解；胸痞气冲，胃中有湿痰，吐之而解；病传阳明，潮热而渴者，下之而解，解后当无余病矣。然卒心下痞硬，噫气不除者，此正与汗出解后，胃中不和，心下痞硬，干噫食臭者略相似。但彼为表解之后，里水未尽，下渗大肠而见腹中雷鸣下利。故宜生姜泻心汤，以消痞而止利。此证但见胃气不和，绝无水湿下渗之弊。然则噫气不除，其为湿痰壅阻无疑。方用旋覆、代赭以降逆，半夏、生姜以去痰，人参、甘草、大枣以补虚而和中，则湿痰去而痞自消，中脘和而痞气不生矣。惟其证情相似，故方治略同。有虚气而无实热，故但用旋覆代赭以降逆，无需泄热之芩连也。（《伤寒发微》卷第二《太阳下篇》）

阳热吸于上则水气必难下达，不去其上热，则水道不行，故用生姜泻心汤。生姜、半夏以泄上源之水，黄芩、黄连以清上焦之热，炙草、人参、干姜、大枣以扶脾而温中，则上热去、下寒消而水道自通矣。按：此证与后文腹中欲呕吐者略同，故黄连汤方治即为生姜泻心汤之变方，但以桂枝易生姜、黄芩耳。究其所以不同者，则以非芩、连并用以肃降心肺两脏之热而痞将不去也。（《伤寒发微》卷第二《太阳下篇》）

212

| 甘草泻心汤 |

【组成】

甘草四两　黄芩　干姜各三两　半夏半升　黄连一两　大枣十二枚

上六味，以水一斗，煮取六升，去滓再煎，取三升，温服一升，日三服。（《伤寒发微》卷第二《太阳下篇》）

甘草四两炙　黄芩　干姜各三两　半夏半升　黄连一两　大枣十二枚

上七味，以水一斗，煮取六升，去滓再煎，去三升，温服一升，日三服。（《金匮发微》卷之一《百合狐惑阴阳毒病证治》）

【应用】

伤寒中风，医反下之，其人下利，日数十行，完谷不化，腹中雷鸣，心下痞硬而满、干呕心烦不得安。医见心下痞，谓病不尽，复下之，其痞亦甚。此非结热，但以胃中虚，客气上逆，故使硬也，甘草泻心汤主之。（《伤寒发微》卷第二《太阳下篇》）

伤寒不解其表，先攻其里，以致太阳水气，与太阴之湿混合，下利不止。下后胃虚，客气上逆，以致心下结痞硬满，此时服甘草泻心汤是也。（《伤寒发微》卷第二《太阳下篇》）

狐惑之为病，状如伤寒，默默欲眠，目不得闭，卧起不安，蚀于喉为惑，蚀于阴为狐，不欲饮食，恶闻食臭，其面目乍赤乍黑乍白，蚀于上部则声嗄，甘草泻心汤主之。（《金匮发微》卷之一《百合狐惑阴阳毒病证治》）

【方论】

仲师主以甘草泻心汤者，重用生甘草以清胃中之虚热，大枣十二枚以补胃虚，干姜、半夏以涤痰而泄水，芩连以抑心肺两脏之热，使上热下行，水与痰俱去，则痞消于上而干呕心烦已，湿泄于下而利亦止矣。但方治更有未易明者，痞在心下，但用黄连以抑心阳导之下行足矣，而诸泻心汤方治何以并用清肺之黄芩？盖肺为水之上源，肺脏热则水之上源不清，上源不清则下游之水气不泄，此其所以芩连并用也。（《伤寒发微》卷第二《太阳下篇》）

【医案】

◇ 狐惑

蔓立桥，高小。病后湿热未楚，虫蚀上下，声哑，心烦，便溏，溲脓，肛门赤腐，唇眼亦腐，此名狐惑。甘草泻心汤主之。

黄连一钱，半夏二钱，干姜一钱，条芩一钱半，潞党参二钱，使君子三钱，鸡内金二钱，炙甘草三钱，大枣十二枚。

王慎轩记：考《金匮》百合、狐惑二病，皆属病后余热未清之候。今世医者，以狐惑病之蚀于上者为牙疳，蚀于下者为下疳，蚀于肛者为脏头风。在上者用杀虫之法，在下者用清湿热之法，治多无效。良由圣法失传，殊堪叹息。如此方一服后诸恙均瘳，诚哉！经方之宏功迥非常法可比也。

曹颖甫曰：此证为慎轩代诊，后来复诊。案中表明慎轩之功，不敢掠美也。调理方案平平，不录。（《曹颖甫医案·内科疾病·狐惑》）

| 黄连汤 |

【组成】

黄连　甘草　干姜　桂枝各三两　人参三两　半夏半升　大枣十二枚

上七味，以水一斗，煮取六升，去滓，温服一升，日三夜三服。（《伤寒发微》卷第二《太阳下篇》）

【应用】

伤寒，胸中有热，胃中有邪气，腹中痛，欲呕吐者，黄连汤主之。（《伤寒发微》卷第二《太阳下篇》）

【鉴别】

故干姜黄连黄芩人参汤方治，亦与黄连汤相似。所不同者，惟彼方多甘草、桂枝、半夏、大枣而无黄芩耳。按《金匮》下利脉滑者，当有所去，大承气汤主之，是知热利原有当用下法者，医乃误寒利为热利而复下之耳。治法无下利而使之吐者，故知"吐"字当衍也，"太阳篇"呕而腹痛，为上热下寒，其为寒格逆吐之证，与此正同；而方治之并用黄连、干姜，亦与此同。故知当云"寒格，更逆吐"，而"下"字当衍也。（《伤寒发微》卷第四《厥阴篇》）

【方论】

黄连汤方治，用黄连以止呕，必用干姜、半夏以涤痰者，呕因于痰也；甘草、人参、大枣以扶脾而缓痛，必用桂枝以达郁者，痛因于郁也。此黄连汤之大旨也。（《伤寒发微》卷第二《太阳下篇》）

| 干姜黄芩黄连人参汤 |

【组成】

干姜　黄连　黄芩　人参各三两

上四味，以水六升，煮取二升，去滓，分温再服。(《伤寒发微》卷第四《厥阴篇》)

【应用】

伤寒本自寒下，医复下之，寒格，更逆吐，若食入口即吐，干姜黄连黄芩人参汤主之。(《伤寒发微》卷第四《厥阴篇》)

【方论】

故干姜黄连黄芩人参汤方治，亦与黄连汤相似。所不同者，惟彼方多甘草、桂枝、半夏、大枣而无黄芩耳。按《金匮》下利脉滑者，当有所去，大承气汤主之，是知热利原有当用下法者，医乃误寒利为热利而复下之耳。治法无下利而使之吐者，故知"吐"字当衍也，"太阳篇"呕而腹痛，为上热下寒，其为寒格逆吐之证，与此正同；而方治之并用黄连、干姜，亦与此同。故知当云"寒格，更逆吐"，而"下"字当衍也。(《伤寒发微》卷第四《厥阴篇》)

| 黄芩汤 |

【组成】

黄芩三两　甘草　芍药各二两　大枣十二枚

上四味，以水一斗，煮取三升，去滓，温服一升，日再夜一服。(《伤寒发微》卷第二《太阳下篇》)

【应用】

太阳与少阳合病，自下利者，与黄芩汤。(《伤寒发微》卷第二《太阳下篇》)

【方论】

黄芩汤方治，黄芩苦降以抑标阳，芍药苦泄以疏营郁，甘草、大枣甘平以补脾胃，则中气健运而自利可止。不用四逆、理中以祛寒，不用五苓以利水，此不治利而精于治利者也。(《伤寒发微》卷第二《太阳下篇》)

【禁忌】

伤寒，脉迟六七日，而反与黄芩汤彻其热。脉迟为寒，今与黄芩汤复除其热，腹中应冷，当不能食。今反能食，此名除中，必死。（《伤寒发微》卷第四《厥阴篇》）

| 黄芩加半夏生姜汤 |

【组成】

黄芩　生姜各三两　甘草二两　芍药一两　半夏半升　大枣十二枚

上六味，以水一斗，煮取三升，去滓，温服一升，日再夜一服。（《金匮发微》卷之四《呕吐哕下利病脉证治》）

于前方（指黄芩汤，编者注）加半夏半升、生姜三两。（《伤寒发微》卷第二《太阳下篇》）

【应用】

太阳寒水内薄，胃底胆汁不能相容，则为干呕。寒水太多，脾不能胜，协标热下趋，即为自利。二者均为脾胃不和。方用黄芩汤以治协热利，其功用在清胆火而兼能扶脾。合小半夏汤以止呕，其功用不惟降胃逆，而并能去水。此二方合用之大旨也（方及证治并见"太阳下篇"）。（《金匮发微》卷之四《呕吐哕下利病脉证治》）

太阳与少阳合病，若呕者，黄芩加半夏生姜汤主之。（《伤寒发微》卷第二《太阳下篇》）

干呕而利者，黄芩加半夏生姜汤主之。（《金匮发微》卷之四《呕吐哕下利病脉证治》）

| 矾石汤 |

【组成】

矾石二两

上一味，以浆水一斗五升，煎三五沸，浸脚，良。（《金匮发微》卷之二《中风历节病脉证并治》）

【应用】

矾石汤治脚气冲心。（《金匮发微》卷之二《中风历节病脉证并治》）

| 奔豚汤 |

【组成】

甘草　芎䓖　当归　黄芩　芍药各二两　半夏　生姜各四两　生葛五两
甘李根白皮一升

上九味，以水二斗，煮取五升，温服一升，日三夜一服。（《金匮发微》
卷之二《奔豚气病脉证治》）

【应用】

奔豚气上冲，胸腹痛，往来寒热，奔豚汤主之。（《金匮发微》卷之二
《奔豚气病脉证治》）

【医案】

◇ 奔豚

奔豚之病，少腹有块坟起，发作从下上冲，或一块，或二三块，大小不
等，或并而为一。方其上冲，气促而痛，及其下行，其块仍留少腹，气平而
痛亦定。但仲师言从惊恐得之，最为精确。与《难经》所云从季冬壬癸日得
之者，奚啻郑昭宋聋之别。

予尝治平姓妇，其人新产，会有仇家到门寻衅，毁物谩骂，恶声达户
外，妇大惊怖，嗣是少腹即有一块，数日后，大小二块，时上时下，腹中剧
痛不可忍，日暮即有寒热。予初投以炮姜、熟附、当归、川芎、白芍，二剂
稍愈；后投以奔豚汤，二剂而消。惟李根白皮，为药肆所无，其人于谢姓园
中得之。竟得痊可，盖亦有天幸焉。（《金匮发微》卷之二《奔豚气病脉
证治》）

| 苦参汤 |

【组成】

苦参一升

以水一斗，煎取七升，去滓熏洗，日三。（《金匮发微》卷之一《百合
狐惑阴阳毒病证治》）

【应用】

蚀于下部则咽干，苦参汤洗之。（《金匮发微》卷之一《百合狐惑阴阳
毒病证治》）

| 赤小豆当归散 |

【组成】

赤小豆三升浸令芽出，曝干　当归十两

上二味，杵为散，浆水服方寸匕，日三服。(《金匮发微》卷之一《百合狐惑阴阳毒病证治》)

【应用】

病者脉数，无热微烦，默默但欲卧，汗出。初得之三四日，目赤如鸠眼，七八日目四眦黑，若能食者，脓已成也，赤豆当归散主之。(《金匮发微》卷之一《百合狐惑阴阳毒病证治》)

此证蓄血而成脓病，出于肝脏之热，而表证当见于目，以肝开窍于目故也。"百合狐惑阴阳毒篇"云，病者脉数无热，微烦，默默但欲卧，汗出，初得之三四日，目赤如鸠眼，七八日目四眦黑，若能食者，脓已成也，赤小豆当归散主之。疑即此证也。(《伤寒发微》卷第四《厥阴篇》)

若血既自下，其势无可再攻。求之《金匮》，惟赤小豆当归散，最为允当。此无他，以胞中之血，部位甚下，直可决其为近血故也。(《伤寒发微》卷第二《太阳下篇》)

先血后便，此即西医所谓肠出血之证也。按：本书"百合狐惑篇"病者脉数节，实为肠痈证欲知有脓节脱文。而赤小豆当归散，要为肠痈正治。语详本条下，兹不赘述。赤小豆以去湿，当归以和血，欲使脓去而新血不伤也。由此观之，本条之近血证情，必与肠痈为近，故方治同也。(《金匮发微》卷之三《惊悸吐衄下血胸满瘀血病脉证治》)

剧者，赤小豆当归散亦可用之。(《金匮发微》卷之二《肺痿肺痈咳嗽上气病脉证治》)

| 升麻鳖甲汤 |

【组成】

鳖甲手指大一片炙　雄黄半两研　升麻　当归　甘草各二两　蜀椒炒，去汗一两

上六味，以水四升，煮取一升，顿服之，老小再服，取汗。《肘后》《千金方》：阳毒用升麻汤，无鳖甲有桂；阴毒用甘草汤，无雄黄。(《金匮发微》卷之一《百合狐惑阴阳毒病证治》)

【应用】

阳毒之为病，面赤，斑斑如锦纹，咽喉痛，吐脓血，五日可治，七日不可治，升麻鳖甲汤主之。阴毒之为病，面目青，身痛如被杖，咽喉痛，五日可治，七日不可治，升麻鳖甲汤去雄黄蜀椒主之。（《金匮发微》卷之一《百合狐惑阴阳毒病证治》）

| 鳖甲煎丸 |

【组成】

鳖甲十二分炙　乌扇三分烧，即射干　黄芩三分　柴胡六分　鼠妇三分熬　干姜　大黄　桂枝　石韦去毛　厚朴　紫葳即凌霄　半夏　阿胶各三分　芍药　牡丹去心　䗪虫各五分　葶苈　人参各一分　瞿麦二分　蜂巢四分炙　赤硝十二分　蜣螂六分熬　桃仁二分去皮、尖，研

上二十三味为末，取煅灶下灰一斗，清酒一斛五升浸灰，俟酒尽一半，着鳖甲于中，煮令泛滥如胶漆，绞取汁，内诸药煎，为丸如梧子大，空心服七丸，日三服。《千金方》用鳖甲十二片，又有海藻三分、大戟一分，无鼠妇、赤硝二味。（《金匮发微》卷之一《疟病脉证并治》）

【应用】

病疟结为癥瘕，如其不差，当云何？师曰：此名疟母，急治之。以月一日发，当十五日愈；设不差，当月尽解。宜鳖甲煎丸。（《金匮发微》卷之一《疟病脉证并治》）

【医案】

　　◇ 积聚

疟母之成，多在病愈之后，岂有疟未差而成疟母者。此痞或在心下，或在脐下，大小不等。唯鳖甲煎丸至为神妙，或半月而消尽，或匝月而消尽。

予向治朱姓板箱学徒，及沙姓小孩亲验之。盖此证以寒疟为多，胎疟亦间有之，他疟则否。北人谓疟为脾寒，南人谓无痰不成疟，二者兼有之。脾为统血之脏，脾寒则血寒，脾为湿脏，湿胜则痰多，痰与血并，乃成癥瘕。方中桃仁、䗪虫、蜣螂、鼠妇之属以破血，葶苈以涤痰，君鳖甲以攻痞，而又参用小柴胡汤以清少阳，干姜、桂枝以温脾，阿胶、芍药以通血。大黄、厚朴以调胃，赤硝、瞿麦以利水而泄湿，疟母乃渐攻而渐消矣。（《曹颖甫医案·内科疾病·疟母》）

| 蜀漆散 |

【组成】

蜀漆洗去腥　云母石烧二日夜　龙骨各等分

上三味，杵为散，未发前，以浆水服半钱匕。（《金匮发微》卷之一《疟病脉证并治》）

【应用】

疟多寒者，名曰牡疟，蜀漆散主之。（《金匮发微》卷之一《疟病脉证并治》）

| 风引汤 |

【组成】

大黄　干姜　龙骨各四两　桂枝三两　甘草　牡蛎各二两　寒水石　滑石　赤石脂　白石脂　紫石英　石膏各六两

上十二味，杵，粗筛，以苇囊盛之。取三指撮，井花水三升煮三沸，温服一升。治大人风引，少小惊痫瘈疭日数发，医所不疗，除热方。巢氏云：脚气宜风引汤。（《金匮发微》卷之二《中风历节病脉证并治》）

【应用】

治除热瘫痫。（《金匮发微》卷之二《中风历节病脉证并治》）

【方论】

方中大黄用以泄热，非以通滞，此与泻心汤治吐血同，所谓釜底抽薪也；干姜炮用，能止脑中上溢之血。向在常熟见钱肆经理鼻衄，纳炮姜灰于鼻中，其衄即止。所谓煤油着火，水泼益张，灰扑立止也（此味下脱注炮字）。所以用龙骨、牡蛎者，此与《伤寒》"太阳篇"误下烦惊、谵语用柴胡加龙骨、牡蛎，火迫劫之，发为惊狂，桂枝去芍药加蜀漆、牡蛎、龙骨，及下后烧针烦躁主桂甘龙牡汤，用意略同。二味镇浮阳之冲脑，而牡蛎又有达痰下行之力也。（《金匮发微》卷之二《中风历节病脉证并治》）

| 大黄附子汤 |

【组成】

大黄三两　附子三枚　细辛二两

上三味，以水五升，煮取二升，分温三服，若强人煮取二升半，分温三服，服后如人行四五里进一服。（《金匮发微》卷之二《腹满寒疝宿食病脉证治》）

【应用】

胁下偏痛，发热，其脉紧弦，此寒也，以温药下之，宜大黄附子汤。（《金匮发微》卷之二《腹满寒疝宿食病脉证治》）

弦为阴脉，主肾虚而寒动于中。寒水上逆，则为水气，为饮邪；阳虚于上，阴寒乘于下，则为胸痹，为腹满寒疝。本条云胁下偏痛发热，其脉紧弦，此寒也，以温药下之，以大黄附子汤。用大黄附子汤者，后文所谓脉弦数者当下其寒也。方中附子、细辛以祛寒而降逆、行水而止痛，更得大黄以利之，则寒之凝瘀者破，而胁下水道通矣。（《金匮发微》卷之二《腹满寒疝宿食病脉证治》）

仲师但言当下其寒，心中坚，阳中有阴，未出方治，陈修园以为即大黄附子汤，殆不诬也。（《金匮发微》卷之二《腹满寒疝宿食病脉证治》）

【医案】

◇ 腹痛

朱彭甫，不知何地人，寓居小西门外，与江阴杨绍彭同居，甚相得也。

予与彭甫不相识，会杨病腹痛，朱至予寓，代延医，始识之。

杨固阳明太阴同病，予投大黄附子汤，一剂愈。朱甚心服之。（《曹颖甫医案·内科疾病·洞泄》）

◇ 泄泻

去岁秋季，寓小西门兴业里同乡季辅臣，下利腹痛，日数行，诊其脉，濡而滑。予按《金匮·宿食篇》所载脉滑者为宿食，且滑中带濡，阳气不宣，投以大黄附子汤，二剂而愈。

| 硝石矾石散 |

【组成】

硝石熬黄　矾石烧各等分

上二味为散，大麦粥汁和服方寸匕，日三服。病随大小便去，小便正黄，大便正黑，是其候也。(《金匮发微》卷之三《黄瘅病脉证并治》)

【应用】

黄家，日晡所发热，而反恶寒，此为女劳得之。膀胱急，少腹满，身尽黄，额上黑，足下热，因作黑瘅。其腹胀如水状，大便必黑，时溏，此女劳之病，非水病也。腹满难治。硝石矾石散主之。(《金匮发微》卷之三《黄瘅病脉证并治》)

| 猪膏发煎 |

【组成】

猪膏半斤　乱发如鸡子大三枚

上二味，和膏中煎之，发消药成，分再服，病从小便出。(《金匮发微》卷之三《黄瘅病脉证并治》)

猪膏半斤　乱发如鸡子大三枚

上二味，和膏中煎之，发消药成，病从大（旧误作小）便出。(《金匮发微》卷之四《妇人杂病脉证并治》)

【应用】

诸黄，猪膏发煎主之。(《金匮发微》卷之三《黄瘅病脉证并治》)

胃气下泄，阴吹而正喧，此谷气之实也，膏发煎主之。(《金匮发微》卷之四《妇人杂病脉证并治》)

【医案】
◇ 便秘

门人吴炳南之妻每患肠燥，纳谷不多，予授以大半夏汤，服之甚效，间一二日不服，燥结如故。吴私念此胃实肠燥之证，乃自制猪膏发煎服之，一剂而瘥。乃知仲师"谷气之实"四字，早明示人以通治他证之路，不专为阴吹设也。(《金匮发微》卷之四《妇人杂病脉证并治》)

| 茵陈五苓散 |

【组成】

茵陈十分末　五苓散五分

上二味和，先食饮服方寸匕，日三服。(《金匮发微》卷之三《黄瘅病脉证并治》)

【应用】

黄瘅之病，起于湿，成于水，利小便发汗，仲师既出茵陈五苓散及桂枝加黄芪汤方治矣，食古而不化，此笨才也。(《金匮发微》卷之三《黄瘅病脉证并治》)

黄瘅病，茵陈五苓散主之。(《金匮发微》卷之三《黄瘅病脉证并治》)

黄瘅从湿得之，此固尽人知之；治湿不利小便非其治，此亦尽人知之。五苓散可利寻常之湿，不能治湿热交阻之黄瘅；倍茵陈，则湿热俱去矣。先食饮服者，恐药力为食饮所阻故也。(《金匮发微》卷之三《黄瘅病脉证并治》)

若阳郁于表而反攻其里，于是汗液欲从外泄者，反挟表阳内陷而成湿热。夫水以清洁而流，流则小便利，小便利者不能发黄；湿以胶黏而滞，滞则小便不利，小便不利者，故热郁而发黄。设因误攻而见此证，欲救其失，惟茵陈五苓散差为近之。(《伤寒发微》卷第三《阳明篇》)

| 大黄硝石汤 |

【组成】

大黄　黄柏　硝石各四两　栀子十五枚

上四味，以水六升，煮取二升，去滓，内硝，更煮，取一升，顿服。(《金匮发微》卷之三《黄瘅病脉证并治》)

【应用】

黄瘅，腹满，小便不利而赤，自汗出，此为表和里实，当下之，宜大黄硝石汤。(《金匮发微》卷之三《黄瘅病脉证并治》)

一身尽发热面黄，肚热，仲师既明示人以瘀热在里，直可决为独阳无阴之大黄硝石汤证。伤寒阳明病之但热不恶寒宜大承气汤者，即其例也。请根据伤寒发黄证而推求之。(《金匮发微》卷之三《黄瘅病脉证并治》)

腹满、小便不利而赤，虽证属黄瘅，其为阳明里实，则固同于伤寒。自汗出则为表和，病气不涉太阳，故宜大黄硝石汤，以攻下为主。瘅病多由胃热上熏，故用苦降之栀子（此味宜生用）；湿热阻塞肾膀，故加苦寒之黄柏。或云：栀子、黄柏，染布皆作黄色。仲师用此，欲其以黄治黄。(《金匮发微》卷之三《黄瘅病脉证并治》)

何以同一阳明病，仲师于前证不出方治，非以其从湿得之，湿未尽者，不当下乎。本条热在里，与伤寒之瘀热在里同，法在可下。况本条一身尽发热而黄，肚热，阳明腑实显然，予故曰宜大黄硝石汤也。（《金匮发微》卷之三《黄瘅病脉证并治》）

| 小建中汤 |

【组成】

桂枝三两　甘草二两　芍药六两　大枣十二枚　生姜三两　饴糖一升

上六味，以水七升，煮取三升，去滓，内胶饴，更上微火消解，温服一升，日三服。（《金匮发微》卷之二《血痹虚劳病脉证并治》）

芍药六两　桂枝三两　甘草二两　生姜三两　胶饴一升　大枣十二枚

以水六升，先煮五味，取三升，去滓，内饴，更上微火消解，温服一升，日三服。（《伤寒发微》卷第二《太阳下篇》）

【应用】

伤寒阳脉涩，阴脉弦，法当腹中急痛，先与小建中汤。不差者，与小柴胡汤。（《伤寒发微》卷第二《太阳下篇》）

伤寒二三日，心中悸而烦者，小建中汤主之。（《伤寒发微》卷第二《太阳下篇》）

伤寒二三日，为二三候之期限。过七日则当传阳明，过十四日则当传少阳。此时脾阳不振，血分中热度渐低，太阳水气与标热并陷中脘。水气在心下则悸。水气微，故颠不眩。热在心下则烦热不甚，故不见燥渴。此证但用桂枝汤，不能发肌理之汗，必加饴糖以补脾脏之虚，然后太阳标本内陷者，乃能从肌理外达而为汗。此用小建中汤之旨也。陈修园误以为补中之剂，而以悸为虚悸，烦为虚烦，殊失本旨。不然桂枝汤本发汗之剂，岂一加饴糖，全失其发汗之作用乎？（《伤寒发微》卷第二《太阳下篇》）

虚劳里急，悸、衄，腹中痛，梦失精，四肢酸疼，手足烦热，咽干口燥，小建中汤主之。（《金匮发微》卷之二《血痹虚劳病脉证并治》）

弦脉为寒，为水湿凝固，此《伤寒》《金匮》之通例，以为肝病者谬也。间有肝邪乘脾，脉弦腹痛者，要由脾虚湿胜，肝胆郁陷之气暴乘其虚，故先用小建中汤以实脾。（《金匮发微》卷之四《妇人妊娠病脉证治》）

阳脉急，阴脉弦，腹中急痛，先予小建中汤。（《金匮发微》卷之一《脏

腑经络先后病脉证》)

脉弦为肝邪乘脾，直小建中汤证耳。(《金匮发微》卷之四《趺蹶手指臂肿转筋狐疝蛔虫病脉证治》)

此证俗名下肝气。妇人局量至为狭小，稍有怫逆，则气下沉而入腹，立见胀痛，所谓肝乘脾也。伤寒"太阳篇"云：阳脉急，阴脉弦，法当腹中急痛，宜小建中汤主之。重用甘味之药者，《内经》所谓肝苦急，食甘以缓之也（方治见虚劳）。(《金匮发微》卷之四《妇人杂病脉证并治》)

里急以下诸证，用小建中汤，此乃第一篇所谓治肝补脾之方治也。此证肝胆俱虚而不任泻，故特出建中汤以补脾，使肝脏不虚，则胆火潜藏，岂能泄肾阴而伤脾脏，故又云肝虚则用此法也。(《金匮发微》卷之二《血痹虚劳病脉证并治》)

脾旺不必泥四季，但湿土当旺之时即是，长夏用小建中汤，即病胀㵐，故曰勿补。(《金匮发微》卷之一《脏腑经络先后病脉证》)

此亦肝胆乘脾之方治也。首篇云：知肝传脾，必先实脾。男子黄，小便自利，则脾脏之湿欲去，而本脏先虚。脾虚而胆邪乘之，必有前条腹痛而呕之变。用甘味之小建中汤，此正因脾脏之虚，而先行实脾。历来注家，不知仲师立方之意，专为胃底胆汁发燥，内乘脾脏而设，故所言多如梦呓也。(《金匮发微》卷之三《黄瘅病脉证并治》)

男子黄，小便自利，当与虚劳小建中汤。(《金匮发微》卷之三《黄瘅病脉证并治》)

妇人腹中痛，小建中汤主之。(《金匮发微》卷之四《妇人杂病脉证并治》)

【鉴别】

《伤寒·太阳篇》云：脉弦紧者，腹中剧痛，先与小建中汤，不差，与小柴胡汤。此即胆邪乘脾之治也。呕固少阳本病，此可证柴胡汤统治诸黄之旨矣。(《金匮发微》卷之三《黄瘅病脉证并治》)

【方论】

肝虚乘脾，则腹中急痛，急痛者，肝叶燥而压于脾，脾气不舒，痛延腹部，因用甘味之药以实脾，故小建中汤方治以饴糖为君。(《金匮发微》卷之一《脏腑经络先后病脉证》)

【医案】

◇ 腹痛

王右。腹痛，喜按，痛时自觉有寒气自上下迫，脉虚弦，微恶寒。此为肝乘脾，小建中汤主之。

川桂枝三钱，大白芍六钱，生草二钱，生姜五片，大枣十二枚，饴糖一两。

姜佐景按：《大论》曰："伤寒二三日，心中悸而烦者，小建中汤主之。"又曰："伤寒，阳脉涩，阴脉弦，法当腹中急痛，先与小建中汤。"《要略》曰："虚劳，里急，悸，衄，腹中痛，梦失精，四肢酸疼，手足烦热，咽干，口燥，小建中汤主之。"似未言有寒气上自胸中下迫腹中之证，惟吾师以本汤治此寒气下迫之证，而兼腹痛者，其效如神。

推原药理，有可得而言者，盖芍药能活静脉之血故也。详言之，人体下身静脉之血自下上行，以汇于大静脉管，而返注于心脏。意者本证静脉管中必发生病变，有气逆流下行，故痛。须重用芍药，以增静脉回流之力。而消其病变，故病可愈。昔吴兄凝轩患腹中痛，就医久治不愈。自检方书，得小建中汤，乐其能治腹痛，即照录原方，用白芍至六钱，桂枝至三钱。自以为药量仅及古人什之一，轻甚，且未用饴糖。服后，腹中痛随除，惟反觉其处若空洞无物，重按更适。盖其时腹中静脉血向上回流过盛，动脉血不及调剂，又无饴糖以资补充故也。凝轩曾历历为吾言，可为明证。学者可暂识此理，更与下述奔豚各案合考之，自得贯通之乐。

今之医者每不用饴糖，闲尝与一药铺中之老伙友攀谈，问其历来所见方中，有用饴糖者乎？笑曰：未也。可见一斑。先贤汪切庵曰："今人用小建中者，绝不用饴糖，失仲景遗意矣。"然则近古已然，曷胜叹息。夫小建中汤之不用饴糖，犹桂枝汤之不用桂枝，有是理乎？（《经方实验录·小建中汤证其一》）

◇ 痛经

顾右，十月二十六日。产后，月事每四十日一行，饭后则心下胀痛，日来行经，腹及少腹俱痛，痛必大下，下后忽然中止，或至明日午后再痛，痛则经水又来，又中止，至明日却又来又去，两脉俱弦。此为肝胆乘脾脏之虚，宜小建中加柴芩。

桂枝三钱，生白芍五钱，炙草二钱，软柴胡三钱，酒芩一钱，台乌药钱半，生姜五片，红枣十二枚，饴糖三两。

拙巢注：一剂痛止，经停，病家因连服二剂，全愈。

姜佐景按：余初疑本证当用温经汤加楂曲之属，而吴兄凝轩则力赞本方之得。师曰：《大论》云："伤寒，阳脉涩，阴脉弦，法当腹中急痛，先与小建中汤，若不差者，小柴胡汤主之。"余今不待其不差，先其时加柴芩以治之，不亦可乎？况妇人经水之病，多属柴胡主治，尔侪察诸云云。翌日据报，病向愈矣。（《经方实验录·小建中汤证其二》）

宗嫂，十一月十七日。月事将行，必先腹痛，脉左三部虚，此血亏也，宜当归建中汤。

全当归四钱，川桂枝三钱，赤白芍各三钱，生甘草钱半，生姜三片，红枣七枚，饴糖二两冲服。

姜佐景按：当归建中汤，即桂枝汤加味也。姑以本方为例，甘草之不足，故加饴糖；白芍之不足，故加赤芍；桂枝之不足，故加当归。本经表桂枝治上气咳逆，表当归治咳逆上气，然则其差也仅矣。予今用简笔法，略发其义于此，而贻其详界读者。（《经方实验录·当归建中汤证》）

| 桂枝人参汤 |

【组成】

桂枝四两　甘草四两炙　白术三两　人参三两　干姜三两

上五味，以水九升，先煮四味，取五升；内桂枝，煮取三升。日再服，夜一服。（《伤寒发微》卷第二《太阳下篇》）

【应用】

太阳病，外证未除而数下之，遂协热而利，利下不止，心下痞硬，表里不解者，桂枝人参汤主之。（《伤寒发微》卷第二《太阳下篇》）

若外证未除，而数数下之，水气合标热同陷，遂至利下不止，寒水之气结于胃之上口而心下痞硬。仍见发热恶风之外证，仲师特以桂枝人参汤主之。炙草、白术、人参、干姜以温胃而祛寒，桂枝助脾以发汗，而外证及里痞俱解矣。（《伤寒发微》卷第二《太阳下篇》）

| 桂枝加芍药汤 |

【组成】

桂枝三两　芍药六两　甘草二两　生姜三两　大枣十二枚

上五味，以水七升，煮取三升，去滓，分温三服。（《伤寒发微》卷第四《少阳篇》）

【应用】

本太阳病，医反下之，因而腹满时痛者，属太阴也，桂枝加芍药汤主之。（《伤寒发微》卷第四《少阳篇》）

| 桂枝加大黄汤 |

【组成】

桂枝加芍药汤加大黄二两。（《伤寒发微》卷第四《少阳篇》）

【应用】

大实痛者，桂枝加大黄汤主之。（《伤寒发微》卷第四《少阳篇》）

【方论】

太阳桂枝汤证，本应发肌理之汗，所谓发热有汗解外者愈也。设不解其外而反攻其里，肌理未尽之汗液，尽陷为太阴寒湿，由是腹满时痛。设验其病体，按之而不痛者，桂枝倍芍药以止痛，使其仍从肌里而解；若按之而实痛者则其肠中兼有宿食，于前方中加大黄以利之，使之表里两解。然后病之从太阳内陷者，仍从太阳而解。益可信太阴之病由，直接太阳，不在三阳传遍之后矣。（《伤寒发微》卷第四《少阳篇》）

【医案】

◇ 伤寒

庆孙，七月二十七日。起病由于暴感风寒，大便不行，头顶痛，此为太阳阳明同病。自服救命丹，大便行，而头痛稍愈。今表证未尽，里证亦未尽，脉浮缓，身常有汗，宜桂枝加大黄汤。

川桂枝三钱，生白芍三钱，生草一钱，生川军三钱，生姜三片，红枣三枚。

姜佐景按：治病当先解其表，后攻其里，此常法也，前固言之稔矣。余依临床所得，常有表解之后，其里自通，初不须假药力之助者。缘先表束之时，病者元气只顾应付表证，不暇及里，及表解之后，则元气自能反旆对里。夫元气之进退往返，谁能目之者，然而事实如此，勿可诬也。故余逢表束里张之证，若便闭未越三日者，恒置通里于不问，非不问也，将待其自得耳。

若本汤之合解表通里药为一方者，又是一法。然其间解表者占七分，通里者占三分，不无宾主之分。以其已用里药，故通里为宾；以其未用表药，故解表为主。双管齐下，病去而元气乃无忧。（《经方实验录·桂枝加大黄汤证》）

| 黄芪建中汤 |

【组成】

黄芪建中汤方即小建中汤内加黄芪一两半，余依上法。若气短胸满者加生姜，腹满者去枣加茯苓一两半，及疗肺虚损不足，补气加半夏三两。(《金匮发微》卷之二《血痹虚劳病脉证并治》)

【应用】

虚劳里急诸不足，黄芪建中汤主之。(《金匮发微》卷之二《血痹虚劳病脉证并治》)

【方论】

虚劳一证，急者缓之以甘，不足者补之以温，上节小建中汤，其主方也。但小建中汤于阳虚为宜，阴阳并虚者，恐不能收其全效。仲师因于本方外加黄芪以补阴液，而即以黄芪建中为主名，此外之加减不与焉。气短胸满加生姜者，阳气上虚故气短，阴干阳位故胸满，因加生姜以散之；腹满所以去枣加茯苓者，腹满为太阴湿聚，防其壅阻脾气也，因去大枣，加茯苓以泄之。湿去而脾精上行，然后肺脏得滋溉之益，故肺之虚损亦主之；补气所以加半夏者，肺为主气之脏，水湿在膈上，则气虚而喘促，故纳半夏以去水，水湿下降则肺气自调，其理甚明。(《金匮发微》卷之二《血痹虚劳病脉证并治》)

【医案】

◇ 虚损

王女士。初诊：经停九月，咳呛四月，屡医未效。按诊脉象虚数，舌苔薄腻，每日上午盗汗淋漓，头晕，心悸，胸闷，胁痛，腹痛喜按，食少喜呕，夜寐不安，咳则并多涎沫。证延已久，自属缠绵。拟先治其盗汗，得效再议。

川桂枝一钱，大白芍二钱，生甘草八分，生姜一片，红枣四枚，粽子糖四枚，全当归二钱，花龙骨四钱先煎，煅牡蛎四钱先煎。

姜佐景按：病者王女士为友人介绍来诊者，年龄十六，经停始于今春，迄今约九月矣。诘其所以，答谓多进果品所致。察其皮色无华，咳呛不已，缓步上梯，竟亦喘息不止。他状悉如脉案所列，盖流俗所谓干血痨也。曾历访中西名医，遍求村野丹方，顾病势与日俱增，未如之何焉。余初按其脉，即觉细数特甚，按表计之，每分钟得一百四十余至，合常人之脉搏恰强二倍。依旧说，此为木火刑金，凶象也。依新说，肺病贫血甚者，脉管缩小故也，其预后多不良云云。据述在家终日蜷卧被中，如是则恶寒稍瘥。余相对之顷，实难下药。乃默思本证之症结有三：经停不行，其一也；肺病而咳，其二也；腹痛恶寒而盗汗，其三也。将用攻剂以通其经乎，则腹无癥瘕，如虚不受劫何？将用肺药以止其咳乎，则痨菌方滋，如顽不易摧何？无已，姑治其腹痛恶寒而盗汗，用当归建中汤合桂枝龙骨牡蛎法，疏极轻之量以与之。粽子糖者，即饴糖所制，糖果店所售，较饴糖为便捷，此吾师法也。病家持此方笺以购药，药铺中人又笑曰糖可以为药，此医可谓幽默矣。越三日，病者来复诊，喜出望外，欣然告谢。

二诊：三进清剂当归建中汤加龙骨、牡蛎，盗汗已除十之三四，腹痛大减，恶风已罢，胸中舒适，脉数由百四十次减为百二十次，由起伏不定转为调匀有序，大便较畅，咳嗽亦较稀，头晕心悸略瘥。前方尚和，惟量究嫌轻。今加重与之，俟盗汗悉除，续谋通经。

炙黄芪三钱，川桂枝钱半，肉桂心二分，炙甘草钱半，大白芍三钱，全当归四钱，生姜二片，红枣八枚，粽子糖六枚，龙骨六钱先煎，牡蛎八钱先煎。

姜佐景按：病者曰："吾初每夜稍稍动作，即觉喘息不胜，自服前方三小时后，喘息即定，虽略略行动，无损矣。三服之后，恙乃大减。向吾进饭半盅，今已加至一全盅矣。"余初以为腹痛稍定，即为有功，不意咳嗽亦差，脉搏反减而调。

又越三日，病者来三诊，神色更爽于前，扶梯而上，已无甚喘急之状。询之，答谓盗汗悉除。恶风已罢，日间喜起坐，不嗜卧矣。饭量由一盅加至一盅有半。而其最佳之象，则尤为脉数由百二十至减为百十有四至，咳嗽亦大稀，舌苔渐如常人。余乃改用润肺养阴、宁咳化痰之剂，如象贝、杏仁、款冬、紫菀、麦冬、沙参之属。五剂竟无进退。后有老医诏余曰：子之弃建中而用贝杏者，误也。若是之证，当换笺不换方，虽服之百日，不厌其久也。余谨志而谢之。

于此有一重要问题之发生，不容搁置而勿论焉。问题维何？即所谓阳虚虚劳、阴虚虚劳之辨是也。后贤多谓古时所患虚劳多属阳虚虚劳，宜建中剂。今世所患虚劳，多属阴虚虚劳，宜养阴剂。二者误用，祸如反掌云云。而《兰台轨范》之说，则较为近理。《轨范》曰："古人所云虚劳，皆是纯虚无阳之证，与近日之阴虚火旺，吐血咳嗽者，正相反，误治必毙。今日吐血咳嗽之病，乃血证，虽有似虚劳，其实非虚劳也。"又曰："小建中汤治阴寒阳衰之虚劳，正与阴虚火旺之病相反，庸医误用，害人甚多，此咽干口燥，乃津液少，非有火也。"又汤本氏云："余往年误认师论及诸家学说，用黄芪建中剂于肺结核。常招失败。当时常识尚浅，不知其故。及读《兰台轨范》诸书，乃始晓然。惧后之人蹈余覆辙，故表而出之，盖胶饴性大温，有助长炎症之弊。芍药之收敛，又有抑遏皮肤肺肠肾脏排泄机能之作用。故误用本方于肺结核时，一方面助长炎症，他方面阻止结核菌毒素之排泄，故令病势增恶耳。"。

　　按以上诸家之说，诚足为吾人参考之资，请重以余浅薄之经验衡之。本案王女士所患之病，确为肺结核，使汤本氏之说而信，又安能六服轻剂建中汤，而得大效耶？推求其得效之故何在，亦无非此肺结核者，适有建中汤之证耳。使其无建中汤证，则其不效，当如汤本氏所期矣。诚以结核之范围至广，结核之病期至久，其间变化万端，岂某一方所能主治，又岂必无某一方所适治之证？故曰建中汤不得治肺结核，犹曰桂枝汤不能治太阳病（适为脉紧无汗之麻黄证），其失维一。

　　至《轨范》所云阴虚火旺，吐血咳嗽，确为肺痿，为肺痛，为血证，《要略》自有正治。请检本书肺痛案所载，即可得其一隅。其案内附记之曹夫人恶寒盗汗，与阳虚虚劳几无以异。然卒能以甘寒之药愈之，其不混淆为一者，辨证之功也。后人误称此等证亦曰虚劳，于是有阳虚虚劳、阴虚虚劳之辨。实则古今人同有此所谓二种虚劳之证，后人既误其名称，复化其药味，驯至古今判然，学者大惑。负整理中医之责者，又安可不揭其秘也哉？

　　曹颖甫曰：通俗医界莫不知培土生金之说，然往往不能用之适当者，不通仲师之医理故也。夫阳浮阴弱则汗自出，汗常出则脾病，而肺亦病。肺病则气短矣，汗常出则恶风矣。故桂枝汤本方原为扶脾阳作用，仲师不曰系在太阴乎？病积既久，脾阳益虚，肝胆之气乘之，乃至胸胁腹中俱病，故加饴糖以补脾。饴糖者，麦精所煎也。但使脾阳既动，饮食入胃，自能畅适。当归、黄芪亦补脾之药也，加龙骨、牡蛎，则《金匮》虚劳盗汗之方治也。要而言之，不过是培土生金之用。苟得其精理所在，幸无为群言所乱也。

　　姜佐景又按：本案拙见意谓肺痨病者确有时属建中汤证，而谭次仲先生之卓识，则更进一步，确定建中汤为治虚痨之主方，且阐述其义，无不与西医学相吻合。其言曰："盖治肺痨，最重要的对症疗法为健胃与营养，以使体重增加，肺之局部症状因而轻快之一法。考《金匮·虚劳篇》首立小建中汤。本汤以桂枝、生姜为君，此即西药中所谓芳香辛辣之健胃剂也。方中配以饴糖，即西药中之滋养品也。三味均西医所同备者。而证以中医之解释，亦无丝毫违异焉。陈修园云：建中者，建立其中气也。尤在泾云：治虚劳而必以建中者，何也？盖中者，脾胃也。盖虚劳不足，纳谷者昌，故必立其中气，中气之立必以建中也。余谓古人以建中汤谓健胃剂，此非其明证欤？且桂枝之芳香，能缓解气管支神经之痉挛，有排痰镇咳之效，已于"痰饮篇"

之苓桂术甘汤开其端，所以仲景立小建中汤为治虚劳之主方也（但痰多者嫌其太甜，燥多者嫌其太热，可用他药代之，而师其健胃营养之法可也）。其余若发热盗汗，失精梦交，则有二加龙牡汤，及桂枝加龙牡汤，失眠则有酸枣仁汤，腰痛有肾气丸，补虚有黄芪建中汤，此皆仲圣治虚劳之正法，俱载《金匮·虚劳篇》中。考西医对肺结核之药物疗法，若合符节焉。"（见《中西医药》二卷二期）高瞻远瞩，弥足钦也！（《经方实验录·黄芪建中汤证》）

｜薯蓣丸｜

【组成】

薯蓣三十分　人参七分　白术六分　茯苓五分　甘草二十八分　当归十分　干地黄十分　芍药六分　芎䓖六分　麦冬六分　阿胶七分　丁姜三分　大枣百枚为膏　桔梗五分　杏仁六分　桂枝十分　防风六分　神曲十分　豆黄卷十分　柴胡五分　白蔹二分

上二十一味，末之，炼蜜和丸如弹子大，空腹酒服一丸，一百丸为剂。（《金匮发微》卷之二《血痹虚劳病脉证并治》）

【应用】

虚劳诸不足，风气百疾，薯蓣丸主之。（《金匮发微》卷之二《血痹虚劳病脉证并治》）

【方论】

虚劳诸不足，是为正虚；风气百疾，是为邪实。正虚则不胜表散，邪实则不应调补，此尽人之所知也。若正虚而不妨达邪，邪实而仍应补正，则非尽人之所知也。仲师"虚劳篇"于黄芪建中、八味肾气丸已举其例，复于气血两虚外感风邪者出薯蓣丸统治之方，所用补虚凡十二味，舍薯蓣、麦冬、阿胶、大枣外，实为后人八珍汤之所自出。去风气百疾者凡八味，白蔹能散结气，治痈疽疮肿，敛疮口，愈冻疮，出箭镞、止痛，大率能通血络壅塞，而排泄之力为多。盖风之中人，肌腠外闭而脾阳内停，方中用白蔹，所以助桂枝之解肌也；风中皮毛，则肺受之，肺气被阻，咳嗽乃作，方中用桔梗、杏仁，所以开肺也；气血两虚，则血分热度愈低，因生里寒，方中用干姜，所以温里也；风气外解，必须表汗，然其人血虚，设用麻黄以发之，必致亡阳之变，故但用防风、柴胡、豆卷以泄之；且风著肌肉、脾阳内停，胃中不无宿垢，胃纳日减，不胜大黄、枳实，故但用神曲以导之。要之补虚用重药，

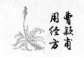

惧不胜邪也；开表和里用轻药，惧伤正也；可以识立方之旨矣。（《金匮发微》卷之二《血痹虚劳病脉证并治》）

| 大建中汤 |

【组成】

蜀椒二合炒去汁　干姜四两　人参一两

上三味，以水四升，煮取二升，去滓，内胶饴一升，微火煎取二升，分温再服，如一炊顷，可饮粥二升，后更服，当一日食糜粥，温覆之。（《金匮发微》卷之二《腹满寒疝宿食病脉证治》）

【应用】

心胸中大寒痛，呕不能饮食，腹中满，上冲皮起，出见有头足，上下痛而不可触近者，大建中汤主之。（《金匮发微》卷之二《腹满寒疝宿食病脉证治》）

【方论】

阳气痹于上，则阴寒乘于下。心胸本清阳之位，阳气衰而寒气从之，因而作痛；寒入于胃，则呕而不能饮食；寒入太阴则腹中满；寒气结于少腹，一似天寒，瓶水冻而欲裂，于是上冲皮起，见有头足，上下俱痛而不可触近。此病于脾胃特重，故用大建中汤。干姜以温脾，人参以滋胃，加饴糖以缓痛，饮热粥以和中，特君蜀椒以消下寒，不待附子、乌头，便已如东风解冻矣。（《金匮发微》卷之二《腹满寒疝宿食病脉证治》）

| 小半夏汤 |

【组成】

半夏一升一本五钱　生姜半斤一本四钱

上二味，以水七升，煮取一升半，分温再服。（《金匮发微》卷之三《痰饮咳嗽病脉证治》）

【应用】

《伤寒·阳明篇》云：阳明病，不能食，攻其热必哕，所以然者，胃中虚冷故也。然则此证不经误治，原宜四逆、理中。予故谓用小半夏汤，为误治成哕言之也。（《金匮发微》卷之三《黄瘅病脉证并治》）

此证水停心下，阻其胃之上口，势必不能纳谷，"呕吐哕下利篇"云：诸呕吐，谷不得下者，小半夏汤主之，即此证也。（《金匮发微》卷之三《痰饮咳嗽病脉证治》）

诸呕吐，谷不得下者，小半夏汤主之。（《金匮发微》卷之四《呕吐哕下利病脉证治》）

仲师乃曰诸呕吐，谷不得下者，小半夏汤主之。（《金匮发微》卷之四《呕吐哕下利病脉证治》）

发汗后，阳气外浮，不能消水，水入则吐，要惟大、小半夏汤，足以降逆而和胃。（《伤寒发微》卷第一《太阳上篇》）

呕吐不渴之宜小半夏汤。（《金匮发微》卷之三《痰饮咳嗽病脉证治》）

呕家本渴，渴者为欲解，今反不渴，心下有支饮故也，小半夏汤主之。（《金匮发微》卷之三《痰饮咳嗽病脉证治》）

黄瘅病，小便色不变，欲自利，腹满而喘，不可除热，热除必哕；哕者，小半夏汤主之。（《金匮发微》卷之三《黄瘅病脉证并治》）

【方论】

寒水不足，胃燥而胆火上逆，是为心下硬；寒水内搏胃中，胆汁不能相容，是为呕。呕者，水气内陷，与下利同；脾胃不和亦与下利同。其不同者，特上逆与下泄耳。故仲师特于前方加半夏、生姜，为之平胃而降逆。盖小半夏汤，在《金匮》原为呕逆主方，合黄芩以清胆火，甘草、大枣以和胃，芍药以达郁，而呕将自定。抑仲师之言曰，更纳半夏以去其水，此以去水而止呕者也。（《伤寒发微》卷第二《太阳下篇》）

| 小半夏加茯苓汤 |

【组成】

半夏一升　生姜半升　茯苓四两

上三味，以水七升，煮取一升五合，分温再服。（《金匮发微》卷之三《痰饮咳嗽病脉证治》）

【应用】

是故《金匮》"痰饮篇"，心下痞隔，间有水气眩悸者，则宜小半夏加茯苓汤。（《伤寒发微》卷第一《太阳上篇》）

假令咳而吐涎沫，即为水气实，则直可决为小半夏加茯苓汤证。（《伤寒发微》卷第一《太阳上篇》）

卒呕吐，膈间有水，眩悸者，宜小半夏加茯苓汤，一切导水下行者视此矣。(《金匮发微》卷之三《痰饮咳嗽病脉证治》)

卒呕吐，心下痞，隔间有水，眩悸者，小半夏加茯苓汤主之。(《金匮发微》卷之三《痰饮咳嗽病脉证治》)

先渴后呕，为水停心下，此属饮家，小半夏加茯苓汤主之。(《金匮发微》卷之三《痰饮咳嗽病脉证治》)

| 己椒苈黄丸 |

【组成】

防己　椒目　葶苈　大黄各一两

上四味末之，蜜丸如梧子大，先食饮服一丸，日三服，稍增，口中有津液，渴者加芒硝半两。(《金匮发微》卷之三《痰饮咳嗽病脉证治》)

【应用】

腹满，口舌干燥，此肠间有水气，己椒苈黄丸主之。(《金匮发微》卷之三《痰饮咳嗽病脉证治》)

要知太阳水气，不能由肺外出皮毛，留于膈间心下，久乃与太阴之湿混杂。湿本黏腻，与水相杂，遂变水痰。肺与大肠为表里，由表入里，水痰并走肠间，因病腹满。且腹未满之时，肠中先漉漉有声。权其巅末，即可知口舌干燥，为里寒不能化气与液，其脉必见沉弦。仲师主以己椒苈黄丸者，防己、椒目以行水，葶苈、大黄兼泄肺与大肠也，所以先食饮而服者，则以水邪在下部故也。(《金匮发微》卷之三《痰饮咳嗽病脉证治》)

| 文蛤散 |

【组成】

文蛤五两

上一味，杵为散，以沸汤五合，和服方寸匕。(《金匮发微》卷之三《消渴小便不利淋病脉证并治》)

文蛤五两

上一味为散，以沸汤和一方寸匕服。(《伤寒发微》卷第二《太阳下篇》)

【应用】

病在阳，应以汗解之，反以冷水噀之，若灌之，其热被劫，不得去，弥更益烦，肉上粟起，意欲饮水，反不渴者，服文蛤散。（《伤寒发微》卷第二《太阳下篇》）

渴欲饮水不止者，文蛤散主之。（《金匮发微》卷之三《消渴小便不利淋病脉证并治》）

【方论】

文蛤当是蛤壳，性味咸寒而泄水，但令水气下泄，则津液得以上承，而口不燥矣。服文蛤散而不差，或以文蛤泄水力薄之故。（《伤寒发微》卷第二《太阳下篇》）

| 旋覆代赭汤 |

【组成】

旋覆花三两　代赭石一两　人参二两　甘草三两生　半夏半升　生姜五两　大枣十二枚

上七味，以水一斗，煮取六升，去滓，再煎，取三升，温服一升。（《伤寒发微》卷第二《太阳下篇》）

【应用】

伤寒发汗，若吐若下，解后，心下痞硬，噫气不除者，旋覆代赭石汤主之。（《伤寒发微》卷第二《太阳下篇》）

| 厚朴生姜半夏甘草人参汤 |

【组成】

厚朴炙半斤　生姜半斤　半夏半斤　甘草二两　人参一两

上五味，以水一斗，煮取二升，去滓，温服一升，日三服。（《伤寒发微》卷第一《太阳上篇》）

【应用】

《伤寒》"太阳篇"发汗后腹胀满，厚朴生姜半夏甘草人参汤主之，即此证也。（《金匮发微》卷之一《痉湿暍病脉证治》）

发汗后，腹胀满者，厚朴生姜甘草半夏人参汤主之。（《伤寒发微》卷

第一《太阳上篇》)

【方论】

发汗之伤血、伤津液，前文屡言之矣。但伤血、伤津液，其病在标，标病而本不病，故仲师不出方治，而俟其自愈。至于发汗后腹胀满，伤及统血之脾脏，其病在本，此即俗所谓脾虚气胀也。脾虚则生湿，故用厚朴、生姜、半夏以去湿；脾虚则气不和，故用甘草以和中；脾虚则津液不濡，故用人参以滋液。则水湿下去，中气和而血液生，汗后之腹胀自愈矣。（《伤寒发微》卷第一《太阳上篇》)

| 甘草干姜汤 |

【组成】

甘草四两　干姜二两

上二味，以水三升，煮取一升五合，去渣，分温再服。（《伤寒发微》卷第一《太阳上篇》)

甘草四两炙　干姜二两炮

上㕮咀，以水三升，煮取一升五合，分温再服。（《金匮发微》卷之二《肺痿肺痈咳嗽上气病脉证治》)

【应用】

肺痿，吐涎沫而不咳者，其人不渴，必遗尿，小便数。所以然者，以上虚不能制下故也，此为肺中冷，必眩，多涎唾，甘草干姜汤以温之，若服汤已，渴者，属消渴。（《金匮发微》卷之二《肺痿肺痈咳嗽上气病脉证治》)

痿之言萎，若草木然，烈日暴之则燥而萎，水泽渍之则腐而萎。本条吐涎沫而不渴之肺痿，与上燥热之肺痿要自不同。所谓不渴必遗尿，小便数者，上无气而不能摄水也。气有余即是火，气不摄水则肺中无热可知。然则仲师所谓肺中冷，实为肺寒，眩为水气上冒，多涎唾则寒湿在上也，故宜甘草干姜汤以温之。陈修园以为冷淡之冷不可从，不然，服汤已而渴者，何以属燥热之消渴耶？便可知甘草干姜方治，专为寒肺痿设矣。又按：《伤寒》"太阳篇"干姜甘草汤，治误用桂枝汤发汗伤其脾阳而手足见厥冷而设，故作干姜甘草汤以复其阳，便当厥愈足温，但治厥倍干姜、治痿倍甘草耳，此亦虚寒用温药之明证也（此方治寒肺痿，要为升发脾精上滋肺脏而设，章次公云）。（《金匮发微》卷之二《肺痿肺痈咳嗽上气病脉证治》)

夫脉数果为实热，则当消谷，今乃饮食入而反吐，以发汗太过，损其胃中之阳。肠上承受胃气，气乃不虚。今胃阳微而膈气虚，由是虚阳上浮而脉反动数。究其实，则为胃中虚冷，故食入反吐。按：此即甘草干姜汤证。

上节所谓躁烦吐逆，作甘草干姜汤与之，以复其阳者，此证是也。（《伤寒发微》卷第二《太阳下篇》）

自汗出、微恶寒为表阳虚，心烦、小便数、脚挛急为里阴虚，盖津液耗损，不能濡养筋脉之证也。表阳本虚，更发汗以亡其阳，故手足冷而厥；里阴本虚，而更以桂枝发汗，伤其上润之液，故咽中干；烦躁吐逆者，乃阳亡于外，中气虚寒之象也。故但需甘草干姜汤，温胃以复脾阳，而手足自温。（《伤寒发微》卷第一《太阳上篇》）

厥逆、咽中干、烦躁，阳明内结，谵语烦乱，更饮甘草干姜汤。（《伤寒发微》卷第一《太阳上篇》）

但救逆当先其所急，手足厥冷，为胃中阳气亡于发汗，不能达于四肢，故先用甘草干姜汤，以复中阳，而手足乃温。（《伤寒发微》卷第一《太阳上篇》）

得之便厥，咽中干，烦躁，吐逆者，作甘草干姜汤与之，以复其阳。（《伤寒发微》卷第一《太阳上篇》）

甘草干姜汤与之，以复其阳者，此证是也。（《伤寒发微》卷第二《太阳下篇》）

若胃中虚寒，则干姜甘草汤、吴茱萸汤皆可用之。（《伤寒发微》卷第一《太阳上篇》）

| 理中丸 / 人参汤 |

【组成】

人参　甘草　干姜　白术各三两

上四味，以水八升，煮取三升，温服一升，日三服。（《金匮发微》卷之二《胸痹心痛短气病脉证治》）

人参　甘草　白术　干姜各三两

上四味，捣筛为末，蜜和为丸，如鸡子黄大，以沸汤数合，和一丸研碎，温服之，日三四服，夜一服。腹中未热益至三四丸，然不及汤。汤法以四物依两数切，用水八升，煮取三升，去滓，温服一升，日三服。（《伤寒发微》卷第四《霍乱篇》）

【应用】

寒多不用水者，理中丸主之。（《伤寒发微》卷第四《霍乱篇》）

不用水者，患其里寒，故用理中丸汤以温之，而表证从缓焉。（《伤寒发微》卷第四《霍乱篇》）

大病差后，喜唾，久不了了，胃上有寒，当以丸药温之，宜理中丸。（《伤寒发微》卷第四《阴阳易差后劳复篇》）

胃中有热则吐黄浊之痰，《金匮》但坐不卧之皂荚丸证也。胃中有寒则吐涎沫，《金匮》"痰饮篇"之小青龙汤证也。若大病差后之喜唾，则胃中本无上泛之涎沫，咽中常觉梗塞，所出但有清唾。此与吐涎沫者略同，而证情极轻缓。痰饮之吐涎沫以吐黄浊胶痰为向愈之期。喜唾者亦当如是，为其寒去而阳回也。至于久不了了，则胃中微寒，非用温药，断难听其自愈。然汤剂过而不留，尚恐无济，故必用理中丸以温之，使得久留胃中。且日三四服，以渐而化之，则宿寒去而水饮消矣。（《伤寒发微》卷第四《阴阳易差后劳复篇》）

若脉微而身寒，则又为阴阳俱虚。不可发汗更吐更下。仲师虽不出方治，要以四逆、理中为宜。（《伤寒发微》卷第一《太阳上篇》）

下之而寒水下陷，利遂不止，脉濡滑者，宜四逆、理中辈。（《伤寒发微》卷第一《太阳上篇》）

病之既久，宜温中通阳佐以泄水，是犹下利虚寒而宜四逆、理中者也。（《金匮发微》卷之三《消渴小便不利淋病脉证并治》）

风邪挟寒，由肌腠入，则脾阳为之不运，故表受风寒者，多不欲食，此谷气所由停也；谷气停则浊不行，故绕脐痛，此寒积也。治此者即宜四逆、理中，否则亦当温下，若误用寒凉，则气必上冲。所以然者，宿食去而风寒不去也。（《金匮发微》卷之二《腹满寒疝宿食病脉证治》）

脉沉小而迟，是为水寒血败。血分热度愈低，津液不能化气，故名脱气。疾行则喘喝者，肾虚不能纳气也；血分之热度弱而又弱，故手足逆寒；寒水下陷，故腹满而溏泄；胃中无火，故食不消化。按：此条在《伤寒论》中为少阴寒湿证，亦当用四逆、理中主治。（《金匮发微》卷之二《血痹虚劳病脉证并治》）

【方论】

若脐上筑者，肾气动也，去术加桂四两；吐多者，去术加生姜三两；下多者，还用术；悸者，加茯苓二两；渴欲得水者，加术足前成四两半；腹中痛者，加人参足前成四两半；寒者，加干姜足前成四两半；腹满者，去术加附子一枚。服汤后如食顷，饮热粥一升许，微自温，勿揭衣被。（《伤寒发微》卷第四《霍乱篇》）

此证如火着杯中汾酒，上火而下水，遇风即灭，虽标阳暂存，不能持久。又如灯盏中膏油垂尽，火离其根，标焰反出于烟气之末，盖阴阳离决之象也。窃意此证虽云必死，急用理中加生附以收外散之阳，加赤石脂、禹余粮以固下脱之阴。倘能十活一二，或亦仁人之用心也。（《伤寒发微》卷第四《厥阴篇》）

【医案】

◇ 胃脘痛

周左。口渴不引饮，脘腹紧痛，脉弦滑，此为土湿木陷，当温其土。

淡干姜一钱，云茯苓三钱，生白术二钱，佩兰二钱，乌药一钱，炙甘草一钱。

王慎轩记：服二剂后来诊云稍瘥，再令服二剂，谅已愈。（《曹颖甫医案·内科疾病·脘腹痛》）

◇ 泄泻

刘右。

初诊：九月十六日。始病中脘痛而吐水，自今年六月每日晨泄，有时气从少腹上冲，似有瘕块，气还则绝然不觉。此但肝郁不调，则中气凝滞耳。治宜吴茱萸汤合理中。

淡吴萸四钱，生潞党五钱，干姜三钱，炙草三钱，生白术五钱，生姜三片，红枣十二枚。

二诊：九月十八日。两服吴茱萸合理中汤，酸味减而冲气亦低，且晨泄已全痊。惟每值黄昏，吐清水一二口，气从少腹挟瘕上冲者，或见或否。治宜从欲作奔豚例，用桂枝加桂汤，更纳半夏以去水。

川桂枝三钱，白芍三钱，生草钱半，桂心钱半，制半夏五钱，生姜五片，红枣七枚。

拙巢注：服后全愈。

姜佐景按：本案初诊所谓吐水，二诊所谓吐清水，颇可疑，或即是"白津"，其说详下案。（《经方实验录·奔豚其一》）

| 附子理中汤 |

【应用】

脉变弦为寒，即为大下后里虚，附子理中汤证。（《金匮发微》卷之三《痰饮咳嗽病脉证治》）

亡血一证，血分之热度本低，发其表则热度益低。血热损于前，表阳虚于后，有不病寒栗而振乎？亡友丁甘仁尝言：予治失血证，除其血热亏耗者，每以附子理中取效。真至言也（说解《伤寒》"太阳篇"，并补方治）。（《金匮发微》卷之三《惊悸吐衄下血胸满瘀血病脉证治》）

予治此证，见脓血者，或用附子理中汤加柴胡、升麻，所以疏郁而消毒也；痛甚则加乳香、没药，所以止痛也。（《金匮发微》卷之四《呕吐哕下利病脉证治》）

【医案】

◇ 腹满、发热

又与陈中权、黄彝鼎诊叶姓女孩。始病腹满不食，渴饮不寐，既下而愈矣。翌日病者热甚，予乘夜往诊，脉虚弦而面戴阳。乃用附子理中汤，一剂而瘥。

可见腹满一证，固有始病虚寒，得温药而转实者，亦有本为实证，下后阴寒乘虚上僭者。倘执而不化，正恐误人不浅也。至于舌苔黄厚或焦黑，大承气一下即愈，此庸工能知之，不具论。（《金匮发微》卷之二《腹满寒疝宿食病脉证治》）

◇ 瘀血

此证下后血必纯黑，下之不早，必至虚极而死。癸酉正月，予于四明陈姓少年见之，其证肌肤甲错，腹部外皮焦黑，按之刺手，渴饮，彻夜不寐，大便累日不行，予因其内有干血也，用百合地黄合桃核承气轻剂，当晚下黑血无算。下后，觉恶寒甚，天明肢厥脉伏，病家大惊，乃就近延四明某医士，投以炮姜、附子，脉出身和，后予以附子理中继之，已得安睡，并能食，病家以为无患矣。后闻于六七日后，病者一寐不醒，盖干血虽去，而正气不支矣。（《金匮发微》卷之四《妇人杂病脉证并治》）

◇ 泄泻

予自髫年即喜读张隐庵《伤寒论注》，先君子见而慰之，以为读书之暇，倘得略通医理，是亦济世之一术也。年十六，会先君子病洞泄寒中，医者用芩连十余剂，病益不支，汗凝若膏，肤冷若石，魂恍恍而欲飞，体摇摇而若堕，一夕数惊，去死者盖无几矣。最后赵云泉先生来，投以大剂附子理中加吴萸丁香之属，甫进一剂，汗敛体温，泄止神定，累进之病乃告瘥。云泉之言曰：今年太岁在辰，为湿土司天，又当长夏之令，累日阴雨，天人交困，证多寒湿，时医不读《伤寒·太阴篇》，何足与论活人方治哉！予自闻此语，然后知仲景方治果足脱人于险也。（《经方实验录·原序》）

| 吴茱萸汤 |

【组成】

吴茱萸一升　人参三两　生姜六两　大枣十二枚

上四味，以水五升，煮取三升，温服七合，日三服。(《金匮发微》卷之四《呕吐哕下利病脉证治》)

吴茱萸一升洗　人参三两　生姜六两　大枣十二枚

上四味，以水七升，煮取二升，去滓，温服七合，日三服。(《伤寒发微》卷第四《少阴篇》)

【应用】

干呕，吐涎沫，头痛者，吴茱萸汤主之。(《金匮发微》卷之四《呕吐哕下利病脉证治》，《伤寒发微》卷第四《厥阴篇》)

肝胆与胃同部，胃底原有消食之胆汁，肝中寒则胃中亦寒，故食即吐酸而汗出，此即呕而胸满之吴茱萸汤证。(《金匮发微》卷之二《五脏风寒积聚病脉证并治》)

脾虚则生湿，胃寒则易泛。胃中无宿食，则为干呕。胃中馋涎与胃底胆汁化合，并能助消化之力。胆汁太多，热乃上泛而吐苦水；馋涎太多，寒乃上泛而吐涎沫。干呕不已，胃中浊气上冲，因病头痛。故仲师但用吴茱萸汤，与上节呕而胸满同法。但使浊阴下降，头即不痛。此亦不治之治也（此条见"厥阴篇"）。(《金匮发微》卷之四《呕吐哕下利病脉证治》)

食谷欲呕者，属阳明也，吴茱萸汤主之。得汤反剧者，属上焦也。(《伤寒发微》卷第三《阳明篇》)

呕而胸满者，吴茱萸汤主之。(《金匮发微》卷之四《呕吐哕下利病脉证治》)

呕吐而不能食，为胃中虚寒，是宜吴茱萸汤者也。(《金匮发微》卷之四《呕吐哕下利病脉证治》)

呕吐一证，心下水气不甚，胃中虚寒者，则宜吴茱萸汤。(《金匮发微》卷之四《呕吐哕下利病脉证治》)

更有胃中虚寒，干呕吐涎沫，则专用苦温之吴茱萸汤，而不用酸以补之者，此证寒湿初起，肝脏未虚，故但需助胃阳而止呕也。(《金匮发微》卷之一《脏腑经络先后病脉证》)

始而干呕（俗名胃泛），继而吐逆（俗名胃寒，所吐清水），是水气从胃之上口渗入，胃不纳而上泛之证也，加之以吐涎沫，心下必有微饮。其所以异于头痛一证者，彼但为胃中浊气上泛，初无水气，故但用吴茱萸汤以降逆。此证吐逆，为膈上有水气，为胃中有寒，故用半夏、干姜以降逆而温中。徐忠可反以头痛者为重，此证为轻，殆不然也。（《金匮发微》卷之四《呕吐哕下利病脉证治》）

若胃中虚寒，则干姜甘草汤、吴茱萸汤皆可用之。（《伤寒发微》卷第一《太阳上篇》）

如独阴上僭将成反胃者，尤当用吴茱萸汤以抑之，附子理中以和之。（《伤寒发微》卷第三《阳明篇》）

若不转矢气，而大便初硬后溏，虽外见阳明之燥，中实含太阴之湿；以里湿之证又经妄下，甚之以虚寒，则湿之所聚，腹必胀满。胃气虚寒，食入则吐，下湿上燥，渴欲饮冷，入咽即病哕逆。后文所谓胃中虚冷不能食者，饮水则哕，即此证也。得此证者，吴茱萸汤主之。用吴萸以温厥阴肝脏，即所以和渗入胃底之胆汁；兼用人参、姜、枣以救胃气虚寒，则胃寒去而哕逆平矣。（《伤寒发微》卷第三《阳明篇》）

三焦主水道，外散为汗，下泄为溺，皆恃相火为之排泄。相火日消则水脏不温，由是水脏固有之元阳，遏于寒水而不能外达，故有吐利、手足逆冷、烦躁欲死之吴茱萸汤证。（《伤寒发微》卷第四《少阳篇》）

少阴病吐利，手足逆冷，烦躁欲死者，吴茱萸汤主之。（《伤寒发微》卷第四《少阴篇》）

少阴为病，设但见吐利、手足逆冷，此外绝无兼证，则方治当用四逆理中，要无可疑。其所以四肢逆冷者，则因上吐下利，中脘阳气微弱，不能旁达四肢故也。顾同一吐利、手足逆冷之证，而见烦躁欲死，即不当妄投四逆理中。所以然者，中阳既虚，则上下隔塞不通，浮阳上扰，因病烦躁。姜附热药，既以中脘隔塞之故，不能下达，反以助上膈浮热而增其呕吐，故但宜缓以调之。方中但用温中下气之吴茱萸以降呕逆，余则如人参、姜、枣，皆所以增胃汁而扶脾阳。但使中气渐和，津液得通调上下四傍，而呕吐烦躁当止；水气微者，下利将随之而止。设呕吐烦躁止而下利未止，更用四逆理中以善其后，证乃无不愈矣。此可于言外体会而得之。（《伤寒发微》卷第四《少阴篇》）

太阳水气不能随阳外达，流入胃中，即为寒饮。胃中阳热本盛，不能容涓滴之水，饮入于胃，随时化气，从淋巴细管散出，故胃中但有胆汁、胰汁（胰亦名膵，西医称为甜肉，在胃之下，与脾连属，中医则通谓之脾）、肝液（此层西医不知，味酸者即是）而不能留积外来之水。其所以寝成寒饮者，胆汁少而胃中虚寒也。故食谷欲呕一证，不当据颇欲吐之例，指为阳明之热，亦有属吴茱萸汤证者。《金匮》云：呕而胸满者，吴茱萸汤主之；干呕、吐涎沫、头痛者，吴茱萸汤主之。可为明证。（《伤寒发微》卷第三《阳明篇》）

【鉴别】

若以汗出热重而漫投白虎或葛根芩连以攻其热，则胃中微阳为阴寒所锢，必且格拒上出，遂病呃逆。盖不能食者，胃中本自虚冷，今更迫之以寒药故也。夫胃中虚冷者，饮水犹病呃逆，岂能更容寒药。若得此证，非用大剂四逆、理中合吴茱萸汤，以驱寒而止呃。（《伤寒发微》卷第三《阳明篇》）

【方论】

吴茱萸汤，吴萸以降逆散寒，人参、姜、枣以和胃扶脾，但使胸膈间阳气渐舒，咽中时得噫嗳，或呵欠，或吐出痰涎，则胸满去而呕逆亦止。盖仲师言呕而胸满，其实由胸满而呕也。（《金匮发微》卷之四《呕吐哕下利病脉证治》）

寒湿留于上膈，脾胃因虚寒而不和则干呕而吐涎沫。清阳不升，浊阴上逆，则为头痛。俗以为肝阳上升者，谬也。吴茱萸汤，吴茱萸以祛寒而降逆，人参、姜、枣以补虚而和胃，即其病当愈。盖其所以头痛者，起于干呕，气逆而上冲也。其所以吐涎沫者，起于脾胃虚寒，脾虚则生湿，胃寒则易泛也。考吴茱萸辛温，主温中下气，最能散肝脏风寒，故于厥阴寒证为宜也。（《伤寒发微》卷第四《厥阴篇》）

【禁忌】

胃中虚气上逆而胸满者，则吴茱萸汤以降之。否则无论何药入咽即吐。虽欲攻之，乌得而攻之，故必先杀其上逆之势，然后可行攻下。予每遇此证，或先用一味吴茱萸汤，间亦有肝胆郁热而用黄连汤者。呕吐既止，然后以大承气汤继之，阳明实热乃得一下而尽。（《伤寒发微》卷第三《阳明篇》）

其不用龙骨、牡蛎以定烦躁，吴茱萸汤以止吐逆者，为中脘气和，外脱之阳气，自能还入胃中也。此误用桂枝汤后救逆第一方治，而以复中阳为急务者也。（《伤寒发微》卷第一《太阳上篇》）

【预后】

盖湿邪黏滞，非一下所能尽；或恐留滞肠胃，转为他病，为其病在上膈也。尝见病呕逆之人，自用吴茱萸以止之者，腹中胀懑欲死，浸成里热，以致匝月昏愦，几于不救。（《金匮发微》卷之四《呕吐哕下利病脉证治》）

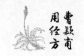

【医案】

◇ 呕吐

王右。饮入即吐，欲治他病，其道无由，法当先止其呕。

淡吴萸三钱，潞党参三钱，生姜五片，红枣五枚。

王慎轩记：服后吐即止，曾来复诊，但后用何方，所治何病，已忘之矣。因其后不再来，原方不返故也。

按：本方即为吴茱萸汤。《伤寒论》曰："干呕，吐涎沫，头痛者，吴茱萸汤主之。"此为肝胃虚寒，浊阴上逆。"食谷欲呕，属阳明也，吴茱萸汤主之。"此为胃寒气逆。"少阴病，吐利，手足逆冷，烦躁欲死者，吴茱萸汤主之。"阳虚阴盛，寒浊犯胃。其共同点是寒浊上逆。（《曹颖甫医案·内科疾病·阳明病·阳明胃寒》）

湿痰阻于胸膈，则上泛而欲吐。考太阳将传阳明，则上湿下燥。固有当用瓜蒂散吐之者。盖湿邪黏滞，非一下所能尽。或恐留滞肠胃，转为他病，为其病在上膈也。尝见病呕逆之人，自用吴茱萸以止之者，腹中胀闷欲死，浸成里热，以致匝月昏愦，几于不救。由此观之。病人欲吐者，不惟不可下，并不可止。为胸中自有湿痰也。《内经》不云：在高者引而越之乎？（《曹颖甫医案·内科疾病·呕吐》）

◇ 泄泻

刘右。

初诊：九月十六日。始病中脘痛而吐水，自今年六月每日晨泄，有时气从少腹上冲，似有瘕块，气还则绝然不觉。此但肝郁不调，则中气凝滞耳。治宜吴茱萸汤合理中。

淡吴萸四钱，生潞党五钱，干姜三钱，炙草三钱，生白术五钱，生姜三片，红枣十二枚。

二诊：九月十八日。两服吴茱萸合理中汤，酸味减而冲气亦低，且晨泄已全痊。惟每值黄昏，吐清水一二口，气从少腹挟瘕上冲者，或见或否。治宜从欲作奔豚例，用桂枝加桂汤，更纳半夏以去水。

川桂枝三钱，白芍三钱，生草钱半，桂心钱半，制半夏五钱，生姜五片，红枣七枚。

拙巢注：服后全愈。

姜佐景按：本案初诊所谓吐水，二诊所谓吐清水，颇可疑，或即是"白津"，其说详下案。（《经方实验录·奔豚其一》）

心主脉，下利脉绝，则心房血寒。脾主四肢，下利手足厥冷，则脾阳已绝。欲强心房，莫如生附子，欲温脾阳，莫如干姜、甘草，则四逆汤其主方也。

假令服汤后一周时，心房得温而脉还，脾阳得温而手足热，则其病可以不死。盖此证不惟手足厥冷，而肢体常有冷汗，黏腻如膏油；所下之物白如猪膏，又似冬月之肉冻。病者自觉脑中轰轰有声，久则魂飞帐顶，身摇摇如坠万丈之深潭，背有所着则忽然惊觉，日数次，直待阳回之后，膏汗始敛，神魂始定。盖去死不远矣。

予十五岁时，侍先严秉生公疾亲见之。盖始服高康泉芩连汤而加剧，继服陈子壅外祖芩芍汤，而病益不支。厥后，延赵云泉先生，方用制附子五钱，吴萸三钱，干姜四钱，炙甘草三钱，五味子三钱，公丁香三钱，吉林参三钱，二剂后，手足始温。若服药后脉绝不还，则一身精血俱寒，虽有卢扁，无能为役矣。敬告同人，倪涵初疟利三方，慎毋轻用而杀人也。(《金匮发微》卷之四《呕吐哕下利病脉证治》)

| 侯氏黑散 |

【组成】

菊花四十分　白术　防风各十分　桔梗八分　黄芩五分　细辛　干姜人参　茯苓　当归　川芎　牡蛎　矾石　桂枝各三分

上十四味，杵为散，酒服方寸匕，日一服。初服二十日，温酒调服，禁一切鱼、肉、大蒜，常宜冷食，六十日止，即药积腹中不下也，热食即下矣，冷食自能助药力。(《金匮发微》卷之二《中风历节病脉证并治》)

【应用】

侯氏黑散治大风，四肢烦重，心中恶寒不足者。(《金匮发微》卷之二《中风历节病脉证并治》)

【方论】

四肢烦重为风湿痹于外，心中恶寒不足为气血伤于里。脾阳不达于四肢，故烦重；血分虚而热度不充内脏，故心中恶寒，此病理之易明者也。桂枝为《伤寒论》中风主药，防风以祛风（薯蓣丸用之），菊花能清血分之热（合地丁草能愈疔毒），黄芩能清肺热，白术、茯苓以去湿，湿胜必生痰，故用桔梗以开肺，细辛、干姜、牡蛎以运化湿痰，但湿痰之生，由于气血两虚，故用人参以补气，当归、川芎以和血，此药味之可知者也。惟矾石一味，不甚了然。近人张锡纯始发明为皂矾。(《金匮发微》卷之二《中风历节病脉证并治》)

| 茯苓杏仁甘草汤 |

【组成】

茯苓三两　杏仁五十个　甘草一两

上三味，以水一斗，煮取五升，温服一升，日三服，不差更服。(《金匮发微》卷之二《胸痹心痛短气病脉证治》)

【应用】

胸痹、胸中气塞，短气，茯苓杏仁甘草汤主之，橘枳生姜汤亦主之。(《金匮发微》卷之二《胸痹心痛短气病脉证治》)

| 橘枳姜汤 |

【组成】

橘皮一斤　枳实三两　生姜半斤

上三味，以水五升，煮取二升，分温再服。(《金匮发微》卷之二《胸痹心痛短气病脉证治》)

【应用】

胸痹、胸中气塞，短气，茯苓杏仁甘草汤主之，橘枳生姜汤亦主之。(《金匮发微》卷之二《胸痹心痛短气病脉证治》)

【方论】

胸中气塞，其源有二：一由水停伤气，一由湿痰阻气。水停伤气，以利水为主，而用茯苓为君，佐杏仁以开肺，甘草以和中，而气自顺。湿痰阻气，以疏气为主，而君橘皮、枳实以去痰，生姜以散寒，而气自畅，证固寻常，方亦平近，初无深意者也。(《金匮发微》卷之二《胸痹心痛短气病脉证治》)

| 桂枝生姜枳实汤 |

【组成】

桂枝　生姜各三两　枳实五两

上三味，以水六升，煮取三升，分温三服。(《金匮发微》卷之二《胸痹心痛短气病脉证治》)

【应用】

心中痞，诸逆，心悬痛，桂枝生姜枳实汤主之。(《金匮发微》卷之二《胸痹心痛短气病脉证治》)

| 甘草干姜茯苓白术汤 |

【组成】

甘草　白术各二两　干姜　茯苓各四两

上四味，以水五升，煮取三升，分温三服，腰中即温。(《金匮发微》卷之二《五脏风寒积聚病脉证并治》)

【应用】

肾着之病，其人身体重，腰中冷，如坐水中，形如水状，反不渴，小便自利，饮食如故，病属下焦，身劳汗出，衣里冷湿，久久得之，腰以下冷痛，腹重如带五千钱，甘姜苓术汤主之。(《金匮发微》卷之二《五脏风寒积聚病脉证并治》)

师主以甘草干姜茯苓白术汤者，作用只在温脾去湿，盖以腹为足太阴部分，腹部之寒湿去，不待生附走水，而腰部当温也。(《金匮发微》卷之二《五脏风寒积聚病脉证并治》)

| 苓桂术甘汤 |

【组成】

茯苓　桂枝　白术各三两　甘草二两

上四味，以水六升，煮取三升，分温三服，小便则利。(《金匮发微》卷之三《痰饮咳嗽病脉证治》)

【应用】

心下有痰饮，胸胁支满，目眩，苓桂术甘汤主之。(《金匮发微》卷之三《痰饮咳嗽病脉证治》)

夫短气有微饮，当从小便去之，苓桂术甘汤主之；肾气丸亦主之。(《金匮发微》卷之三《痰饮咳嗽病脉证治》)

肾脏虚寒，寒水上逆，乃见弦脉，肺饮在上而不在下，故其脉不弦，此苓桂术甘汤及肾气丸之证，但利小便而即愈者也，而支饮胸胁支满视此矣。(《金匮发微》卷之三《痰饮咳嗽病脉证治》)

下焦水道不通，肺脏吸入之气不能顺受而痛短气，故曰肺饮。仲师所出方治，皆用苓桂术甘汤者，则以饮邪初起，水气仅在三焦而不及内脏，故但扶脾脏以通阳气，使上焦气散，无吸水之力，而水道自通，水道通而饮邪去矣。（《金匮发微》卷之三《痰饮咳嗽病脉证治》）

| 甘遂半夏汤 |

【组成】

甘遂大者三枚　半夏十二枚以水一升煮取半升，去滓　芍药五枚　甘草如指大一枚炙

上四味，以水二升，煮取半升，去渣，以蜜半升，和药汁煎，取八合，顿服之。（《金匮发微》卷之三《痰饮咳嗽病脉证治》）

【应用】

病者脉伏，其人欲自利，利反快，虽利，心下续坚满，此为留饮欲去故也，甘遂半夏汤主之。（《金匮发微》卷之三《痰饮咳嗽病脉证治》）

【方论】

病根深者，当下利而水湿之留于膈上者，复趋心下，故心下续见坚满，而必待甘遂半夏汤以因势而利导之。方中甘遂三枚、半夏十二枚所以去水，芍药五枚、炙甘草一枚所以疏通血络而起沉伏之脉。盖脉浮者，水胜而血负也。药去滓而和蜜者，欲其缓以留中，使药力无微不达，并取其润下之性，使内藏积垢易去也，此甘遂半夏汤之义也（陈修园谓甘遂与甘草相反，所以同用者，欲其交战于胃中，使病根铲除，未确）。（《金匮发微》卷之三《痰饮咳嗽病脉证治》）

| 泽泻汤 |

【组成】

泽泻五两　白术二两

上二味，以水二升，煮取一升，分温再服。（《金匮发微》卷之三《痰饮咳嗽病脉证治》）

【应用】

心下有支饮，其人苦冒眩，泽泻汤主之。（《金匮发微》卷之三《痰饮

咳嗽病脉证治》）

凡支饮眩冒之，宜泽泻汤。（《金匮发微》卷之三《痰饮咳嗽病脉证治》）

此承上加茯苓、芒硝而别出其方治也。水在心下，静则为心悸，动则为冒眩，欲遏水邪之上泛，为木防己汤加茯苓所不能治，仲师因别出泽泻汤，所以抉泛滥之水而厚其堤防也。（《金匮发微》卷之三《痰饮咳嗽病脉证治》）

【方论】

此证脉虚不弦，既非十枣汤证；脉不沉紧，又非木防己汤证。方治之中，惟泽泻汤为近之。盖泽泻蠲饮而白术补虚也。（《金匮发微》卷之三《痰饮咳嗽病脉证治》）

【医案】

◇ 痰饮、眩晕

管右。住南阳桥花场，九月一日。咳吐沫，业经多年，时眩冒，冒则呕吐，大便燥，小溲少，咳则胸满。此为支饮，宜泽泻汤。

泽泻一两三钱，生白术六钱。

姜佐景按：本案病者管妇年三十余，其夫在上海大场蒔花为业。妇素有痰饮病，自少已然。每届冬令必发，剧时头眩，不能平卧。师与本汤，妇服之一剂，既觉小溲畅行，而咳嗽大平。续服五剂，其冬竟得安度。明年春，天转寒，病又发。师仍与本方，泽泻加至二两，白术加至一两，又加苍术以助之，病愈。至其年冬，又发。宿疾之难除根，有如是者！（《经方实验录·泽泻汤证》）

| 茯苓戎盐汤 |

【组成】

茯苓半斤　白术三两　戎盐弹丸一枚

上三味，先将茯苓、白术煎成，入戎盐再煎，分温三服。（《金匮发微》卷之三《消渴小便不利淋病脉证并治》）

【应用】

茯苓戎盐汤，为膏淋、血淋阻塞水道通治之方也。茯苓、白术以补中而抑水，戎盐以平血热、泄瘀浊，而小便乃无所窒碍矣。此又小便不利，兼有淋证之治也。（《金匮发微》卷之三《消渴小便不利淋病脉证并治》）

| 防己黄芪汤 |

【应用】

《内经》言肺风之状有三：一曰多汗恶风，即太阳中风证象，杂病亦有之，盖即"痉湿暍篇"所谓脉浮身重、汗出恶风之防己黄芪汤证。(《金匮发微》卷之二《五脏风寒积聚病脉证并治》)

风湿，脉浮身重，汗出恶风者，防己黄芪汤主之。(《金匮发微》卷之一《痉湿暍病脉证治》)

此风湿为病，脉浮身重，防己黄芪汤证也。(《金匮发微》卷之二《中风历节病脉证并治》)

风水，脉浮身重，汗出恶风者，防己黄芪汤主之。腹痛者加芍药。(《金匮发微》卷之三《水气病脉证并治》)

脉浮身重者，宜防己黄芪汤。(《伤寒发微》卷第三《阳明篇》)

病至热盛迫胃中津液由肌理外泄，法当多汗。故阳明为病，常以潮热为外候。而反无汗者，里虚故也；无汗而如虫行皮中，汗欲出而不得出者，里虚而表亦虚也（风湿证服防己黄芪汤亦然，表虚故汗不易出也）。盖阳明多气多血，皆由水谷入胃化，血多则汗自出，虚则分肉不热，卫阳不达，故汗欲出而不得，如虫行皮中也。此证宜于防己黄芪汤中略加麻黄，使汗从皮中外泄则愈。(《伤寒发微》卷第三《阳明篇》)

【方论】

脉浮为风，身重为湿，汗出恶风，为表气虚而汗泄不畅，此亦卫不与营和之证。防己泄热，黄芪助表气而托汗畅行，白术、炙甘草补中气以胜湿，此亦桂枝汤助脾阳，俾汗出肌腠之意也。

按：本条方治下所列如虫行皮中云云，殊不可通。此证本非无汗，不当云服药后令微汗差，谬一。本方四味俱和平之剂，非责汗猛剂，何以服之便如虫行皮中，且何以腰下如冰冷，谬二。且阳明久虚无汗，方见虫行皮中之象，为其欲汗不得也，何以服汤后反见此状，谬三。此必浅人增注，特标出之。(《金匮发微》卷之一《痉湿暍病脉证治》)

| 桂枝去桂加茯苓白术汤 |

【组成】

芍药三两 甘草二两 生姜 白术 茯苓各三两 大枣十二枚

上六味，以水八升，煮取三升，去滓，温服一升。(《伤寒发微》卷第

一《太阳上篇》）

【应用】

服桂枝汤，或下之，仍头项强痛，翕翕发热，无汗，心下满，微痛，小便不利，桂枝去桂加茯苓白术汤主之，小便利则愈。（《伤寒发微》卷第一《太阳上篇》）

【方论】

方用芍药、甘草以舒头项之强急；生姜、大枣温中而散寒；白术、茯苓去水而降逆。但使水道下通，则水之停蓄者得以疏泄，而标阳之郁于头项及表分散矣。邪不陷于在背之经输，故不用升提之葛根；水在心下而不在下焦，故不用猪苓、泽泻。去桂枝者，则以本病当令水气内消，不欲令阳气外张故也。（《伤寒发微》卷第一《太阳上篇》）

｜ 枳术汤 ｜

【组成】

枳术七枚　白术二两

上二味，以水五升，煮取三升，分温三服，腹中软，即当散也。（《金匮发微》卷之三《水气病脉证并治》）

【应用】

心下坚，大如盘，边如旋盘，水饮所作，枳术汤主之。（《金匮发微》卷之三《水气病脉证并治》）

｜ 柏叶汤 ｜

【组成】

柏叶　干姜各三两　艾三把

上三味，以水五升，取马通汁一升，合煮取一升，分温再服。《千金》加阿胶三两亦佳。（《金匮发微》卷之三《惊悸吐衄下血胸满瘀血病脉证治》）

【应用】

吐血不止者，柏叶汤主之。（《金匮发微》卷之三《惊悸吐衄下血胸满瘀血病脉证治》）

【方论】

　　柏叶汤方治，用苦涩微寒清血分之侧柏叶，以除肺脏之热；又恐其血之凝滞也，用温脾之干姜以和之；更用逐寒湿、理气血之艾叶以调之。惟马通汁不易制。陈修园谓无马通汁，可用童便代之，引上逆之血而导之下行，则不止血而血自止矣。(《金匮发微》卷之三《惊悸吐衄下血胸满瘀血病脉证治》)

| 黄土汤 |

【组成】

　　甘草　干地黄　白术　附子各三两炮　阿胶三两　黄芩三两　灶中黄土半斤

　　上七味，以水八升，煮取二升，分温三服。(《金匮发微》卷之三《惊悸吐衄下血胸满瘀血病脉证治》)

【应用】

　　下血，先便后血，此远血也，黄土汤主之。(《金匮发微》卷之三《惊悸吐衄下血胸满瘀血病脉证治》)

　　小肠之端，为十二指肠，胆汁入焉。胆汁最燥，胆汁不足则小肠寒而下重、便血。先言下重，后言便血，此即先便后血之黄土汤证也。(《金匮发微》卷之二《五脏风寒积聚病脉证并治》)

【方论】

　　脾寒不能统血，则下陷而便血。尤在泾谓脾去肛门远，故曰远血是也。黄土汤方治，温凉并进。以血之下泄，久久必生燥热也，故用地黄、黄芩、阿胶以润而清之；以脾脏之虚寒下陷也，故用甘草、白术以补虚，炮附子以散寒，更用灶中黄土以去湿，而其血当止。(《金匮发微》卷之三《惊悸吐衄下血胸满瘀血病脉证治》)

【医案】

　　◇　血证

　　初，曾泄泻经月，泻止便后带血。此为脾气虚寒，脾不统血也，仲景名曰远血。治宜黄土汤。

　　生白术二钱，干生地三钱，熟附片一钱，阿胶珠二钱，生甘草三钱，伏龙肝一两包。

王慎轩记：是方一服即效，后与调理脾胃而愈。（王慎轩《曹颖甫先生医案·杂证门·下血》）

辛未八月，曾治强姓饭作同事下利证，所下之血如水，昼夜不食，几死矣。方用灶中黄土四两、炮附子五钱、干姜四钱，五剂后，利止能食，盖即黄土汤之意也。（《金匮发微》卷之三《惊悸吐衄下血胸满瘀血病脉证治》）

| 大半夏汤 |

【组成】

半夏二升　人参三两　白蜜一升

上三味，以水一斗二升，和蜜扬之二百四十遍，煮药取二升半，温服一升，余分再服。（《金匮发微》卷之四《呕吐哕下利病脉证治》）

【应用】

胃反呕吐者，大半夏汤主之。（《金匮发微》卷之四《呕吐哕下利病脉证治》）

发汗后，阳气外浮，不能消水，水入则吐，要惟大、小半夏汤，足以降逆而和胃。（《伤寒发微》卷第一《太阳上篇》）

【方论】

反胃之证，大便如羊矢，艰涩而不下，不类阳明燥矢，可用大承气汤以下之，况水气太甚，渗入于胃，胃底胆汁不受，因而呕吐；呕吐伤及胃阴，时时上泛，胃因不和，水气所以不降者，又因大肠干涸故（胃中谷食久不下十二指肠，肠中粪秽一似阴干者然）。故大半夏汤方治，生半夏以去水，人参以益胃汁，白蜜以润肠，使渣滓下通，水乃得降，而胃反之病愈矣。

按：世俗相传朝食暮吐、暮食朝吐方治，为熟地二两、山萸肉三两、牡桂一钱。又有脾胃虚弱食不消化方，为秫米粉作汤圆子，每服煮食七粒，加醋吞服。一重用山萸肉，一用醋，皆能令干涸之粪发酵易化，附存之。（《金匮发微》卷之四《呕吐哕下利病脉证治》）

【医案】

◇ 反胃

癸酉闰五月十四日，裴德炎妻病此（指朝食暮吐、暮食朝吐。编者注），予用姜半夏四钱、潞党参一两、白蜜四两，三剂即便通能食呕止。（《金匮发微》卷之四《呕吐哕下利病脉证治》）

| 茯苓泽泻汤 |

【组成】

茯苓半升　泽泻四两　甘草　桂枝各二两　白术三两　生姜四两

上六味，以水一斗，煮取三升，内泽泻再煮，取二升半，温服八合，日三服。（《金匮发微》卷之四《呕吐哕下利病脉证治》）

【应用】

胃反，吐而渴，欲饮水者，茯苓泽泻汤主之。（《金匮发微》卷之四《呕吐哕下利病脉证治》）

【方论】

此证与病在膈上节略同，方治以利水为生，亦与思水之猪苓散相似。茯苓泽泻方治，于五苓中去猪苓以泄水。可知渴欲饮水为水气阻于心下，津液不能上达喉舌，而初非真渴。所以加生姜、甘草者，亦以水邪出于胃之上口，辛甘发散以调之也。所以后纳泽泻者，亦以其气味俱薄，不任多煎也。（《金匮发微》卷之四《呕吐哕下利病脉证治》）

| 半夏干姜散 |

【组成】

半夏　干姜各等分

上二味，杵为散，取方寸匕，浆水一升半，煮取七合，顿服之。（《金匮发微》卷之四《呕吐哕下利病脉证治》）

【应用】

干呕吐逆，吐涎沫，半夏干姜散主之。（《金匮发微》卷之四《呕吐哕下利病脉证治》）

阳明中气为足太阴，故太阳初传阳明，往往上湿而下燥。故有攻下太早，损其中阳，致胃寒脾虚，腹中胀满而不能食者。此时下湿上燥，渴欲饮冷，一入于胃，即不能受，而发为哕逆。前于潮热条下，已略举大概。然亦有不待攻下而胃中虚冷不能食者，则中阳自败，胃底消融水谷之胆汁，视前证更为微薄，所以饮水即哕也。此时急需半夏干姜散以温之。（《伤寒发微》卷第三《阳明篇》）

| 生姜半夏汤 |

【组成】

半夏半升　生姜汁一升

上二味，以水三升，煮半夏，取二升，内生姜汁，煮取一升半，小冷，分四服，日三夜一，呕止，停后服。（《金匮发微》卷之四《呕吐哕下利病脉证治》）

【应用】

病人胸中似喘不喘，似呕不呕，似哕不哕，彻心中愦愦无奈者，生姜半夏汤主之。（《金匮发微》卷之四《呕吐哕下利病脉证治》）

吐伤中气，气逆脉促者，宜生姜半夏汤。（《伤寒发微》卷第一《太阳上篇》）

【方论】

太阳之病，脉本浮紧。太阳失表，汗液不泄，水气从淋巴管汇聚胁下（肾脏寒湿停阻，不得从输尿管下泄膀胱），因病硬满；水气入胃，胆汁不相容纳，则为干呕；胃气不和，故不能食；水邪注于胁下，阳热抗于胃底，故往来寒热。此证若经吐，伤中气，气逆脉促，则宜生姜半夏汤以和中气。（《伤寒发微》卷第四《少阳篇》）

方用生姜汁以宣阳气之郁，用生半夏以祛水气之停，但使阳气通于上、湿痰降于下，胸中气机乃通达无所窒碍，而诸恙自愈矣。（《金匮发微》卷之四《呕吐哕下利病脉证治》）

| 橘皮汤 |

【组成】

橘皮四两　生姜半斤

上两味，以水七升，煮取三升，温服一升，下咽即愈。（《金匮发微》卷之四《呕吐哕下利病脉证治》）

【应用】

干呕，哕，若手足厥者，橘皮汤主之。（《金匮发微》卷之四《呕吐哕下利病脉证治》）

【方论】

若但见干呕、呃之证，其脉必不微细，亦必无泄利下重之变，胃中阳气所以不达四肢者，要不过气机阻塞耳。故但用生姜以散上膈之郁，橘皮以发胃气之闭，温服一升，而下咽即愈矣。（《金匮发微》卷之四《呕吐哕下利病脉证治》）

| 橘皮竹茹汤 |

【组成】

橘皮二斤　竹茹二升　大枣三十枚　生姜半斤　甘草五两　人参三两

上六味，以水一斗，煮取三升，温服一升，日三服。（《金匮发微》卷之四《呕吐哕下利病脉证治》）

【应用】

哕逆者，橘皮竹茹汤主之。（《金匮发微》卷之四《呕吐哕下利病脉证治》）

【方论】

方以橘皮竹茹为名者，橘皮以疏膈上停阻之气，竹茹以疏久郁之胆火，而呃逆可止矣。然呃逆之由，起于上膈不散之气，胆火之上冲，亦为此不散之气所郁，而气之所以不得外散者，实因中气之虚。故知此方橘皮、竹茹为治标，大枣、生姜、甘草、人参为治本。不然，但用橘皮、竹茹，亦足以治呃矣。既愈之后，能保其不复哕耶。（《金匮发微》卷之四《呕吐哕下利病脉证治》）

| 葶苈大枣泻肺汤 |

【组成】

葶苈熬令黄色，捣丸如弹子大　大枣十二枚

上先以水三升，煮枣取二升，去枣，内葶苈，煮取一升，顿服。（《金匮发微》卷之二《肺痿肺痈咳嗽上气病脉证治》）

【应用】

支饮不得息，葶苈大枣泻肺汤主之。（《金匮发微》卷之三《痰饮咳嗽病脉证治》）

肺痈，喘不得卧，葶苈大枣泻肺汤主之。（《金匮发微》卷之二《肺痿

肺痈咳嗽上气病脉证治》）

【方论】

肺为主气之脏，风热壅阻肺脏，吸气不纳，呼气不出，则喘；喘急则欲卧不得，叠被而倚息，证情与但坐不得眠之咳逆上气者相近，但不吐浊耳。痈脓未成，但见胀满，故气机内闭而不顺，此证与支饮不得息者，同为肺满气闭，故宜葶苈大枣泻肺汤，直破肺脏之郁结。用大枣者，恐葶苈猛峻，伤及脾胃也（此与皂荚丸用枣膏汤同法）。（《金匮发微》卷之二《肺痿肺痈咳嗽上气病脉证治》）

盖无论肺痈之喘不得卧，及本条支饮不得息，莫不以葶苈大枣泻肺汤主之。要其作用，只在抉去所壅，令肺气能张能弛，初无分于血分水分也。（《金匮发微》卷之三《痰饮咳嗽病脉证治》）

| 紫参汤 |

【组成】

紫参半斤　甘草三两

上二味，以水五升，先煮紫参取二升，内甘草，煮取一升半，分温三服。（《金匮发微》卷之四《呕吐哕下利病脉证治》）

【应用】

下利肺痛，紫参汤主之。（《金匮发微》卷之四《呕吐哕下利病脉证治》）

| 诃黎勒散 |

【组成】

诃黎勒十枚煨

上一味，为散，粥饮和，顿服。

【应用】

气利，诃黎勒散主之。（《金匮发微》卷之四《呕吐哕下利病脉证治》）

| 干姜人参半夏丸 |

【组成】

干姜　人参各一两　半夏二两

上三味末之，以生姜汁糊为丸梧子大，饮服十丸，日三服。（《金匮发微》卷之四《妇人妊娠病脉证治》）

【应用】

妊娠呕吐不止，干姜人参半夏丸主之。（《金匮发微》卷之四《妇人妊娠病脉证治》）

【方论】

仲师因立干姜人参半夏丸方，但令心下之水与胃中之寒并去，呕吐自定。但半夏一味，决宜生用，并不可浸去麻性，以半数之干姜搀杂，又加姜汁为丸，入口必然不麻，否则弃精华而用渣滓，以之泄水，恐无济也。（《金匮发微》卷之四《妇人妊娠病脉证治》）

| 白术散 |

【组成】

白术　芎劳　蜀椒去汗　牡蛎各三分

上四味，杵为散，酒服一钱匕，日三服，夜一服。但苦痛加芍药，心下毒痛倍加川芎，心烦吐痛不能食饮加细辛一两、半夏大者二十枚。服之后，更以醋浆水服之；若呕，以醋浆水服之，复不解者，小麦汁服之，已后渴者，大麦粥服之。病虽愈，服之勿置。（《金匮发微》卷之四《妇人妊娠病脉证治》）

【应用】

妊娠养胎，白术散主之。（《金匮发微》卷之四《妇人妊娠病脉证治》）

| 半夏厚朴汤 |

【组成】

半夏一斤　厚朴三两　茯苓四两　生姜五两　苏叶二两

上五味，以水一斗，煮取四升，分温四服，日三夜一服。（《金匮发微》

卷之四《妇人杂病脉证并治》)

【应用】

妇人咽中如有炙脔，半夏厚朴汤主之。(《金匮发微》卷之四《妇人杂病脉证并治》)

积为阴寒之证，故脉细而沉。曰在寸口，积在胸中者，则寸口脉沉迟之胸痹证也。曰微出寸口，积在喉中者，则妇人咽中如炙脔之半夏厚朴汤证也。(《金匮发微》卷之二《五脏风寒积聚病脉证并治》)

【方论】

湿痰阻滞，咽中气机不利，如有物梗塞，吐之不出，咽之不下，仲师于无可形容之中，名之曰如有炙脔，即俗所称梅核气也。方用姜、夏以去痰，厚朴以宽胸膈，苏叶以开肺，茯苓以泄湿（茯苓无真者，药肆所售皆以水和面为之，浙江产又不出省，可用猪苓代），务令上膈气宽，湿浊下降，则咽中出纳无阻矣。(《金匮发微》卷之四《妇人杂病脉证并治》)

【医案】

◇ 梅核气

此方（指半夏厚朴汤）癸酉二月于四明刘姓男子亲试之，良验。惟不用人造之茯苓，改用有碱性泄黏痰之桔梗，为小异耳。

又按近世效方，有用半青半黄梅子，以食盐腌一昼夜，取出晒干，再腌再晒，以盐水干为度。每用青铜钱二枚夹二梅子，麻扎入瓷瓶封固，埋地下百日取出。每用梅子一枚含口中，半刻，咽中梗塞即消。当附存之。

曾记早年居乡时，见城隍庙道士宋左丞治咽喉痛胀闭塞，用青梅破开去核，中包明矾，烧灰研末，和皂角末少许吹入，吐出痰涎无算，咽喉即通。足见酸味之青梅，当别具挥发性，不当如旧说之收敛矣。(《金匮发微》卷之四《妇人杂病脉证并治》)

| 猪苓散 |

【组成】

猪苓　茯苓　白术各等分

上三味，杵为散，饮服方寸匕，日三服。(《金匮发微》卷之四《呕吐哕下利病脉证治》)

【应用】

呕吐而病在膈上，后思水者解，急与之。思水者，猪苓散主之。（《金匮发微》卷之四《呕吐哕下利病脉证治》）

| 桂枝甘草汤 |

【组成】

桂枝四两　甘草二两

上二味，以水三升，煮取一升，去滓，温服。(《伤寒发微》卷第一《太阳上篇》)

【应用】

伤寒，厥而心下悸者，宜先治水，当服桂枝甘草汤，却治其厥，不尔，水渍入胃，必作利也。(《伤寒发微》卷第四《厥阴篇》)

水气凌心为悸，《伤寒》《金匮》之通例也。发汗过多，虚其心阳，水气乘虚上僭，则心下悸，欲得按。若于发汗之后，虚阳上吸，牵引水邪上僭，脐下悸欲作奔豚，病虽不同，其为水邪上僭则一。故心下悸，欲得按，则用桂枝甘草汤。……皆所以培养脾胃而厚其堤防，使水气不得上窜。但此二方，皆为汗后正虚救逆之法，而非正治。(《伤寒发微》卷第一《太阳上篇》)

发汗过多，其人叉手自冒心，心下悸，欲得按者，桂枝甘草汤主之。(《伤寒发微》卷第一《太阳上篇》)

未持脉时，病人叉手自冒心，其为心下悸，不问可知。盖发汗过多，原自有虚其心阳，水气凌心，心下悸而欲得按者，即上所谓桂枝甘草汤证也。师因教令咳者，盖欲辨其水气之虚实。(《伤寒发微》卷第一《太阳上篇》)

若营气本虚，阳气张发于上，卫气被吸引而上逆，非扶中土而厚其堤防，不足以制冲逆，而痰与热血，将一时并入于脑，此即发汗过多，心下悸，欲得按，主以桂枝甘草汤。(《金匮发微》卷之二《中风历节病脉证并治》)

【方论】

其有发汗过多，阳气上盛，吸水气上冲而心下悸者，则为桂枝甘草汤证。桂枝以助阳气，使之散入肌理而外泄。甘草和中而健脾，能助桂枝外散

之力，此即桂枝汤发肌理之汗用甘草之义也。（《伤寒发微》卷第四《厥阴篇》）

| 桂枝甘草龙骨牡蛎汤 |

【组成】

桂枝一两　甘草二两　龙骨二两　牡蛎二两熬

上四味，以水五升，煮取二升半，去滓，温服八合。（《伤寒发微》卷第二《太阳下篇》）

【应用】

火逆下之，因烧针烦躁者，桂枝甘草龙骨牡蛎汤主之。（《伤寒发微》卷第二《太阳下篇》）

【方论】

火逆为阳盛劫阴，阴液本亏而又下之，则重伤其阴矣。乃不清其阳热，益之以烧针，于是太阳阳热，郁而加炽，是生烦躁。仲师用桂枝汤中之桂枝、甘草，以疏太阳之郁，因营虚而去苦泄之芍药，以阳盛而去辛甘之姜枣，加龙骨、牡蛎以镇浮阳，而烦躁息矣。此本节用桂甘龙牡之义也。（《伤寒发微》卷第二《太阳下篇》）

| 桂枝去芍药加蜀漆牡蛎龙骨救逆汤 |

【组成】

桂枝三两　甘草二两　大枣十二枚　生姜三两　牡蛎熬五两　龙骨四两　蜀漆三两洗去腥

上七味，以水一斗二升，先煮蜀漆减二升，内诸药，煮取三升，去滓，温服一升。（《伤寒发微》卷第二《太阳下篇》）

桂枝三两去皮　甘草二两炙　龙骨四两　牡蛎五两　生姜三两　大枣十二枚　蜀漆三两洗去腥

上为末，以水一斗二升，先煮蜀漆减二升，内诸药，煮取三升，去滓，温服一升。（《金匮发微》卷之三《惊悸吐衄下血胸满瘀血病脉证治》）

【应用】

伤寒脉浮，医以火迫劫之，亡阳，必惊狂，起卧不安者，桂枝去芍药加

蜀漆牡蛎龙骨救逆汤主之。(《伤寒发微》卷第二《太阳下篇》)

火邪者，桂枝去芍药加蜀漆牡蛎龙骨救逆汤主之。(《金匮发微》卷之三《惊悸吐衄下血胸满瘀血病脉证治》)

亦有太阳寒水，因灸而陷下焦，邪无从出，腰以下重而痹者，俟其阳气渐复，乃能汗出而解(并见"太阳篇")。独惊怖一证未见，太阳病加温针必惊，火劫亡阳则为惊狂，此本桂枝去芍药加蜀漆龙骨牡蛎证，予谓暴感非常而病惊怖者，病情正与此同。(《金匮发微》卷之二《奔豚气病脉证治》)

【方论】

伤寒脉浮，此本麻黄汤证。医者急于奏功，以其恶寒也，漫令炽炭以熏之，因致汗泄而亡阳。阳浮于上，故神魂飘荡，心气虚则惊，热痰上窜则狂。惊则不宁，狂则不静，故起卧为之不安。方用龙牡以收散亡之阳，蜀漆(即常山苗，无蜀漆即代以常山)以去上窜之痰，而惊狂乃定。于桂枝汤原方去芍药者，方欲收之，不欲其泄之也。

又按：亡阳有二，汗出阳虚者，宜附子以收之；汗出阳浮者，宜龙骨、牡蛎以收之。病情不同，故治法亦因之而异也。(《伤寒发微》卷第二《太阳下篇》)

此条大旨，与火劫发汗同。火劫发汗，或为惊狂，或衄血、吐血，要以惊狂为最剧。故《伤寒》"太阳篇"于火劫亡阳一证，出救逆汤方治。方用龙、牡以收上浮之阳，加蜀漆以去痰。按：火邪之为病，因火熏灼毛孔。汗液外泄，卫气太强，肌肉之营气不与卫和。故用桂枝、姜、枣，扶脾阳外达，使与在表之卫气融洽一片，外浮之阳气乃与里气相接。所以去芍药者，不欲过泄其营气故也。(《金匮发微》卷之三《惊悸吐衄下血胸满瘀血病脉证治》)

| 桂枝加桂汤 |

【组成】

桂枝五两 芍药 生姜各三两 甘草二两炙 大枣十二枚

上五味，以水七升，微火煮取三升，去滓，服一升。(《金匮发微》卷之二《奔豚气病脉证治》)

桂枝三两 芍药三两 生姜三两 甘草二两 大枣十二枚 牡桂二两(合桂枝共五两)

上六味，以水七升，煮取三升，去滓，温服一升。(《伤寒发微》卷第

二《太阳下篇》）

【应用】

烧针令其汗，针处被寒，核起而赤者，必发奔豚。气从少腹上冲心者，灸其核上各一壮，与桂枝加桂汤，更加桂二两。（《伤寒发微》卷第二《太阳下篇》）

发汗后，烧针令其汗，针处被寒，核起而赤者，必发奔豚，气从少腹上至心，灸其核上各一壮，与桂枝加桂汤主之。（《金匮发微》卷之二《奔豚气病脉证治》）

发汗烧针，阳浮于外，吸引少腹之气上冲，欲作奔豚者，则宜桂枝加桂汤。（《伤寒发微》卷第一《太阳上篇》）

故仲师救逆之法，先灸核上，与桂枝加桂汤，此即先刺风池、风府，却与桂枝汤之成例。所以汗而泄之，不令气机闭塞，吸而上冲也。（《金匮发微》卷之二《奔豚气病脉证治》）

【方论】

阳气浮于上，则心中热痛，自烦发热，浮阳吸肾邪上僭，则当脐跳动，此与发汗后欲作奔豚同。脉弦者，阴寒上僭之脉也，此盖心阳虚而卫气上冒之证。故曰为心脏所伤，法当用桂枝以扶心阳，甘草、大枣以培中气，桂枝加桂汤、茯苓桂枝甘草大枣汤，正不妨随证酌用也。（《金匮发微》卷之二《五脏风寒积聚病脉证并治》）

【医案】

◇ 奔豚

刘右。

初诊：九月十六日。始病中脘痛而吐水，自今年六月每日晨泄，有时气从少腹上冲，似有瘕块，气还则绝然不觉。此但肝郁不调，则中气凝滞耳。治宜吴茱萸汤合理中。

淡吴萸四钱，生潞党五钱，干姜三钱，炙草三钱，生白术五钱，生姜三片，红枣十二枚。

二诊：九月十八日。两服吴茱萸合理中汤，酸味减而冲气亦低，且晨泄已全痊。惟每值黄昏，吐清水一二口，气从少腹挟痞上冲者，或见或否。治宜从欲作奔豚例，用桂枝加桂汤，更纳半夏以去水。

川桂枝三钱，白芍三钱，生草钱半，桂心钱半，制半夏五钱，生姜五片，红枣七枚。

拙巢注：服后全愈。

姜佐景按：本案初诊所谓吐水，二诊所谓吐清水，颇可疑，或即是"白津"，其说详下案。（《经方实验录·奔豚其一》）

周右，住浦东。初诊：气从少腹上冲心，一日四五度发，发则白津出，此作奔豚论。

肉桂心一钱，川桂枝三钱，大白芍三钱，炙甘草二钱，生姜三片，大红枣八枚。

姜佐景按：本案为余在广益中医院所诊得者，余视此颇感兴趣，若自珍其敝帚者然，请从"白津"说起。

《金匮要略》曰："寒疝绕脐痛，苦发则白津出，手足厥冷，其脉沉弦，大乌头煎主之。"本条中"苦发"二字，《千金》《外台》作"若发"，此不足论。"白津"二字，《千金》《外台》作"白汗"。"白汗"二字在仲圣书中为少见，或以为即《素问》之"魄汗"，或以为即《脉经》之"白汗"，似未得为的解。若仍作"白津"，亦未能确指为何物。

若释"白津"为"白滞"，尤误。因"带"则称"下"，而不称"出"，称"白物"而不称"白津"故也。独本案病者周右告我以一病状，我无成句以形容之。欲得而形容之，除非"发则白津出"五字，庶足以当之。盖周右每当寒气上冲之时，口中津液即泉涌而出，欲止之不得，其色透明而白。待冲气下降，此种白津方止。其来也不知何自，其止也不知何往。但决非痰浊之属，盖痰浊出于肺胃，此则出于口中，痰浊较浓而厚，此则较淡而清。痰浊之吐出须费气力，此则自然流溢，故二者绝然为二物。夫奔豚为寒性病，既有出白津之例，则寒疝亦为同类之寒性病，其出白津复何疑？师兄吴凝轩谓尝亲见冻毙之人将死之时，口出白津无算，汩汩而来，绝非出于其人之自主，与此正可互相印证，事实之不可诬有如是者！

叶案曰："高年少腹气冲，脘下心肋时痛，舌底流涎，得甜味，或静卧，少瘥，知饥不食，大小便日窒。此皆阴液内枯，阳气结闭。喻西昌有滋液救焚之议。然衰老关格病，苟延岁月而已，医药仅堪图幸。"药用"大麻仁、柏子仁、枸杞子、肉苁蓉、紫石英、炒牛膝"。细按本病实是奔豚，所谓"舌底流涎"，即是"白津"。其用药虽非正道，而足以互证病情者乃至审也。

按：依西医解剖学言，唾腺亦名涎腺，涎腺计有三对，曰耳下腺、曰腭下腺、曰舌下腺，其末端各有球囊如葡萄状。耳下腺为最大，在外耳之直下，别有管开口于上腭臼齿之近旁，以输送唾液。腭下腺在下腭之内前部，舌下腺在舌底黏膜之下，其输送管皆开口于舌尖下部之两侧。若唾腺神经起反射兴奋，以致唾液分泌亢盛者，谓之反射性流涎症云云。窃意奔豚病者心

267

腹部分之神经剧受刺激，因反射及于唾腺神经，故分泌唾液特多。此唾液也，实即本案所谓"白津"。

二诊：投桂枝加桂汤后，气上冲减为日二三度发，白津之出亦渐稀。下得矢气，此为邪之去路，佳。

肉桂心一钱半，川桂枝三钱，大白芍三钱，炙甘草三钱，生姜三片，红枣十枚，厚朴钱半，半夏三钱。

姜佐景按：初诊时有为我录方之同学曰：此肝气也。余曰：肝气之名太泛，毋宁遵经旨称为奔豚，同学疑焉。次日病者欣相告曰：冲气减矣，胃纳亦增，同学愕然焉。余又琐琐重问白津之状，及关于白津之一切，所言悉合，无可疑焉。又曾细按其脉，颇见弦紧之象，与仲圣所言寒疝之脉相似，益见疝与奔豚，确属类似之病。服桂枝加桂汤而得矢气者，因桂性芳香兼能逐秽故也。然而逐秽气之专功，却不及厚朴，此为余屡次实验而得之者。又以半夏善降，故并用之。

三诊：气上冲，白津出，悉渐除，盖矢气得畅行故也。今图其本，宜厚朴生姜甘草半夏人参汤加桂。

厚朴三钱，生姜四钱，半夏四钱，甘草三钱，党参三钱，桂心一钱，桂枝二钱。

姜佐景按：余每遇可研究之病，恒喜病者多来受诊几次，俾可详志服药后之经过。但以用经方之故，病者向愈至速，每一二诊后，即不复来。予乃无从详讯，每致大失所望。本案当初诊时，妇鉴于前此就地医治之无效，频问病尚有愈望否。予期以十日，妇笑颔之。至二诊来时，予鉴于前此查询病情之无从，当即详询妇之沪寓住址。第三诊后，妇果不复来。又越数日，余乃按此趋至其戚家访之，得其外甥女出见，曰：家舅母因病已将全愈，又以家务纷繁，早欣然回浦东去矣。以余意默忖，此妇病根必然未拔，不久行当重发。夫当其病剧之时，则以身体为重、家事为轻，及其病减之后，又以家事为重、身体为轻，此乃人之常情，安足怪欤？

有善怀疑之读者必将问余曰：何谓"今图其本"？为答此问题起见，余乃不能不发表其未成熟之说。余曰：奔豚病之本源乃肠中之矢气，即肠胃中残余未曾消化之物，因发酵分解所生之气是也。厚朴生姜甘草半夏人参汤治此最佳。方中人参、生姜、半夏能健胃降逆，使立建瓴之势，厚朴、甘草能逐秽安正，大有剿抚之功。

病者服此后，其矢气将更多，矢气既去，腹之胀满者乃渐平。本案周右腹本胀满，二服药后，遂渐平，今特补述于此。病人之腹渐平，奔豚乃免复发，所谓图其本者此也。

予今当补述周妇气上冲之情形，据述其气确发源于小腹，惟并非仅中道一线直上，仿佛腹之两旁皆有小线向上中方向升腾，直冲至心脏部分而杳。方其冲也，颇觉难堪；及其杳也，不知何去。而白津之忽涌忽止，又皆出于不能自主。如是前后数分钟，方复原状。然而神为之疲，食为之减。

吾人当注意此妇之逆气冲至心而杳一语，与经文"气从少腹上冲心者""气从少腹上至心"二语，悉合符节。经文之"至"字，有以心为止境，至此而止之意。经文之"冲"字，有以心为正鹄，冲此即中之义。经文冲心至心大同小异之二条，悉主桂枝加桂汤，故予治本案冲心至心之奔豚，亦用桂枝加桂汤。

此妇服药得矢气后，则上冲之气顿减，可见冲心之逆气无非肠中之矢气，肠中之矢气即是冲心之逆气。意者肠中发酵之气，既不能泄于下，势必膨于中，故腹胀满。而腹之胀满程度又殊有限制，故此时气乃随时有上溢之可能。适肠系于肠间膜，膜中有无数静脉管吸液上行，平时因血管有关约之作用，气不能溢入血管。适其人暴受惊恐，关约失其效能（吾人手方握物，受惊则物堕地。书载难产之妇，因骤闻响器掷地，胎儿安下。是皆关约筋因惊失效之明证），于是气乘机溢入血管。此溢入之量必甚微渺，然其害已烈，观西医之注射液剂，必避免空气之随入，慎之又慎，可见一斑。设气溢入静脉管，病人之感痛楚尚不甚剧，因气与静脉血液同向上行固也。设其所溢入者为动脉管，则二者逆向而行，痛楚斯甚。以我亿测，此种气甚且逆大动脉而上薄心脏，但心脏瓣膜开阖喷压之力殊强，故气终为击溃，或下退原处而杳。药以桂枝加桂汤者，因桂枝能助动脉血运畅行之故，更加桂心以为君，则其喷压之力更强，而气乃不能上溢，但能下返（我前释桂枝汤中桂枝之用与此处相合，尚不致有两歧之误）。如此解释，似觉圆满。但依生理书言，肠中毒素每能侵入血管，至肠中之气殊不能溢入血管之中。

然今日之生理尚不足以尽释实际之病理，观肋膜炎病者进十枣汤后，其肋膜间之水竟从肛门而出，即是一例。故我敢依此种病例作奔豚病理之"假说"如上。"假说"云者，即假定之学说，并非绝对之真理，姑留此说，以待他人之改正谬误或补充证明者也。

依鄙意，病者肠中先有气之蕴积，偶受惊恐，则关约失效，致气溢入血管之中。故仲圣曰："皆从惊发得之。""发"，犹言"始"也，此言大有深意。仲圣又曰："烧针令其汗，针处被寒，核起而赤者，必发奔豚。"试问烧针令汗，何故多发奔豚？历来注家少有善解。不知仲景早经自作注释，曰"加温针，必惊也"，曰"医以火迫劫之，亡阳必惊狂"，曰"奔豚……皆从惊发得之"。合而观之，则烧针所以发奔豚之理宁非至明？故以经解经，反胜赘说多多。惟其人肠中本有宿气，待时而动，此乃可断言者也。

虽然，余之假说，尚不止于此。设阅者能稍耐烦，容当续陈其义。余曰：此上所述之奔豚病为第一种奔豚，更有第二种奔豚与此稍异，即奔豚汤所主之奔豚病是也。

此二种奔豚乃同源而异流者。同源者何？盖同种因于腹中之气是也。异流者何？盖一则逆大动脉而犯心脏，一则溢入淋巴管，逆胸导管亦犯心脏，甚且犯胸与咽喉。师曰："奔豚病，从少腹起上冲咽喉，发作欲死。"又曰："奔豚气上冲胸，腹痛，往来寒热，奔豚汤主之。"即是此一种犯淋巴系之奔豚。

试更详为之证，胸导管之上端适当胸部，其位高于心脏，故曰"上冲胸"，而不仅曰"上至心"，此可证者一也。咽中如有炙脔者，属半夏厚朴汤证，其病在咽喉部分之颈淋巴系，属少阳，与此处所谓上冲咽喉极相类，此可证者二也。淋巴系病即中医所谓少阳病，少阳病以"寒热往来"为主证，故曰"往来寒热，奔豚汤主之"，此可证者三也。试察奔豚汤方内有半芩姜草，酷如少阳之主方小柴胡汤，此可证者四也。吾师曾用奔豚汤原方治愈此种奔豚病，其案情详《金匮发微》。读者欲知其详，请自检之，此可证者五也。有此五证，此第二种奔豚病乃告成立。

是故姑以六经言，二种奔豚病同生于太阴，一则发于太阳，一则发于少阳；以生理言，二种奔豚病同生于肠中气，一则发于循环系，一则发于淋巴系。考之实例，发于循环系者多，发于淋巴系者少，故桂枝加桂汤之用，常较奔豚汤为广。东哲有言曰："奔豚主剂虽多，特加桂汤为最可也。"即缘此故耳。至奔豚病之剧者，其逆气同犯循环、淋巴二系，亦属可能之事，故用方亦不妨并合。

笔述至此，奔豚病似可告一段落，倘有读者更欲追问肠中气之所由来，太阴病之所由成，我又安得无言？曰：以生理言，肠中气之成，实由于胃乏消化力，即西医所谓消化不良症是也。故欲治肠，当先健胃。犹欲求流之长，必先浚其源。虽然，是乃粗浅之言，不值一笑，今当进一步从心理方面言，曰：肠胃机能之所以不良者，乃忧思伤感有以造成之耳。试观吾人偶逢忧伤，则食不下，即下亦不能化，可作明证。故中医谓忧能伤脾，又谓脾主运化，犹言忧令人消化不良也。本此，用敢不揣冒昧。续伸仲圣之说曰："奔豚病，皆从惊恐发之，而从忧伤积之。"盖发于骤，而积于渐也。

读者试将前案吾师治验例及本案拙案例合而考之，可知吾所言者，皆实验之论，非玄想之谈。又吾师之案与拙案较，在治法上言，有一不同之点在。读者明眼，谅早已烛之。如其未也，不妨略予思考，得之，然后接阅下文，与吾所言者对勘，此乃治学之一法，添趣之一术也。

吾师前案先用吴茱萸合理中汤，继用桂枝加桂汤纳半夏，拙案则由桂枝加桂汤渐移作厚朴生姜甘草半夏人参汤加桂，一往一来，彼顺此逆。易言之，吾师先治其本，后图其标，余则先治其标，后图其本，与上卷葛根芩连汤证，师用退一步法，余用进一步法者，遥遥对映，正可相得益彰。学者当知一病之来，每非一方可奏全功，见其实则进，虑其虚则退；惟其急则顾标，因其缓则保本。必也进退合度，标本无误，病乃速已。抑进退之外，尚有旁敲侧击之法，标本之间，更有中气逆从之调。一隅三反，又岂待焦唇之喋喋乎？

曹颖甫曰：治病不经实地考验，往往失之悬断。孟子有言：为高必自丘陵，为下必因川泽。今佐景乃因仲师所言之病情，进而求其所以然，则见证用药，随在有得心应手之妙，要不惟奔豚为然也。又按奔豚向称肾积，而方治实为肝病。陈修园谓奔豚汤畅肝气而逐客邪，黄坤载发明桂枝解达肝郁，按中所述某同学所言肝气亦自有理。但以奔豚证属肝病则可，泛称肝病，并不知为奔豚证则不可耳。（《经方实验录·奔豚其二》）

| 炙甘草汤 |

【组成】

甘草四两炙　桂枝　生姜各三两　人参　阿胶各二两　大枣三十枚　麻仁　麦冬各半斤　生地黄一斤

上九味，以清酒七升，水八升，先煮八味，取三升，去滓，内胶烊消尽，温服一升，日三，又名复脉汤。（《伤寒发微》卷第二《太阳下篇》）

【应用】

伤寒脉结代，心动悸，炙甘草汤主之。（《伤寒发微》卷第二《太阳下篇》）

又能止上凌之水气以定心悸，此即脉结代、心动悸用炙甘草汤之义也。（《伤寒发微》卷第四《厥阴篇》）

【方论】

炙甘草汤，用炙草、生姜、人参、大枣和胃以助生血之源，麦冬润肺以溉心脏之燥，阿胶、生地黄以补血，桂枝以达心阳，麻仁润大肠，引中脘燥气下行，不复熏灼心脏，与麦冬为一表一里，和胃养血，则脉之结代舒，润肺与大肠，而心之动悸安。更加桂枝以扶心阳，而脉之失调者顺矣。（《伤寒发微》卷第二《太阳下篇》）

足少阳之脉，起于目锐眦，支脉从耳后入于耳。手少阳支脉，从耳后入耳中，出耳前，过客主人前，交颊至目锐眦。风邪中于上，故头先受之；风阳随经入耳，故两耳无所闻；风阳由目眦入目，故目赤；胆火上逆，故胸中满而烦。胸中满，非太阳失表，水气留于膈上，故不可吐；烦非胃中燥实，故不可下。误吐、误下，虚其津液，于是心营伤于吐，脉必代而心必悸。胆汁虚于下则怯弱多恐，神昏惊惕而不宁。悸则怔忡不定，惊则梦寐叫呼。悸为炙甘草汤证，以心营虚也（桂枝、甘草、人参、阿胶、麻仁、麦冬、生地、生姜、大枣）；惊为柴胡龙骨牡蛎汤证，以胆气弱也（柴胡、龙骨、牡蛎、黄芩、人参、茯苓、铅丹、桂枝、半夏、大黄、生姜、大枣）。（《伤寒发微》卷第四《少阳篇》）

少阴为病，但厥无汗，为阴寒在里，阳气不能外达。此本四逆汤证，但温其里寒，水得温自能作汗。若强发其汗，三焦水液既少，不能供发汗之用，阳热随药力暴发，必牵动全身阳络，血随阳升，一时暴决而出于上窍，如黄河之溃堤，平吾山而溢钜野，不能限其所之。故或从口鼻出，或从目出，卒然难以预定。气脱于下，血冒于上，脱如垂死之离魂，冒如大辟之去首。脱者不还，故曰厥；冒者立罄，故曰竭；阴阳并脱，故称难治。此与妇人倒经败血出于口鼻者，固自不同。鄙意当用大剂炙甘草汤以复既亡之阴，复重用龙、牡、姜、附以收散亡之阳，或能于十百之中挽救一二。此亦仲师言外之微旨也。（《伤寒发微》卷第四《少阴篇》）

【医案】

◇ 心悸

律师姚建，现住小西门外大兴街，尝来请诊。眠食无恙，按其脉结代，约十余至一停，或二三十至一停不等，又以事繁，心常跳跃不宁，此仲师所谓"心动悸，脉结代，炙甘草汤主之"之证是也。因书经方与之，服十余剂而瘥。

炙甘草四钱，生姜三钱，桂枝三钱，潞党参二钱，生地一两，真阿胶二钱烊冲，麦冬四钱，麻仁四钱，大枣四枚。

姜佐景按：《大论》原文煎法，用清酒七升，水八升，合煎，吾师生之用本汤，每不用酒，亦效。惟阿胶当另烊冲入，或后纳烊消尽，以免胶质为他药粘去。余用阿胶至少六钱，分二次冲，因其质重故也。

曹颖甫曰：阳气结涩不舒，故谓之结；阴气缺乏不续，故谓之代。代之为言，贷也，恒产告罄，而称贷以为生，其能久乎？固知《伤寒·太阳篇》所谓难治者，乃专指代脉言，非并指结脉言也。（《经方实验录·炙甘草汤证其一》）

唐左。

初诊：十月二十日。脉结代，心动悸，炙甘草汤主之。此仲景先师之法，不可更变者也。

炙甘草四钱，川桂枝三钱，潞党参三钱，阿胶珠二钱，大麻仁一两，大麦冬八钱，大生地一两，生姜五片，红枣十枚。

姜佐景按：唐君居春申，素有心脏病，每年买舟到香港，就诊于名医陈伯坛（近代著名医家，广东四大名医，著有《读过伤寒论》《读过金匮卷十九》等书。编者注）先生。先生用经方，药量特重，如桂枝、生姜之属动以两计。大锅煎熬，药味奇辣，而唐君服之，疾辄良已。今冬心悸脉结代又发，师与炙甘草汤，服至三五剂，心悸愈，而脉结代渐稀，尚未能悉如健体。盖宿疾尚赖久剂也。君又素便秘，服药则易行，停药则难行，甚须半小时之久，故师方用麻仁一两之外，更加大黄三钱。

二诊：十月二十三日。二进炙甘草汤，胃纳较增，惟口中燥而气短，左脉结代渐减，右脉尚未尽和，仍宜前法加减。加制军者，因大便少也。

炙甘草五钱，川桂枝四钱，潞党参五钱，阿胶珠二钱，大熟地一两，大麻仁一两，麦冬四钱，紫苏叶五钱，天花粉一两，生姜三片，红枣七枚，制军三钱。（《经方实验录·炙甘草汤证其二》）

姜佐景又按：本年（二十五年）六月二十四日起，天时突转炎热，友人沈君瘦鹤于其夜进冰淇淋一客，兼受微风。次日，即病。头胀，恶风，汗出，抚其额，微冷，大便溏泄，复发心悸宿恙，脉遂有结代意。与桂枝、白芍、炙甘草各钱半，生姜一片，红枣六枚切。

夜服此，又次早醒来，诸恙悉平。惟心悸未愈，乃以炙甘草汤四剂全差。诸方均不离桂枝。（《曹颖甫医案·内科疾病·暑月受寒》）

◈ **心悸、下利、不寐**

昔与章次公诊广益医院庖丁某，病下利，脉结代，次公疏炙甘草汤去麻仁方与之。当时郑璞容会计之戚陈某适在旁，见曰：此古方也，安能疗今病？次公忿与之争。仅服一剂，即利止脉和。盖病起已四十余日，庸工延误，遂至于此。此次设无次公之明眼，则病者所受苦痛，不知伊于胡底也。

姜佐景按：本案与前案（即本节前文唐左案，编者注）同例，惟一加麻仁，一去麻仁，均具深意。古方不能疗今病，逼肖时医口吻，第不知何所据而云然。

曹颖甫曰：玉器公司陆某寓城隍庙引线弄，年逾六秩，患下利不止，日二三十行，脉来至止无定数。玉器店王友竹介余往诊。余曰：高年结脉，病已殆矣。因参仲圣之意，用附子理中合炙甘草汤去麻仁，书方与之。凡五剂，脉和利止，行动如常。

按古方之治病，在《伤寒》《金匮》中，仲师原示人加减之法，而加减之药味，要不必出经方之外，如阴亏加人参而去芍药，腹痛加芍药而去黄芩，成例具在，不可诬也。如予用此方，于本证相符者则用本方，因次公于下利者去麻仁，遂于大便不畅者重用麻仁，或竟加大黄，遇寒湿利则合附子理中，于卧寐不安者加枣仁、朱砂，要不过随证用药，绝无异人之处。仲景之法，固当如此也。

姜佐景又按：余用本方，无虑百数十次，未有不效者。其证以心动悸为主。若见脉结代，则其证为重，宜加重药量。否则，但觉头眩痛为轻，投之更效。推其所以心动悸之理，血液不足故也，故其脉必细小异常。

妇女患此证之甚者，且常影响及于经事。动悸剧时，左心房处怦怦自跃，不能自已。胆气必较平时为虚，不胜意外之惊恐，亦不堪受重厉之叫呼。夜中或不能成寐，于是虚汗以出，此所谓阴虚不能敛阳是也。及服本汤，则心血渐足，动悸亦安，头眩除，经事调，虚汗止，脉象复，其功无穷。盖本方有七分阴药，三分阳药，阴药为体，阳药为用。生地至少当用六钱，桂枝至少亦须钱半，方有效力。若疑生地为厚腻，桂枝为大热，因而不敢重用，斯不足与谈经方矣。

姜佐景又按：按本汤证脉象数者居多，甚在百至以上；迟者较少，甚在六十至以下。服本汤之后，其数者将减缓，其缓者将增速，悉渐近于标准之数。盖过犹不及，本汤能削其过而益其不及，药力伟矣。又血亏甚者，其脉极不任按，即初按之下，觉其脉尚明朗可辨，约一分钟后，其脉竟遁去不见，重按以觅之，依然无有。至此，浅识之医未有不疑虑并生者。但当释其脉，稍待再切，于是其脉又至。试问脉何以不任按？曰：血少故也。迫服本汤三五剂后，脉乃不遁，可以受按。此皆亲历之事，绝非欺人之语。依理，一人二手，其脉当同，然而事实上不尔，左右二脉每见参商。脉理之难言，有如是者。（《经方实验录·炙甘草汤证其三》）

予尝治赵姓妇人一证，颇类此（心悸，不寐，合目惊叫。编者注）。中夜比邻王姓失火，梦中惊觉，人声鼎沸，急从楼梯奔下来及地而仆。虽未波及，而心中常震荡不宁。

予用炙甘草汤加枣仁、辰砂，五剂而卧寐渐安，不复叫呼矣。（《金匮发微》卷之三《惊悸吐衄下血胸满瘀血病脉证治》）

| 防己地黄汤 |

【组成】

防己　甘草各一分　桂枝　防风各三分

上四味，以酒一杯渍之，绞取汁；生地黄二斤，咬咀，蒸之如斗米饭

久，以铜器盛药汁，更绞地黄汁和，分再服。（《金匮发微》卷之二《中风历节病脉证并治》）

【应用】

治病如狂状，妄行独语不休，无寒热，其脉浮。（《金匮发微》卷之二《中风历节病脉证并治》）

【方论】

中风则本由血虚（《伤寒论》所谓营弱卫强），虚者不可重虚，故但用防己地黄汤，重用地黄汁以清瘀血，防己以泄湿，防风以疏风，甘草、桂枝以扶脾而解肌。此法正与百合证用地黄汁同，服后中病，亦当大便如漆，蓄血同也。（《金匮发微》卷之二《中风历节病脉证并治》）

| 瓜蒌薤白白酒汤 |

【组成】

瓜蒌实一枚捣　薤白半升　白酒七升

上三味，同煮，取二升，分温再服。（《金匮发微》卷之二《胸痹心痛短气病脉证治》）

【应用】

胸痹之病，喘息咳唾，胸背痛，短气，寸口脉沉而迟，关上小紧数，瓜蒌薤白白酒汤主之。（《金匮发微》卷之二《胸痹心痛短气病脉证治》）

【医案】

◇ 胸痹

凡人劳力则伤阳，耐夜则寒袭。然而采芙蓉膏泽一榻明灯，冒城郭星霜五更寒圻，卒不病此者，盖以卧者阳不散，行者阳独张也。惟劳力伛偻之人，往往病此。

予向者在同仁辅元堂亲见之。病者但言胸背痛，脉之，沉而涩，尺至关上紧。虽无喘息咳吐，其为胸痹，则确然无疑。问其业，则为缝工。问其病因，则为寒夜伛偻制裘，裘成稍觉胸闷，久乃作痛。予即书瓜蒌薤白白酒汤授之。方用：

瓜蒌五钱，薤白三钱，高粱酒一小杯。二剂而痛止。

翌日，复有胸痛者求诊，右脉沉迟，左脉弦急，气短，问其业，则亦缝工。其业同，其病同，脉则大同而小异。予授以前方，亦二剂而瘥。

盖佝偻则胸膈气凝，用力则背毛汗泄，阳气虚而阴气从之也。惟本条所举喘息咳唾，所见二证皆无之，当移后节不得卧上，为其兼有痰饮也。（《曹颖甫医案·内科疾病·胸背痛》）

胸痹，短气，寸微关紧，瓜蒌薤白汤主之。

全瓜蒌五钱，老薤白三钱，上高粱酒一杯。

王慎轩记：患此者多系缝工，良由俯屈太久，胸中阳气不达，曹师每用此方，恒有奇效。此录其一，余者方案并同，故不赘。（王慎轩《曹颖甫先生医案·诸痛门·胸痹》）

｜瓜蒌薤白半夏汤｜

【组成】

瓜蒌实一枚捣　薤白三两　半夏半升　白酒一斗

上四味，同煮，取四升，温服一升，日三服。（《金匮发微》卷之二《胸痹心痛短气病脉证治》）

【应用】

胸痹不得卧，心痛彻背者，瓜蒌薤白半夏汤主之。（《金匮发微》卷之二《胸痹心痛短气病脉证治》）

｜枳实薤白桂枝汤｜

【组成】

枳实四枚　薤白半斤　桂枝一两　厚朴四两　瓜蒌实一枚捣

上五味以水五升，先煮枳实、厚朴，取二升，去滓，内诸药，煮数沸，分温三服。（《金匮发微》卷之二《胸痹心痛短气病脉证治》）

【应用】

胸痹，心中痞气，气结在胸，胸满，胁下逆抢心，枳实薤白桂枝汤主之，人参汤亦主之。（《金匮发微》卷之二《胸痹心痛短气病脉证治》）

| 四逆汤 |

【组成】

附子一枚生用　干姜一两半　甘草二两炙

上三味，以水三升，煮取一升二合，去滓，分温再服。强人可大附子一枚、干姜三两。（《金匮发微》卷之四《呕吐哕下利病脉证治》）

甘草二两　干姜两半　附子一枚生

上三味，以水三升，煮取一升二合，去滓，分温再服。（《伤寒发微》卷第四《少阴篇》）

【应用】

少阴病，脉沉者，急温之，宜四逆汤。（《伤寒发微》卷第四《少阴篇》）

少阴病，四逆，恶寒而身蜷，此四逆汤证也；加以脉不至，则通脉四逆汤证也。（《伤寒发微》卷第四《少阴篇》）

脉浮而迟，表热里寒，下利清谷者，四逆汤主之。（《伤寒发微》卷第三《阳明篇》）

呕而脉弱，小便复利，身有微热，见厥者，难治，四逆汤主之。（《伤寒发微》卷第四《厥阴篇》，《金匮发微》卷之四《呕吐哕下利病脉证治》）

大汗，若大下利而厥冷者，四逆汤主之。（《伤寒发微》卷第四《厥阴篇》）

若重发汗，复加烧针者，四逆汤主之。（《伤寒发微》卷第一《太阳上篇》）

是故大汗大下利而厥冷者，四逆汤主之。大汗出，热不去，内拘急，四肢疼，又下利、厥逆、恶寒者，四逆汤主之。（《伤寒发微》卷第四《厥阴篇》）

吐利，汗出，发热恶寒，四肢拘急，手足厥冷者，四逆汤主之。既吐且利，小便复利，而大汗出，下利清谷，内寒外热，脉微欲绝者，四逆汤主之。（《伤寒发微》卷第四《霍乱篇》）

亦有寒饮干呕者，宜四逆汤，盖温里方治为多焉。（《伤寒发微》卷第四《少阴篇》）

下后则亡其里阴，复发汗则亡其表阳，阴阳两虚，则必背毛栗然，甚至恶寒而蜷卧，按其脉必微细，内外俱虚，病乃延入少阴。此为四逆汤证，可于言外领取之。（《伤寒发微》卷第一《太阳上篇》）

伤寒医下之，续得下利清谷不止，身疼痛者，急当救里……救里宜四逆

汤。(《伤寒发微》卷第二《太阳下篇》)

若脉微而身寒，则又为阴阳俱虚。不可发汗更吐更下。仲师虽不出方治，要以四逆、理中为宜。(《伤寒发微》卷第一《太阳上篇》)

下之而寒水下陷，利遂不止，脉濡滑者，宜四逆、理中辈。(《伤寒发微》卷第一《太阳上篇》)

病之既久，宜温中通阳佐以泄水，是犹下利虚寒而宜四逆、理中者也。(《金匮发微》卷之三《消渴小便不利淋病脉证并治》)

风邪挟寒，由肌腠入，则脾阳为之不运，故表受风寒者，多不欲食，此谷气所由停也；谷气停则浊不行，故绕脐痛，此寒积也。治此者即宜四逆、理中，否则亦当温下，若误用寒凉，则气必上冲。所以然者，宿食去而风寒不去也。(《金匮发微》卷之二《腹满寒疝宿食病脉证治》)

脉沉小而迟，是为水寒血败。血分热度愈低，津液不能化气，故名脱气。疾行则喘喝者，肾虚不能纳气也；血分之热度弱而又弱，故手足逆寒；寒水下陷，故腹满而溏泄；胃中无火，故食不消化。按：此条在《伤寒论》中为少阴寒湿证，亦当用四逆、理中主治。(《金匮发微》卷之二《血痹虚劳病脉证并治》)

【鉴别】

仲师所以不列方治者，此节特为少阴寒证，不可吐而当温者说法，特借不可下而当吐者以明其例耳。惟膈上有寒饮干呕，其方治似当为半夏干姜散，轻则小半夏加茯苓汤，仲师乃谓宜四逆汤。

按：《金匮》云：呕而脉弱，小便复利，身有微热见厥者，难治，四逆汤主之。少阴本证脉必微细，四肢必厥逆，水寒血冷与《金匮》脉弱见厥相似，而为阴邪上逆之危候，故亦宜四逆汤也。(《伤寒发微》卷第四《少阴篇》)

心主脉，下利脉绝，则心房血寒。脾主四肢，下利手足厥冷，则脾阳已绝。欲强心房，莫如生附子，欲温脾阳，莫如干姜、甘草，则四逆汤其主方也。(《金匮发微》卷之四《呕吐哕下利病脉证治》)

所谓无里证，少阴虽见虚寒，而太阳水气尚未化为痰湿也。故但用开表之麻黄，温脏之附子，而无俟细辛以除饮。则脉沉者，宜四逆汤。(《伤寒发微》卷第四《少阴篇》)

下利腹胀满，身体疼痛者，先温其里，乃攻其表。温里宜四逆汤，攻表宜麻黄汤。(《伤寒发微》卷第四《厥阴篇》)

【方论】

少阴病恶寒，表阳虚也；身蜷而利，里阳虚也；手足逆冷，中阳不达四肢也。盖人一身之阳气，为水液所蒸化，而卫气之强弱，实视血中热度高下为标准。血中热度渐低，皮毛中水液不能化气，卫阳因见微弱而病表寒。一身之肌肉，皆为孙络所密布，血热与外寒相抗，是生表热，因有一时暴烦欲去衣被者。若一身肌肉血热不充，则血中黄色之余液，尽成寒水，而蜷卧不起。寒水下陷肠胃，因而下利。中阳既败，阳气不达四肢，手足因而逆冷。此证为独阴无阳，故云不治。盖人之将死，其血先寒。血不温则水不化气，营气亡于内，而后卫气亡于外。于无治法中求一线生路，惟有大剂四逆汤，或能救什一于千百也。（《伤寒发微》卷第四《少阴篇》）

难治非不治也，盖舍四逆汤大温中下之剂，病必不愈，观方后所列强人可大附子一枚、干姜三两，可以识难治之旨矣。（《金匮发微》卷之四《呕吐哕下利病脉证治》）

少阴病，饮食入口则吐，心中温温欲吐，复不能吐。始得之手足寒，脉弦迟者，此胸中实，不可下也，当吐之。若膈上有寒饮，干呕者，不可吐也，当温之，宜四逆汤。（《伤寒发微》卷第四《少阴篇》）

少阴病，下利，脉微涩，此为水分太多，血之热度受寒水压迫而益见低弱，此本四逆汤证。（《伤寒发微》卷第四《少阴篇》）

病发热头痛，脉反沉，若不差，腹中疼痛，当救其里，宜四逆汤。

病发热头疼，其病在表，则其脉当浮，而脉反见沉，则表证当减，为血分之热度渐低，而表热当除，头痛当愈也。此理之可通者也。惟后文所云：若不差，身体疼痛，当救其里，宜四逆汤，则大误矣。夫身体疼痛为麻黄汤证，即上节所谓急当救表者，岂有病在表而反救其里之理？

愚按："身体疼痛"四字，实为"腹中疼痛"之误。寒邪入腹，故脉沉。如此乃与"宜四逆汤"四字密合无间。自来注家遇此等大疑窦，犹复望文生训，坐令仲师医学失传，可叹也。（《伤寒发微》卷第二《太阳下篇》）

夫脉浮为表热，迟为里寒。里寒者，胃中虚也。胃虚则脾湿聚之，脾湿重滞，由小肠下陷大肠，乃并胃中未化之谷食，倾泄而出。此时手足厥冷汗出，胃中阳气垂绝，若不急温之，危在旦夕。故必用大剂四逆汤以回中阳，乃得转危为安。（《伤寒发微》卷第三《阳明篇》）

大汗出而热不去，病情似转阳明，然何以内拘急而四肢疼？此不可不辨也。凡筋脉拘急之痉证，则四肢及项背拘急，但拘急在表而不在内。盖人之内脏，遇温则舒，遇寒则缩，故常有病痰饮而腰腹部分如带紧缚者，此即内拘急之明证也。疼与痛微有不同。疼即俗名酸痛，湿流关节之病，往往有之。即此二证，已可决为寒湿在里之病，而不去之表热为浮阳，而非转属阳明矣。于是寒湿下陷回肠，则病下利；寒湿伤及血分，血热不能外达四肢肌肉，则兼见厥逆而恶寒，此其所以宜四逆汤也。（《伤寒发微》卷第四《厥阴篇》）

自利不渴者，属太阴，以其脏有寒故也，当温之，宜服四逆辈。湿邪渗入大肠，则为自利；使湿邪渐减，胃中必生燥热，于是有自利之后而转为燥渴者。至于不渴，则其为寒湿下利无疑。曰脏有寒者，实为寒湿下陷大肠，初非指脾脏言之。盖此证必兼腹痛，按之稍愈。用大剂四逆汤，可以一剂而愈，不待再计而决。盖寒阻而腹痛者，其气凝滞而不化，必待温药和之而气机始通也。（《伤寒发微》卷第四《少阳篇》）

太阴为湿土之脏，属脾。湿注太阴所主之腹部，则腹为之满；湿流于胃，胃不能受则吐；湿停中脘则食不下；湿渗大肠，则自利益甚；寒湿在下，腹时痛。湿为黏滞之物，非如燥矢之一下即去。若湿邪犹在上膈，下之转病结胸；此证腹满、自利、腹痛，皆四逆汤证。（《伤寒发微》卷第四《太阴篇》）

脾主四肢，脾脏虚寒，则手足厥冷；心主脉与血，心房血虚则无脉。欲温脾脏，莫如干姜、甘草；欲强心房，莫若附子，则四逆汤其主方也，此为有脉者言之也。（《金匮发微》卷之四《呕吐哕下利病脉证治》）

胃中虚寒，则呕而脉弱；下焦虚寒，故小便自利；阳气浮于外，故身有微热；阴寒踞于里，故手足见厥。外阳而内阴，其象为否，为阴长阳消，故曰难治。张隐庵独指身有微热为阴阳之气通调，殊不可通。四逆汤温肾而暖胃，故以为主治之方也。（《伤寒发微》卷第四《厥阴篇》）

阳明胃腑，受病于寒湿，以致脾胃不磨，水谷不化。此时阴盛则病进，而为寒湿下利之四逆证。（《伤寒发微》卷第三《阳明篇》）

按后文云：厥深者热亦深，厥微者热亦微。厥应下之而反发汗，必口伤烂赤。盖四肢秉气于胃，胃中寒而见厥，固当用四逆以温之。（《伤寒发微》卷第四《厥阴篇》）

腹满一证，寒与宿食之辨耳。腹满不关宿食，则按之不痛，证属虚寒，且寒甚则满，得温必减。故腹满时减者，当与温药，四逆汤其主方也。（《伤寒发微》卷第三《阳明篇》）

假令当未下利、未便脓血之时，一见腹痛，急用四逆汤以温之，阴寒内解，水气四出，则小便当利。小便利则水道得所输泄，决不至溢入大肠而下利不止。（《伤寒发微》卷第四《少阴篇》）

此从脉象之异，决其为有虫之痛也。凡腹痛，脉沉为寒湿下陷，直四逆汤证耳。（《金匮发微》卷之四《趺蹶手指臂肿转筋狐疝蛔虫病脉证治》）

脉沉弦为有水，此《伤寒》《金匮》之通例也。水与湿并，乃病下利。

水流动而湿黏滞，故利而下重，此为四逆汤证，为其寒湿下陷也。(《金匮发微》卷之四《呕吐哕下利病脉证治》)

若以发汗手足冷，烧针以助其阳气，阳气一亡再亡，不独中阳虚，并肾阳亦虚，乃不得不用四逆汤矣。(《伤寒发微》卷第一《太阳上篇》)

浮阳上冲则吐，而发热汗出；阴寒内踞，则下利而恶寒；水气胜而血热不达，则四肢拘急而手足逆冷；寒水太甚，则三焦无火而小便自利；溢入肠胃者，为下利清谷；水盛血寒，则脉微欲绝。凡见以上诸证，皆当与三阴寒湿下利同治，故均以四逆汤为主治之方也。(《伤寒发微》卷第四《霍乱篇》)

盖太阳失表则内陷太阴而病下利胀满，医者误与阳明吐后胀满同治，下以调胃承气，遂至下利清谷不止。此病情之次第，可以意会者也。故未经误下，因下利而胀满，与因胀满而误下，至于下利清谷，均为四逆汤证。(《伤寒发微》卷第四《厥阴篇》)

若阴寒内据，孤阳外越，则其脉亦大。阴寒内踞，则水走肠间而为肠鸣。此证不见下利，即病腹痛，宜四逆、理中辈。(《金匮发微》卷之二《血痹虚劳病脉证并治》)

此证或因水寒血败，或因阳热太甚，伤及血分，致下利而便脓血。要之为亡血则一。此时血之温度，急用四逆汤以助之，尚恐不及，若经误下，焉有不死者乎？(《伤寒发微》卷第四《厥阴篇》)

下利清谷，为太阳寒水不能作汗，下并太阴寒湿，冲激肠胃之证。太阳为寒水之腑，少阴为寒水之脏，故在《伤寒论》中，太阳、少阴二篇并见之，皆为四逆汤证。(《金匮发微》卷之四《呕吐哕下利病脉证治》)

若大下利清谷一证，其人必脉微肢厥，肠胃中阳气垂绝。所谓下虚者，久利而虚寒也。此为四逆汤证，学者不可不知。(《金匮发微》卷之四《呕吐哕下利病脉证治》)

下利一证，最忌寒湿内蕴。血分中热度低弱，寒湿内蕴则不渴，血热消沮则脉虚微。此本四逆汤证。(《伤寒发微》卷第四《厥阴篇》)

尝见下利之人，日数十次，一身手足俱冷如冰，按之黏腻，似有汗液，无异于死人者，仅有一丝鼻息耳。非急用大剂生附子、干姜以温之，甘草以和之，病必不愈。盖视前证为尤危，所当急温者也。(《伤寒发微》卷第四《厥阴篇》)

少阴为病，水寒血败，前已屡言之矣。脉沉则为血寒。血寒于里，则皮毛腠理间水液浸灌，愈不得化气外出，而表里皆寒。垂死之人，所以遍身青紫者，温气先绝，而热血先死也(今人动称发斑伤寒为危证，不知早用温药，原不必有此现象)。玩"急温之"三字，便可知生死之机，间不容发。

四逆汤用生附子一枚，若畏生者猛峻而改用熟附子，畏干姜辛热而改用炮姜，则无济矣。（《伤寒发微》卷第四《少阴篇》）

【禁忌】

若脉微而身寒，则又为阴阳俱虚。不可发汗更吐更下。仲师虽不出方治，要以四逆、理中为宜。（《伤寒发微》卷第一《太阳上篇》）

【医案】

◇ 伤寒

小南门陈左。脉脱，手足厥冷，四逆汤主之。

生附块四钱，淡干姜三钱，炙甘草三钱。

王慎轩记：此方一服，即脉复肢温，后与调理而愈。

据学兄章成之云，此证在前两月，已经曹师诊治，其病卧则壮热，起坐行动则身冷，趺阳不出，但人迎微动，亦服此方而愈。（王慎轩《曹颖甫先生医案·伤寒门·厥逆重症》）

◇ 腹满

同一腹满，要有阴寒宿食之辨。宿食则按之而痛，不按亦痛；阴寒亦时而痛，按则痛止。然证情时有变化，不当有先入之见。

予曾与丁济华治肉铺范姓一证，始病喜按，既服四逆汤而愈矣；翌日剧痛，按之益甚，济华决为大承气证，书方授之，明日问其侄，愈矣。（《金匮发微》卷之二《腹满寒疝宿食病脉证治》）

◇ 泄泻

泄泻，脉迟细，当温之。

淡干姜二钱，熟附片二钱，生白术三钱，炙甘草二钱。

王慎轩记：凡用以上二方治愈者，前后凡二百十余人，兹不赘述。章成之兄以为司空见惯，非虚言也。（王慎轩《曹颖甫先生医案·泻痢门·寒泄》）

未几，邻居（指小西门兴业里同乡季辅臣，编者注）皮工某，亦以此病（指泄泻腹痛，编者注）来诊，予诊其脉滑疾，手足冷，投以四逆汤二剂愈。

计生平所遇下利证，未易着手者，凡有三证，今并详述如下，与同志诸君参研焉。（《曹颖甫医案·内科疾病·痢疾》）

| 通脉四逆汤 |

【组成】

附子一枚生用　干姜强人可四两　甘草二两炙

上三味，以水三升，煮取一升二合，去滓，分温再服。(《金匮发微》卷之四《呕吐哕下利病脉证治》)

甘草三两　干姜三两强人四两　附子一枚生

上三味，以水三升，煮取一升二合，去滓，分温再服。其脉即出者愈。(《伤寒发微》卷第四《少阴篇》)

【应用】

少阴病，下利清谷，里寒外热，手足厥逆，脉微欲绝，身反不恶寒，其人面色赤，或腹痛，或干呕，或咽痛，或利止，脉不出者，通脉四逆汤主之。(《伤寒发微》卷第四《少阴篇》)

下利清谷，里寒外热，脉微欲绝，汗出而厥者，通脉四逆汤主之。(《伤寒发微》卷第四《厥阴篇》)

下利清谷，里寒外热，脉微欲绝，汗出而厥，通脉四逆汤主之。(《金匮发微》卷之四《呕吐哕下利病脉证治》)

【方论】

盖阳亡于外，而脉微欲绝，故方治为通脉四逆汤。用生附子一枚以强心房，而脉之伏者起，以心主脉故也；干姜四两、炙甘草三两以助脾阳，而手足之厥逆者温，以脾主四肢故也。里寒外热，真阳外浮，外内不通，故加葱九茎以通之。寒凝血瘀，腹中必痛，故加芍药以疏之。此仲师用通脉四逆之大旨也。(《金匮发微》卷之四《呕吐哕下利病脉证治》)

面色赤者，加葱九茎；腹中痛者，去葱加芍药一两；呕者，加生姜二两；咽痛者，去芍药加桔梗一两；利止脉不出者，去桔梗加人参二两。(《伤寒发微》卷第四《少阴篇》)

通脉四逆汤用甘草、干姜以温中焦，生附子以温下焦。盖水盛血寒，为少阴本病，故以下利清谷、手足厥逆为总纲。惟兼见脉微欲绝，乃为通脉四逆汤本证。盖胃为生血之源，胃中寒则脉微。

按：“太阳篇”脉结代用炙甘草，则本方之甘草亦当用炙。惟里寒外热，外内不通，因病戴阳，面色乃赤，故加葱以通之。血络因寒而瘀，腹中为痛，故加苦平之芍药以泄之。呕者，为胃中有水气，故加生姜以散之。咽痛为湿痰阻滞，故加有碱性之桔梗以开之。利止脉不出，为里阴虚，故加人参以益之。此又通脉四逆汤因证加减之治法也。（《伤寒发微》卷第四《少阴篇》）

下利清谷为完谷不化，胃中无火可知。胃底无胆汁则不能消水，水挟谷食之未消者，下走十二指肠，由回肠直趋而下，是为里寒。寒踞中宫，阳浮于外，乃病外热。外热则汗出，里寒则手足见厥。

按："汗出而厥"上当脱"脉微欲绝"四字。故用通脉四逆汤以强心阳而助血热，但使阳热渐回，其脉当出，手足当温。且温里则水化为气，在表之浮阳亦以无所抵拒而归其根，而诸恙悉除矣。（《伤寒发微》卷第四《厥阴篇》）

| 通脉四逆加猪胆汁汤 |

【组成】

甘草二两炙　干姜三两强人可四两　附子大者一枚生，去皮，破八片　猪胆汁半合

上四味，以水三升，煮取一升二合，去滓，内猪胆汁，分温再服，其脉即来。无猪胆，以羊胆代之。（《伤寒发微》卷第四《霍乱篇》）

【应用】

吐利下断，汗出而厥，四肢拘急不解，脉微欲绝者，通脉四逆加猪胆汁汤主之。（《伤寒发微》卷第四《霍乱篇》）

吐利下断，张隐庵谓吐无所吐，下无所下，津液内竭，此说是也。然何以有汗出而厥诸证？汗出者浮阳亡于外也。阳浮于外则里气已虚，而四肢厥逆；阴液内耗，关节不濡，故四肢拘急不解；寒凝血败，故脉微欲绝。然何以不用四逆汤而用通脉四逆汤加人尿、猪胆汁？盖血寒于下，于法当温，故用干姜、附子以温之。然温其中下，恐犹不能载阳气而上出，故加葱白；但此津液内竭之证，吐下虽止，犹不免干呕而内烦，非加咸寒之人尿、苦寒之猪胆汁导之下行，必将为浮阳所格，下咽即吐。此即热药冷服之意，而又加周密者也。（《伤寒发微》卷第四《霍乱篇》）

| 白通汤 |

【组成】

葱白四茎　干姜一两　附子一枚生用，去皮，破八片

上三味，以水三升，煮取一升，去滓，分温再服。（《伤寒发微》卷第四《少阴篇》）

【应用】

少阴病，下利，白通汤主之。（《伤寒发微》卷第四《少阴篇》）

少阴病，下利，脉微者，与白通汤。（《伤寒发微》卷第四《少阴篇》）

下利脉微者，与白通汤。（《伤寒发微》卷第四《少阴篇》）

【方论】

少阴为病，原以水盛血寒为的证。水盛则溢入回肠而下利，血寒则肢冷而脉微，血寒则水不化气，真阳不能上达。白通汤用葱白以升阳，干姜、附子以温中下，但使血分渐温，寒水化气上达，则下利当止。

| 白通加猪胆汁汤 |

【组成】

即白通汤加人尿五合　猪胆汁一合

上五味，以水三升，煮取一升，去滓，内胆汁、人尿，和令相得，分温再服。无胆汁亦可。（《伤寒发微》卷第四《少阴篇》）

【应用】

利不止，厥逆无脉，干呕而烦者，白通加人尿猪胆汁汤。（《伤寒发微》卷第四《少阴篇》）

利不止，厥逆无脉，干呕烦者，白通加猪胆汁汤主之。服汤，脉暴出者死，微续者生。（《伤寒发微》卷第四《少阴篇》）

利，厥无脉，服白通汤加猪胆汁，脉微续者生，暴出者死。（《金匮发微》卷之一《脏腑经络先后病脉证》）

【方论】

若服汤后利仍不止，水之盛者益盛，血之寒者益寒，而见厥逆无脉，甚至浮阳冒于膈上，而见干呕心烦。热药入口，正恐格而不受，故于白通汤中

加咸寒之人尿、苦寒之猪胆汁，引之下行。迨服药竟，热药之性内发，阳气当行，脉即当出。（《伤寒发微》卷第四《少阴篇》）

"少阴篇"下利厥逆无脉，服白通加猪胆汁汤，脉暴出者死，微续者生。汗出不止，与脉暴出同。正如烟气上离薪之烟火，立见灭息，欲其复燃，岂可得乎？故曰有阴无阳也。（《伤寒发微》卷第四《厥阴篇》）

大抵脏厥一证，由于水胜血寒，血中热度太弱，则主血之心脏寒而脉道微，统血之脾脏寒而四肢及肤冷。水脏寒则一身阳热脱根外出，而躁无暂安之时，是宜白通猪胆汁汤。（《伤寒发微》卷第四《厥阴篇》）

是故病不在太阳而属少阴。虚阳在上，故咽痛；阴寒在下，故吐利。此与上节略同，为假热实寒证，盖亦白通汤加人尿猪胆汁之证也。（《伤寒发微》卷第四《少阴篇》）

| 干姜附子汤 |

【组成】

干姜一两　附子一枚生用，去皮，破八片，后仿此

上二味，以水三升，煮取一升，去滓，顿服。（《伤寒发微》卷第一《太阳上篇》）

【应用】

下之后，复发汗，昼日烦躁不得眠，夜而安静，不呕不渴，无表证，脉沉微，身无大热者，干姜附子汤主之。（《伤寒发微》卷第一《太阳上篇》）

【鉴别】

惟胃液燥于中，水气寒于下，绝无蒸气以相济，则胃中燥气上搏心脏，而厌闻人声，畏见生客，时怒，小儿啼哭，或忽喜观览书籍，不数行辄弃去。是之谓阳气在上，下焦水液不能与之相接，谓之水火未济。水不得阳热蒸化则不温，不温则阳热独抗于上。此时欲卧不得，欲坐不得，欲行不得，反复颠倒，顷刻间屡迁其所，而手足不得暂停，是之谓躁。此时用茯苓、人参，增胃液以濡上燥，合四逆汤以温下寒，而发其蒸气，使蒸气与胃液相接，则水火既济而烦躁愈矣。

愚按：烦躁不定，系少阴阴虚阳气外浮，故烦躁。此与上文昼日烦躁，夜而安静者，并责之虚。但前证阴虚不甚，故不用人参，而但用干姜附子汤；此证阴虚太甚，故用人参。为小异耳。（《伤寒发微》卷第一《太阳

上篇》)

【方论】

脉沉而微，则少阴虚寒，孤阳不归其根也。故宜干姜附子汤，以温寒水之脏，但令蒸气渐复，虚阳得所依附，乃不至荡而无归，而烦躁自愈矣。（《伤寒发微》卷第一《太阳上篇》）

若夫脉微弱而无阳，恶寒甚则宜干姜附子汤，不甚亦宜芍药甘草附子汤。此在可以意会者也。（《伤寒发微》卷第一《太阳上篇》）

| 茯苓四逆汤 |

【组成】

茯苓四两　人参一两　附子一枚生　甘草二两　干姜两半

上五味，以水五升，煮取三升，去滓，温服七合，日三服。（《伤寒发微》卷第一《太阳上篇》）

【应用】

发汗，若下之，病仍不解，烦躁者，茯苓四逆汤主之。（《伤寒发微》卷第一《太阳上篇》）

【方论】

惟胃液燥于中，水气寒于下，绝无蒸气以相济，则胃中燥气上搏心脏，而厌闻人声，畏见生客，时怒，小儿啼哭，或忽喜观览书籍，不数行辄弃去。是之谓阳气在上，下焦水液不能与之相接，谓之水火未济。水不得阳热蒸化则不温，不温则阳热独抗于上。此时欲卧不得，欲坐不得，欲行不得，反复颠倒，顷刻间屡迁其所，而手足不得暂停，是之谓躁。此时用茯苓、人参，增胃液以濡上燥，合四逆汤以温下寒，而发其蒸气，使蒸气与胃液相接，则水火既济而烦躁愈矣。

愚按：烦躁不定，系少阴阴虚阳气外浮，故烦躁。此与上文昼日烦躁，夜而安静者，并责之虚。但前证阴虚不甚，故不用人参，而但用干姜附子汤；此证阴虚太甚，故用人参。为小异耳。（《伤寒发微》卷第一《太阳上篇》）

发汗若下，病仍不解，烦躁者，何以用茯苓四逆汤？盖一为肾阳无根，随天阳而外浮，故用干姜、生附以续之，无他，阳微故也；一为阳气伤于汗下，不能外达，故用茯苓四逆以助之，亦阳微故也。故但以汗下不解之因于

湿阻而加茯苓，以汗下不解之由于伤阴而加人参，要无取镇逆之龙牡。（《伤寒发微》卷第二《太阳下篇》）

| 四逆加人参汤 |

【组成】

于四逆汤内加人参一两，余依四逆汤服法。（《伤寒发微》卷第四《霍乱篇》）

【应用】

利止，恶寒脉微，而复利，亡血也，四逆加人参汤主之。（《伤寒发微》卷第四《霍乱篇》）

【方论】

霍乱本吐利，若利止之后，恶寒脉微而复利，此为统血之脾脏不得血中温和之气发脾阳而消水，故使复利。盖血之本气至热，血不足则热减而寒胜，此盖申上文脉微涩条而补其方治。"利止"字当在"恶寒"上。"亡血也"三字，直谓统血之脾阳以久利而虚耳，非以衄、便血之谓。故方剂但用四逆加人参，而绝无当归、生地、阿胶之属，为其立方本旨，原为增长血中温度而设，非谓亡有形之血也。（《伤寒发微》卷第四《霍乱篇》）

| 附子汤 |

【组成】

附子二枚炮　白术四两　人参二两　茯苓　芍药各三两

上五味，以水八升，煮取三升，去滓。温服一升，日三服。（《伤寒发微》卷第四《少阴篇》）

【应用】

少阴病，身体疼，手足寒，骨节痛，脉沉者，附子汤主之。（《伤寒发微》卷第四《少阴篇》）

少阴病，得之一二日，口中和，其背恶寒者，当灸之，附子汤主之。（《伤寒发微》卷第四《少阴篇》）

身体疼，手足寒，骨节痛，脉沉者，宜附子汤。（《伤寒发微》卷第四《少阴篇》）

妇人怀妊六七月，脉弦，发热，其胎愈胀，腹痛恶寒，少腹如扇平声。所以然者，子脏开故也，当以附子汤温其脏。（《金匮发微》卷之四《妇人妊娠病脉证治》）

【方论】

附子汤方，用附子以温肾，肾下水道接膀胱，故温肾而少腹自暖；茯苓、白术、人参以泄水而扶脾，湿邪去则寒热止而胎胀平；芍药能调阴络阻滞，故治腹痛，《伤寒论》所谓腹痛加芍药也。（《金匮发微》卷之四《妇人妊娠病脉证治》）

少阴病，得之一二日，正阴寒方盛之时，不应便知五味。隐庵以知五味释口中和，是不然。口中和，当是不燥、不吐；不燥则水气在上，不吐则胃中无热，不能与水气相抗。惟胃中无热而水气独盛，其证当下利而手足逆冷，不当独见背寒。其背恶寒，则太阳之表证也。以少阴病而兼见太阳表寒，是宜先灸风池、风府以泄其表，然后用附子汤以温其里。按：六气之病，惟温病不当被火，以其津液先耗也。少阴证而见表寒，则在里之寒湿必甚，与温病之不当被火者，适得其反。故不妨先用灸法，以微除其表寒而通阳气，继乃用生附子、白术以祛皮中水气。且水寒则中气不达，于是用人参以和之，茯苓以降之。水寒则血凝，更用芍药以泄之，而表里通彻矣。此亦先解其表、后温其里之意也。（《伤寒发微》卷第四《少阴篇》）

人之一身，水分与血分平均，乃无有余不足之弊。若血分不足，水分不受血热蒸化，则寒凝气结而月事不行，血凝气结则痛，不及此时用附子汤以温之。（《金匮发微》卷之四《妇人杂病脉证并治》）

脾主肌肉及四肢，惟肾主骨。少阴为病，水胜而血寒。血中热度既低，阳气不能外达于肌肉，故身体疼。四肢为诸阳之本，阴寒内踞则中阳不达四肢而手足寒。水寒则湿凝，湿流关节则骨节痛。水寒血凝，里阳不达，故其脉沉。而治法特主附子汤以温里。（《伤寒发微》卷第四《少阴篇》）

| 真武汤 |

【组成】

茯苓　芍药　生姜各三两　白术二两　附子一枚炮

上五味，以水八升，煮取三升，去滓，温服七合，日三服。若咳者，加五味子半斤、细辛一两、干姜一两；若小便不利者，去茯苓；若下利者，去芍药，加干姜二两；若呕者，去附子，加生姜足前成半斤。（《伤寒发微》

卷第四《少阴篇》)

【应用】

太阳病，发汗，汗出不解，其人仍发热，心下悸，头眩，身瞤动，振振欲擗地者，真武汤主之。(《伤寒发微》卷第二《太阳下篇》)

伤寒，若吐、若下后，心下逆满，气上冲胸，起则头眩，茯苓桂枝白术甘草汤主之。脉沉紧，发汗则动经，身为振振摇者，真武汤主之。(《伤寒发微》卷第一《太阳上篇》)

腹痛、小便不利、四肢沉重，疼痛、自下利者，宜真武汤。(《伤寒发微》卷第四《少阴篇》)

少阴病，二三日不已，至四五日，腹痛，小便不利，四肢沉重疼痛者，此为有水气。其人或咳，或小便利，或下利，或呕者，真武汤主之。(《伤寒发微》卷第四《少阴篇》)

【方论】

故真武汤方用芍药以定痛，茯苓、生姜、术、附以散寒而行水。此固少阴病水气在里之治法也。惟疼痛下"自下利"三字，直可据后文"或下利"三字而断为衍文。"其人或咳"下为本方加减治法。咳者加五味、姜、辛，所以蠲饮；小便利者去茯苓，不欲其利水太过；下利去芍药加干姜，欲其温脾，不欲其苦泄；呕者去附子加生姜，以水在中脘，不在中焦，故但发中脘之阳，而不欲其温肾。此又少阴病水气外泄之治法也。(《伤寒发微》卷第四《少阴篇》)

太阳与少阴为表里。太阳为寒水之经，外主皮毛，内统中上二焦（西医谓之淋巴管为水液所出）。少阴为寒水之脏，膀胱为寒水之腑，属下焦（西医谓之输尿管，又名淋巴系统，为水道所自出）。发汗不解，则少阴肾气为浮阳所吸，水气凌心，故心下悸。水在心下，故阳不归根，而头眩。身瞤动，振振欲擗地者，上实下虚，故痿弱不支。谚所谓头重脚轻也。此为表汗太过，少阴上逆之证。故非用炮附子一枚温其肾气，使三焦水液，化蒸气外出皮毛，上及头目，不足以收散亡之阳；非利水之茯苓、白术，不足以遏心下之水；非芍药、生姜疏营之瘀，而发其汗液，不足以杀其水气。此"太阳篇"用真武汤之义也。少阴病情与此相反，所以用同一方，治者详"少阴篇"中。(《伤寒发微》卷第二《太阳下篇》)

惟发汗动经，身瞤动、振振欲擗地者，即后文真武汤证。盖发汗阳气外泄，水气乘虚而上，则为头眩；阳气散亡，气血两虚，故气微力弱，不能自持，而振振动摇，若欲倾仆者然。然则本条茯苓桂枝白术甘草汤主之，当在头眩之下；发汗动经、身为振振摇者下，当是脱去"真武汤主之"五字。盖汗出阳亡，正须附子以收之也。况脉之沉紧，正为肾气虚寒乎？此与后两条用附子同例。张隐庵乃谓"振振摇为中胃虚微，振振欲擗地为心肾两虚"，不知何所依据，而强分为二也。（《伤寒发微》卷第一《太阳上篇》）

近日市医，动以不凉不热为温药，是不然。仲师云病痰饮者，当以温药和之，究为何等药味？此不可不辨也。据本篇云：加干姜、细辛以治咳满；又云：细辛、干姜为热药，服之当遂渴，渴反止者支饮也。可知此节所谓温药，即后文所谓热药。又按："太阳篇"真武汤后所列加减法，咳者加五味子、细辛、干姜，益可信温药之为细辛、干姜矣。（《金匮发微》卷之三《痰饮咳嗽病脉证治》）

| 白术附子汤 |

【组成】

白术一两　附子一枚炮，去皮　甘草二两炙　生姜一两半　大枣六枚

上五味，以水三升，煮取一升，去滓，分温三服。一服觉身痹，半日许再服，三服都尽，其人如冒状，勿怪，即是术附并走皮中逐水气，未得除故耳。（《金匮发微》卷之一《痉湿暍病脉证治》）

【应用】

水气在皮中，宜白术附子汤，所谓于寒湿中求之也。（《伤寒发微》卷第三《阳明篇》）

【方论】

白术附子汤，用白术……取其化燥以祛肌表之湿；用附子……取其善走，以收逐湿之功；仍用甘草、生姜、大枣以助脾阳，使得从皮中而运行于肌表。一服觉身痹者，附子使人麻也；半日许再服者，惧正气之不支也；三服后其人如冒状者，阳气欲达而不得也。故必于加术外，更加桂四两，然后阳气进肌表而出，寒湿得从汗解。表阳既通，脾气自畅，新谷既入，陈气自除，大便之坚正不需治耳。（《伤寒发微》卷第二《太阳下篇》）

| 甘草附子汤 |

【组成】

甘草二两炙　附子二枚炮，去皮　白术二两　桂枝四两

上四味，以水六升，煮取三升，去滓，温服一升，日三服。初服得微汗而解，能食，汗出复烦者，服五合。恐一升多者，宜服六七合为妙。（《金匮发微》卷之一《痉湿暍病脉证治》）

甘草　白术各二两　桂枝四两　附子二枚炮

上四味，以水七升，煮取三升，去滓，温服一升，日三。初服得微汗则解，能食，汗止复烦者，服五合。（《伤寒发微》卷第二《太阳下篇》）

【应用】

风湿相搏，骨节疼烦，掣痛不得屈伸，近之则痛剧，汗出短气，小便不利，恶风不欲去衣，或身微肿者，甘草附子汤主之。（《伤寒发微》卷第二《太阳下篇》）

风湿相搏，骨节疼烦掣痛，不得屈伸，近之则痛剧，汗出短气，小便不利，恶风不欲去衣，或身微肿，甘草附子汤主之。（《金匮发微》卷之一《痉湿暍病脉证治》）

【方论】

甘草附子汤，用甘草、白术、桂枝与桂枝、芍药、知母同，用熟附子二枚与乌头五枚、炙草三两同。惟一身微肿，似当用麻黄以发汗，仲师弃而不用者，正以湿邪陷入关节，利用缓攻也，否则发其汗而大汗出，风去而湿不去，庸有济乎？（《金匮发微》卷之一《痉湿暍病脉证治》）

阳明病，初欲食，既非胃中水谷不别，断无黏腻之湿邪渗入膀胱，则小便当利，大便当燥。其人骨节反痛，此风湿相搏之证也。夫湿痹之证，关节疼烦而痛，小便不利，大便反快者，则但当利其小便。若风湿相搏，骨节疼烦掣痛，不得屈伸，近之则痛剧，汗出短气，小便不利，恶风不欲去衣者，则当用甘草附子汤以发其微汗。（《伤寒发微》卷第三《阳明篇》）

| 桂枝附子去桂加白术汤 |

【组成】

白术四两　甘草二两　附子三枚炮　生姜三两　大枣十二枚

上五味，以水七升，煮取三升，去滓，分温三服。（《伤寒发微》卷第

二《太阳下篇》)

【方论】

初服其人如痹，半日许，复服之。三服尽，其人如冒状，勿怪。此以附子、术并走皮肉，逐水气未得除，故使之尔，法当加桂四两。此本一方二法也。一法去桂加术，一法加术更加桂四两。(《伤寒发微》卷第二《太阳下篇》)

《内经》云"脾脏湿"，又云"脾主肌肉"。一身尽疼者，太阳阳气不宣，肌肉为滋腻之邪所闭塞，血分热度蕴蒸于内，则发为表热，而身色如熏黄。大便坚，小便利者，宜桂枝附子汤去桂加术。(《伤寒发微》卷第四《阴阳易差后劳复篇》)

若大便坚，小便自利，去桂加白术汤主之。(《金匮发微》卷之一《痉湿暍病脉证治》)

| 麻黄细辛附子汤 |

【组成】

麻黄　细辛各二两　附子一枚炮

上三味，以水一斗，先煮麻黄，减二升，去上沫，内诸药，煮取三升，去滓。服一升，日三服。(《伤寒发微》卷第四《少阴篇》)

【应用】

少阴病，始得之，反发热，脉沉者，麻黄附子细辛汤主之。(《伤寒发微》卷第四《少阴篇》)

【方论】

营热息于内，则肾阳不通而小便不利。此时寒水暴遏，表里阳气，绝然消歇，故但见弦紧、沉紧之脉。予谓此直麻黄细辛附子汤证。麻黄以达表寒，附子以温里寒，细辛由里达表，从下而上，扶肾阳而疏表郁，则大气运行，汗液泄而小便亦通矣。(《金匮发微》卷之三《水气病脉证并治》)

少阴之为病，脉微细，但欲寐也。阴寒之证，血为水气所败而热度低弱，故脉微细。阳热主动而阴寒则主静，故但欲寐。黄坤载谓脉微细必兼沉，说殊有理。盖沉为里寒，如井水之无波，如坚冰之无气，故于法当温而不当发汗。少阴无表热，惟脉沉反发热者，为太阳少阴表里同病，有麻黄附子细辛汤一方。(《伤寒发微》卷第四《少阴篇》)

【医案】

◇ 儿科水肿

尝记吴县门人陈道南，于戊辰八月偕闸北贾姓小儿来诊。手足并肿，腹大如鼓。予用麻黄五钱、熟附子五钱、细辛三钱，小便微通而胀如故。

道南用麻黄六钱，原方中加杏仁、桔梗，一夕而小便大行，明旦肿已全消，周身微汗而病愈矣。可见开肺表疏，则一身之水，不为大气所吸，不待猪苓、泽泻，自能顺其就下之性也。若夫仲师所言，要为示初学辨证用药法程。盖腰以上有膊与脾，能吸收小肠水气津液，由胸中发抒水气之总机关以散出皮毛为汗。腰以下由两肾泄水，输入下焦，直达膀胱为小便。一部分有一部分之作用，则固不当混同也。（《金匮发微》卷之三《水气病脉证并治》）

前数年予在家乡治谢姓小儿，茎及睾丸，明若水晶，令制而服之，一夕得小便甚多，其肿即消。惟腹满不减，继以姜、辛、术、附。后以急于赴沪，不复知其究竟。甲戌十一月，闻此儿已十四岁矣。庚午秋，治海潮寺路宋姓小儿水肿亦用之。但其人手足不冷，小便清。内服麻黄附子细辛汤，佐以五苓、冬葵子、车前子，外敷蒲灰散，早夜调服一钱，五日而肿全消，每一日夜，小溲十七八次云。（《金匮发微》卷之三《水气病脉证并治》）

麻黄附子甘草汤

【组成】

麻黄　甘草炙各二两　附子一枚炮

上三味，以水七升，先煮麻黄一二沸，去上沫，内诸药，煮取三升，去滓。温服一升，日三服。（《伤寒发微》卷第四《少阴篇》）

【应用】

少阴病，得之二三日，麻黄附子甘草汤微发汗，以二三日无里证，故微发汗也。（《伤寒发微》卷第四《少阴篇》）

得之二三日无里证，有麻黄附子甘草汤一方。（《伤寒发微》卷第四《少阴篇》）

【鉴别】

虚胀者为气水，发其汗即已。脉沉者，宜麻黄附子甘草汤。（《金匮发微》卷之三《痰饮咳嗽病脉证治》）

【方论】

《金匮》"水气篇"云：水气病，其脉沉小，属少阴。虚胀者属气水，发其汗即已。脉沉者，宜麻黄附子汤。所列方治，实为麻黄附子甘草汤。此即始得少阴病，必见沉脉之明证。初非见沉脉者，但宜麻黄附子细辛汤；不见沉脉者，方可用麻黄附子甘草汤也。（《伤寒发微》卷第四《少阴篇》）

【医案】

◇ 儿科伤寒

余尝治上海电报局高君之公子，年五龄……一月后，高公子又以微感风寒，复发嗜寐之恙，脉转微细，与前度仿佛。此时，余已成竹在胸，不虞其变，依然以麻黄附子甘草汤轻剂与之，四日而藏。

姜佐景按：麻黄能开肺气，附子能强心脏，甘草能安肠胃，三者合则为麻黄附子甘草汤，能治虚人之受邪，而力不足以达邪者。若麻黄附子细辛汤则以细辛易甘草，其力更伟。盖细辛芳香，能蠲痰饮而辟秽浊故也。夫脉微细、但欲寐如本案所云固为少阴病，若更进而兼身热恶寒蜷卧，亦为少阴病，不过有轻重缓急之分尔。而东人山田氏必欲补恶寒二字，使成"少阴之为病，脉微细，但恶寒欲寐也"一条，其可以已乎？

曹颖甫曰：予治脉微细、但欲寐者，往往以四逆汤取效。然姜生所治高姓小儿，实由太阳表证内伏少阴，故非麻黄不能奏功，断非四逆汤所能治。盖四逆汤仅能由少阴外达肌腠，以干姜、炙甘草能温脾胃，脾胃固主肌肉也。若改干姜为麻黄，方能由少阴直达肺部，而皮毛为之开泄，以肺主皮毛故也。观其证治三变，而始终不脱麻黄，其用心之细密，殆不可及。况身热而不恶寒，似无用麻黄之必要，此证竟毅然用之，其识解尤不可及乎？盖呼之则醒，听其自然则寐，有蒙蔽之象，故可决为非少阴本病，而为太阳内陷之证。且以小儿纯阳之体，不当有此少阴病故也。（《经方实验录·麻黄附子甘草汤证》）

| 桂甘姜枣麻辛附子汤 |

【组成】

桂枝　生姜各三两　细辛　甘草　麻黄各二两　附子一枚炮　大枣十二枚

上七味，以水七升，先煮麻黄，去上沫，内诸药，煮取二升，分温三服，当汗出，如虫行皮中，即愈。（《金匮发微》卷之三《水气病脉证并治》）

【应用】

气分，心下坚，大如盘，边如旋盘，桂甘姜枣麻辛附子汤主之。(《金匮发微》卷之三《水气病脉证并治》)

由是寒气之乘里虚者，以遗溺解，而腹满胁鸣止，表里和而手足不复逆冷矣。此桂甘姜枣麻辛附子汤，所以治心下坚大如盘、边如旋杯凝固不解之阴寒，而效如桴鼓也。(《金匮发微》卷之三《水气病脉证并治》)

| 甘草汤 |

【组成】

甘草二两生用

上一味，以水三升，煮取升半，去滓，分温再服。(《伤寒发微》卷第四《少阴篇》)

【应用】

少阴病，二三日，咽痛者，可与甘草汤。不差，与桔梗汤。(《伤寒发微》卷第四《少阴篇》)

| 桔梗汤 |

【组成】

桔梗一两　甘草二两

上以水三升，煮取一升，分温再服，则吐脓血也。(《金匮发微》卷之二《肺痿肺痈咳嗽上气病脉证治》)

即前方（指甘草汤，编者注）加桔梗一两，煎法同前。(《伤寒发微》卷第四《少阴篇》)

【应用】

咳而胸满，振寒，脉数咽干，不渴，时出浊唾腥臭，久久吐脓如米粥者，为肺痈，桔梗汤主之。(《金匮发微》卷之二《肺痿肺痈咳嗽上气病脉证治》)

【方论】

桔梗汤方治，桔梗开泄肺气，兼具滑泽之碱性，以去滋垢，倍甘草以消毒，使脓易吐出，而痈自愈矣。排脓汤之用桔梗，亦即此意。(《金匮发微》

卷之二《肺痿肺痈咳嗽上气病脉证治》）

予尝见病肺痈之人，胸中常隐隐作痛，此即痛在胸中之明证。考本书肺痈方治为桔梗甘草汤，盖桔梗以泄壅，甘草以除毒，而肺痛可止。（《金匮发微》卷之四《呕吐哕下利病脉证治》）

然则不差何以用桔梗汤？盖胃中燥热上僭，肺叶受灼，则热痰胶固而气机不得宣达。非开泄肺气，则胃中郁热不得外泻，故加开泄肺气兼有碱性之桔梗，以破咽中热痰，使热痰以润滑而易出。（《伤寒发微》卷第四《少阴篇》）

此一节，因奔豚起于惊发，而连类以及他证，吐脓为肺痈，桔梗甘草汤证也（见上篇），误列"百合狐惑篇"之赤小豆当归散，肠痈方治，亦可用之。（《金匮发微》卷之二《奔豚气病脉证治》）

【医案】

◇ 伤寒

小南门俞左。咽喉不舒，默默欲卧，脉沉细。属手少阴，桔梗汤主之。

桔梗二钱，炙草二钱。

王慎轩记：以上三方（指"倒川街张左。潮热，自汗，脉滑数。属足阳明，下之愈。生川军三钱后入，炒川朴一钱，炒枳实三钱，芒硝二钱冲"案。"唐家街姜左。口苦，咽干，目眩，胁痛，乍寒乍热。少阳为病，当和之。柴胡二钱，条芩二钱，仙半夏二钱，生潞党二钱，佩兰梗二钱，炙甘草一钱"案。编者注）纯用经方，效果如响。（王慎轩《曹颖甫先生医案·伤寒门·少阴伤寒》）

◇ 肺痈

蔡左。咳吐绿痰，腥臭难闻，脉滑数，此为肺痈，桔梗汤主之。

桔梗三钱，川贝二钱，生甘草二钱，茯苓三钱，干芦根四钱。

嗽绿痰、气腥均已愈，刻吐白沫，脉尚滑数，仍宜清庚金。

天花粉四钱，大麦冬四钱，北沙参四钱，光杏仁三钱，猪茯苓各三钱，川贝母三钱，肥知母一钱半，苦桔梗二钱，干芦根三钱。（《曹颖甫医案·内科疾病·肺痈》）

辛未七月中旬，余治一陈姓疾。初发时，咳嗽，胸中隐隐作痛，痛连缺盆。其所吐者，浊痰腥臭，与悬饮内痛之吐涎沫，固自不同，决为肺痈之始萌。遂以桔梗汤，乘其未集而先排之。进五剂，痛稍止，诸证依然，脉滑实。因思是证确为肺痈之正病，必其肺脏塞阻不通而腐，腐久乃吐脓，所谓久久吐脓如米粥者，治以桔梗汤。今当壅塞之时，不去其壅，反排其腐，何怪其不效也。《淮南子》云：葶苈愈胀，胀者，壅极不通之谓。《金匮》云：

肺痈，喘而不得眠，即胀也。《千金》重申其义曰：肺痈，胸满胀，故知葶苈泻肺汤非泻肺也，泻肺中壅胀。今有此证，必用此方，乃以葶苈子五钱、大黑枣十二枚。

凡五进，痛渐止，咳亦爽。其腥臭挟有米粥状之痰，即腐脓也。后乃以《千金》苇茎汤，并以大小蓟、海藻、桔梗、甘草、杜赤豆出入加减成方。至八月朔日，先后凡十五日有奇，用药凡十余剂，始告全瘥。九月底其人偶受寒凉，宿恙又发，乃嘱兼服犀黄醒消丸，以一两五钱分作五服。服后，腥臭全去，但尚有绿色之痰，复制一料服之，乃愈，而不复来诊矣。

姜佐景按：本案并略见《金匮发微》。后历检吾师医案，乃得本案之先后全方，两相对照，更易昭然。特再附诸方于下，谅阅者当不嫌重复也。

陈左。住浦东陆家渡。

初诊：七月十二日。肺痈，咳嗽，胸中痛，上连缺盆，而所吐绝非涎沫，此与悬饮内痛者，固自不同，宜桔梗甘草汤。桔梗五钱，甘草五钱。

二诊：七月十八日。五进桔梗汤，胸中痛止，而左缺盆痛。此肺脏壅阻不通也，宜葶苈大枣泻肺汤。葶苈子五钱，黑大枣十二枚先煎。

三诊：七月二十四日。五进泻肺汤，左缺盆痛止，痰黄厚，时见腥臭及如米粥者。此湿邪去而燥气胜也，宜《千金》苇茎汤。鲜芦根四两，生薏仁一两，桃仁五十粒，冬瓜子五钱。

四诊：七月二十九日。服《千金》苇茎汤五剂后，咯出之痰腥臭止，而如米粒者亦除。惟痰尚黄厚，肺痈消，而胃热尚盛也。右三部脉浮滑，不复见沉弦之象，可以无后患矣。粉前胡三钱，生苡仁一两，桔梗三钱，生草三钱，冬瓜子八十粒，桃仁三钱，杜赤豆六钱，大小蓟各三钱，海藻二钱，芦根五两。

拙巢注：服此二三日，全愈。

续发初诊：九月二日。肺痈愈后，复发，咯痰腥臭，见血，心下痛，咳时气从中脘上冲。宜清胆胃之火，防其乘肺。

柴胡三钱，生石膏二两，生甘草三钱，淡芩三钱，肥知母五钱，生苡仁一两，芦根四两，冬瓜仁一两，桃仁三钱，杜赤豆一两，全当归四钱。

二诊：九月十日。肺痈未能断根，咯痰腥臭如昔，但不似米粥耳。痰不黄而色绿，味酸，咳不甚，脉细数，仍宜桔梗甘草汤，不当攻伐，佐以消毒，以清病原。

桔梗一两，生甘草五钱，冬瓜仁一两，昆布一钱五分，海藻二钱，前胡三钱，大小蓟各钱五分，犀黄醒消丸三钱另服。

拙巢注：后不复服药，专服犀黄醒消丸，愈。醒消丸系王鸿绪法，马培之颇非议之。然用之而效，则马说不足信也。

姜佐景按：夫肺痈重病也。仲圣云：脓成则死。今本案病者脓成而腥臭，吾师乃能愈之。岂吾师之术迈于仲圣乎？非也。所谓则死者，极言其危，而教人药量之不可轻也！夫桔梗今人仅用数分至一钱，葶苈今人少用之，用之亦不出数分，苇茎今人通常用一尺，今吾师用此三者乃至五钱、五钱、五两，不其骇人乎？虽然，此皆仲圣之教也。

《要略》曰："风伤皮毛，热伤血脉，风舍于肺，其人则咳，口干喘满，咽燥不渴，多唾浊沫，时时振寒，热之所过，血为之凝滞，蓄结痈脓，吐如米粥，始萌可救，脓成则死。"由此可知肺痈之病源为热，其病状为先唾浊沫，后吐脓血。浊沫者，肺津为热熏灼所成也。脓血者，津尽甚至肺体腐化也。又曰："咳而胸满，振寒，脉数，咽干，不渴，时出浊唾腥臭，久久吐脓如米粥者，为肺痈，桔梗汤主之。"由此可知，桔梗汤之所主者，为肺痈之初成，时出浊唾腥臭，必久而久之，方吐脓如米粥，非初时吐脓如米粥也。又曰："肺痈，喘不得卧，葶苈大枣泻肺汤主之。"又曰："肺痈，胸满胀，一身面目浮肿，鼻塞，清涕出，不闻香臭酸辛，咳逆上气，喘鸣迫塞者，葶苈大枣泻肺汤主之。"后人见此二条无脓血字状，竟以本方专为逐水之剂，非有脓血也，乃失仲圣原旨矣。夫曰胸满胀，试问其所胀者何物，非肺津肺体化为脓血而何？曰喘鸣迫塞，曰不得卧，试问其故安在，非肺体腐化不能营其呼吸之工作而何？况仲圣之笔法多有详于彼，而略于此者。故桔梗汤条既曰久久吐脓如米粥者为肺痈，葶苈大枣汤二条即但言肺痈，而隐含吐脓血于其中矣。又曰："《千金》苇茎汤治咳有微热，烦满，胸中甲错，是为肺痈。"按烦满，读如烦懑。烦懑者，肺中微热之初生，似尚未灼烁肺津为腥臭之浊唾也。故苇茎汤所主之候，还在桔梗汤之前。由是观之，以上三汤，殊有轻重层次之分。苇茎汤最先而轻，桔梗汤为中，葶苈大枣泻肺汤最后而重。故以方譬方，则苇茎汤犹如白虎汤，桔梗汤犹如调胃承气汤，葶苈大枣泻肺汤犹如大承气汤。今有阳明肠胃病者于此，大便不行，医试以调胃承气，小瘥而未愈，于是与以大承气，遂大下而病瘥，顾胃热未楚，乃以白虎奏全功，此事实所许可者也。故吾师本案先用桔梗，次用葶苈大枣，末用苇茎，其义殆亦犹是。未知吾师之意云何？

凡酒客烟徒大便久秘者，最易生肺热。《内经》以肺与大肠相表里，殆千古不刊之论。故治此病总不使其大便秘结，则肺热有下行之路。余尝治前上海晨报馆编辑曹先生夫人，患恙已久，其证每当清晨睡未醒，即盗汗，汗后周身觉冷，蜷卧被中，略似桂枝加龙骨牡蛎汤证，然而非是，此乃肺痈条之所谓振寒也。盖详察之，大便燥结，三日一行，小溲觉热，脉弦数，咳吐脓痰，胸中隐隐作痛，经事先期而至，作紫色，日晡必发潮热，五中烦热。

夫人自分肺病，疾不可为，愁眉紧锁者多日矣。余曰：毋虑，可治也。用苇茎汤为主方，以治其肺热；加青蒿、白薇、地骨皮，以退其潮热；加丹参、丹皮、益母子，以调其经期。二诊四剂，诸恙均瘳。此即后人之所谓阴虚虚劳，实则《要略》所云肺痈初起之证也。

更有桔梗白散合桔梗、贝母、巴豆而成，其力更峻。经文虽曰桔梗汤，疑其有误。本散非但可以治重证之肺痈，且可以荡涤一切顽痰壅塞，在膈上者能使之吐，在膈下者能使之泻。东人多有用之者，吾不愿国内之大医反弃而勿道之。

曹颖甫曰：肺痈一证，咳吐时，胸中必隐隐作痛，所吐浓厚之痰，杂以如米粥者，至地甚有力，渐乃发酵成气泡，不复平塌地上。盖胸中热如沸汤，蒸烂肺之本体，然后吐出如脓之痰，则所吐之物其中实有蒸气热力，故吐出而发酵也。予亲见之。若夫脉之滑大沉实，与夫大便之燥结，则本证均有之。

肺与大肠为表里，而肺痈用肠痈方治，要不失为仲景遗意。即如痰饮，肺病也，而悬饮内痛，支饮不得息，则用十枣汤以下之。结胸，肺病也，则用甘遂大黄芒硝以下之。要之，燥气在下，则肺脏必受熏灼，非用釜底抽薪之法，不足以清上炎也。（《经方实验录·肺痈其一》）

| 苦酒汤 |

【组成】

半夏十四枚七乃水之生成数，十四乃偶七而成，偶中之奇升也　鸡子一枚去黄

上二味，内半夏，着苦酒中，以鸡子壳置刀环中，安火上，令三沸，去滓，少少含咽之，不差，更作三剂。（《伤寒发微》卷第四《少阴篇》）

【应用】

少阴病，咽中伤，生疮，不能语言，声不出者，苦酒汤主之。（《伤寒发微》卷第四《少阴篇》）

至于不能语言，风痰阻塞，声乃不出。苦酒汤方治，以止痛润燥为主。生半夏入口麻木，有止痛之能，而下达风痰，犹恐其失之燥也，渍之以苦酒，则燥气化，所以止痛涤痰而发其声。鸡蛋白以润燥，西医谓有甲种维生素，能防止结膜干燥证。而又恐其凝滞也，合以能消鸡蛋质之苦酒，则凝滞化，所以润咽中疮痛而滋养，以补其伤也。近世相传喉中戳伤，饮食不下验方，用鸡蛋一枚钻孔去黄留白，入生半夏一枚用微火煨熟，将蛋白服之，伤处随愈。亦可证咽中伤为刀针之误，生半夏、蛋白之能补疮痛矣。曰咽之不

差，更作三剂者，宜缓治不宜峻攻也。（《伤寒发微》卷第四《少阴篇》）

| 半夏散及汤 |

【组成】

半夏洗　桂枝　甘草

上三味，等分，各别捣筛已，合治之。白饮和服方寸匕，日三服。不能散服者，以水一升，煎七沸，内散两方寸匕，更煎三沸，下火，令小冷，少少咽之。（《伤寒发微》卷第四《少阴篇》）

【应用】

少阴病，咽中痛，半夏散及汤主之。（《伤寒发微》卷第四《少阴篇》）

【方论】

方中用生半夏，取其有麻醉性以止痛，并取其降逆去水以达痰下行，意当与咽中伤节同；用生甘草以清热而解毒，意当与甘草汤方同。（《伤寒发微》卷第四《少阴篇》）

| 赤石脂禹余粮汤 |

【组成】

赤石脂　太乙禹余粮各一斤

上以水六升，煮取二升，去滓，分温三服。（《伤寒发微》卷第二《太阳下篇》）

【应用】

伤寒服汤药，下利不止，心下痞硬，服泻心汤已，复以他药下之，利不止。医以理中与之，利益甚。理中者，理中焦，此利在下焦，赤石脂禹余粮汤主之。复利不止者，当利其小便。（《伤寒发微》卷第二《太阳下篇》）

喻嘉言《寓意草》所载治寒湿下利，颇著特效。伤寒利在下焦之禹余粮汤，寒湿下利之桃花汤，赤石脂并为要药，可见其功用全系止涩，与上用大黄之意，绝然相反，故不用此方则已，若用此方，此二味究当除去，否则药不合病，且更生诸药之阻力也。（《金匮发微》卷之二《中风历节病脉证并治》）

| 桃花汤 |

【组成】

赤石脂一斤一半全用，一半研末　干姜二两　粳米一升

上三味，以水七升，煮米熟，去滓，温服七合，纳赤石脂末方寸匕，日三服。若一服愈，余勿服。(《金匮发微》卷之四《呕吐哕下利病脉证治》)》

赤石脂一斤一半整用，一半筛末　干姜一两　粳米一升

上三味，以水七升，煮米令熟，去滓，内赤石脂方寸匕，温服七合，日三服。若一服愈，余勿服。(《伤寒发微》卷第四《少阴篇》)

【应用】

少阴病，下利便脓血者，桃花汤主之。(《伤寒发微》卷第四《少阴篇》)

下利便脓血者，桃花汤主之。(《金匮发微》卷之四《呕吐哕下利病脉证治》)

少阴病，二三日至四五日，腹痛，小便不利，下利不止，便脓血者，桃花汤主之。(《伤寒发微》卷第四《少阴篇》)

【方论】

少阴为病，水凝而血败。寒水过多，不及注肾膀而为溺，乃溢入回肠而下利。水寒血凝，浸成朽腐，乃便脓血。非温化其寒而填止其湿，不惟下利不止，而脓血又将加剧。此证先下利而见脓血，与《金匮》先便后血正同，故桃花汤方治，亦与《金匮》黄土汤略相似。方中赤石脂与用窖中黄土同，用干姜与用附子同，用粳米与用甘草同。惟下血为湿热伤血，而下注与水寒伤血不同，故彼方有黄芩而本方无之；下血为鲜血，与腐败而成脓血者又不同，故彼方有养血之阿胶、地黄，而本方无之。此则二证之不可通治者也。(《伤寒发微》卷第四《少阴篇》)

盖寒湿下注为第一病因，故桃花汤方治以止涩之赤石脂为君；由寒湿浸灌，致内脏血络腐败为第二病因，故干姜次之；由下利而脾精耗损为第三病因，故粳米又次之。假令小便不利腹痛之时，早用四逆、理中，或不至下利而便脓血也。余详《伤寒发微》"少阴篇"，不赘。(《金匮发微》卷之四《呕吐哕下利病脉证治》)

此营虚证也，营虚则虚阳浮于上而头面赤，浊阴滞于下，浮阳吸之，则为下重。下重者，大便欲行而气滞也。此证当便脓血，但证由劳倦而见，即属虚寒，当用桃花汤以温中去湿，或用四逆、理中，而非实热之白头翁汤

证。(《金匮发微》卷之二《五脏风寒积聚病脉证并治》)

至如下利脉数，则血热渐高，加之以渴，则水气渐减，此即死阴尽去、生阳来复之佳兆，固当不药自愈。间亦有不即差者，则一变而圊脓血，此为阳回太暴。然究非死证，白头翁汤、桃核承气汤，俱可随证酌用。要不当泥于始病之阴寒，而漫用桃花汤也。(《金匮发微》卷之四《呕吐哕下利病脉证治》)

咽痛为燥气上淫肺胃，厥阴之证与少阴略同。要其便脓血则大相远异，少阴之便脓血为水寒血败，故方治宜桃花汤。(《伤寒发微》卷第四《厥阴篇》)

【医案】

◇ 痢疾

解姓缝工。日夜下利赤白，诊其脉，六部皆滑，予曰此桃花汤证，遂投以《金匮》原方而酌减之，亦一剂而愈。(《曹颖甫医案·内科疾病·痢疾》)

| 芍药甘草汤 |

【组成】

芍药　甘草炙各四两

上二味，以水三升，煮取一升五合，去滓，分温再服。(《伤寒发微》卷第一《太阳上篇》)

【应用】

若厥愈足温者，更作芍药甘草汤与之，其脚即伸。(《伤寒发微》卷第一《太阳上篇》)

又有血络不通，脚挛急者，宜芍药甘草汤以治之。(《金匮发微》卷之一《脏腑经络先后病脉证》)

【鉴别】

夜半阳气还，两足当热，胫尚微拘急，重与芍药甘草汤，尔乃胫伸。以承气汤微溏，则止其谵语，故知病可愈。(《伤寒发微》卷第一《太阳上篇》)

【方论】

至于咽干吐逆，则津液不降，血不濡于经脉，故脚挛急。师为作芍药甘草汤，一以达营分，一以和脾阳，使脾阳动而阳气通，则血能养筋而脚伸矣。此误用桂枝汤后救逆第二方治，以调达血分为主者也（芍药通血之瘀，故妇人腹中疾痛用之，外证痈脓胀痛亦用之，可以识其效力矣）。（《伤寒发微》卷第一《太阳上篇》）

【医案】

◇ **肠痈**

陆左。

初诊：痛在脐右斜下一寸，西医所谓盲肠炎也，脉大而实，当下之，用仲景法。

生军五钱，芒硝三钱，桃仁五钱，冬瓜仁一两，丹皮一两。

二诊：痛已略缓，右足拘急，不得屈伸，伸则牵腹中痛，宜芍药甘草汤。

赤白芍各五钱，生甘草三钱，炙乳没各三钱。

姜佐景按：俗所谓缩脚肠痈者，此也。吾师移《伤寒》之方，治《要略》之病，神乎技矣！

三诊：右足已伸，腹中剧痛如故。仍宜大黄牡丹汤以下之。

生川军一两，芒硝七钱冲，桃仁五钱，冬瓜仁一两，丹皮一两。

拙巢注：愈。（《经方实验录·肠痈其二》）

◇ **足痛**

四嫂。十一月十三日。足遇多行走时则肿痛，而色紫，始则右足，继乃痛及左足。天寒不可向火，见火则痛剧。故虽甚恶寒，必得耐冷。然天气过冷，则又痛。眠睡至浃晨，而肿痛止，至夜则痛如故。按历节病足亦肿，但肿常不退，今有时退者，非历节也。惟痛甚时筋挛，先用芍药甘草汤以舒筋。

赤白芍各一两，生甘草八钱。

拙巢注：二剂愈。（《经方实验录·芍药甘草汤证其一》）

老妈。二月七日。右足行步不良，此有瘀滞也，宜芍药甘草汤以疏之。京赤芍八钱，生甘草四钱。

姜佐景按：挚友张君挚甫客居海上，雇有年老女佣一人，方来自原籍浙江黄岩，未越半月，而病已七日矣。其病右足拘急，不能行，行则勉强以跟着地，足尖向上，如躄者然。夜则呼痛达旦，阖家为之勿寐。右足踝骨处又因乘轮擦伤，溃烂不能收口。老媪早年尝有所谓疯气之疾，缠绵三年方愈，自惧此番复发，后顾堪虞，嗒然若丧，哭求归里。挚甫怜之，亟来请诊。余细察之，右胫之皮色较左胫略青，乃疏上方。方成，挚甫以为异，亲为煎煮。汤成，老媪不肯服，曰：服之无济也，吾年前之恙略同于此，三年而后已，今安有一药而瘥者？强而后进。翌日复诊，媪右足已能全部着地，惟溃烂处反觉疼痛。余即就原方加生甘草二钱使成六钱、炙乳没各八分，外用阳和膏及海浮散贴之。又翌日访之，老媪料理杂务，行走如健时。及见余，欢颜可掬。察之，右胫青色略减，溃处亦不痛矣。挚甫率之，长揖共谢。曰：君之方，诚神方也，值廉而功捷。余逊辞曰：我不能受君谢，君当致谢于吾师，吾师尝用此而得效也。然吾师将亦曰：我不能受君谢，君当致谢于仲师。仲师曰：作芍药甘草汤与之，其脚即伸也。挚甫略知医，曰：有是哉！执此观之，今人以本汤为小方，不屑一用之者，非也。或姑信而用之，而药量欠重，不效如故，致用而失望者，亦未达一间也。然则究竟芍药之功用为如何？吾友吴君凝轩曰：芍药能活静脉之血，故凡青筋暴露，皮肉挛急者，用之无不效。善哉！一语破千古之奥秘，酸收云乎哉？

芍药能令足部之静脉血上行，使青筋隐退，步履如旧者，此芍药甘草汤中芍药之功也。患桂枝汤证者服桂枝汤后，其动脉血既畅流于外，使无芍药助之内返，岂非成表实里虚之局，此桂枝汤中芍药之功也。虽有自下达上、自表返里之异，其属于静脉一也。

抑芍药甘草汤不仅能治脚挛急，凡因跌打损伤，或睡眠姿势不正，因而腰背有筋牵强者，本汤治之同效。余亲验者屡，盖其属于静脉瘀滞一也。缘动脉之血由心脏放射于外，其力属原动而强，故少阻塞。静脉之血由外内归于心脏，其力近反动而较弱，故多迟滞。迟滞甚者，名曰血痹，亦曰恶血。故《本经》谓芍药治血痹，《别录》谓芍药散恶血。可知千百年前之古语，悉合千百年后之新说，谁谓古人之言陈腐乎？

曹颖甫曰：辛未之秋予家筱云四弟妇来诊，无他病，惟两足酸疼，拘急三年矣。其子荫衡问可治与否，予告以效否不可必，药甚平稳，不妨姑试之，乃为用赤白芍各一两、生甘草八钱。至第三日，荫衡来告曰：服经两剂，今已行步如常矣。而佐景所用，效如桴鼓者乃又如此，此可为用经方者劝矣。

芍药一味，李时珍《本草》所引诸家之说率以为酸寒。历来医家以讹传讹，甚有疑桂枝汤方中不应用芍药。予昔教授于石皮弄中医专校，与马嘉生等向药房取赤白芍亲尝之。白芍味甘微苦，赤芍则甚苦，可见《本经》苦平之解甚为的当。予谓苦者善泄，能通血络之瘀，桂枝汤为解肌药，肌膜为孙络所聚，风袭肌理则血液凝闭而不宣，故必用芍药以通之。然予说但凭理想，今吴生凝轩乃有芍药活静脉之血一解，足证予言之不谬。读《伤寒论》者可以释然无疑矣。

姜佐景又按：以上自桂枝加龙骨牡蛎汤至当归建中汤凡四证，皆从桂枝汤加减。桂枝加龙骨牡蛎汤以盗汗失精为主，炙甘草汤以心动悸为主，小建中汤以腹中痛为主，当归建中汤以妇人经产为主，黄芪建中汤以虚劳诸不足为主，皆大补之方。余曾揭桂枝汤为补方之义，读者或不置信，今也能毋释然？仲圣于桂枝汤之加减示范独详者，留他汤为后人作隅反，不徒省笔墨已也。至芍药甘草汤与桂枝甘草汤同为组成桂枝汤之母方，并表之以彰其功。（《经方实验录·芍药甘草汤证其二》）

| 芍药甘草附子汤 |

【组成】

芍药　甘草各三两　附子一枚炮

上三味，以水五升，煮取一升五合，去滓，分温三服。（《伤寒发微》卷第一《太阳上篇》）

【应用】

发汗病不解，反恶寒者，虚故也，芍药甘草附子汤主之。（《伤寒发微》卷第一《太阳上篇》）

又有本太阳病，因发汗而恶寒者，此为表阳虚，"太阳篇"所谓发汗，病不解，反恶寒者，芍药甘草附子汤主之，即此证也。（《金匮发微》卷之三《水气病脉证并治》）

【方论】

芍药甘草汤在误服阳旦汤条下，原为血不养筋，两脚挛急，疏导营血下行之方，治今微丝血管中血热不充，至于不能抵御外寒，故用芍药、甘草以疏达营血，使得充满于微丝血管中。更加熟附子一枚以助之，使血分中热度增高，而恶寒之证自愈。（《伤寒发微》卷第一《太阳上篇》）

| 猪肤汤 |

【组成】

猪肤一斤

上一味，以水一斗，煮取五升，去滓，加白蜜一升、白粉五合，熬香，和令相得，温分六服。（《伤寒发微》卷第四《少阴篇》）

【应用】

少阴病，下利，咽痛，胸满烦心者，猪肤汤主之。(《伤寒发微》卷第四《少阴篇》)

【方论】

仲师因立猪肤汤一方，用猪肤以补胰液，白蜜以补胃汁，加炒香之米粉以助胃中消化力。若饭灰然，引胃浊下行，但令回肠因润泽而通畅，则腐秽可一泻而尽，下气通则上气疏，咽痛胸满心烦且一时并愈矣（近世验方用猪油二斤熬去滓，加入白蜜一斤炼熟，治肺热声哑，意即本此）。(《伤寒发微》卷第四《少阴篇》)

| 黄连阿胶汤 |

【组成】

黄连四两　阿胶三两　黄芩　芍药各二两　鸡子黄二枚

上五味，以水六升，先煮三物，取三升，去滓，内胶烊尽，小冷，内鸡子黄，搅令相得。温服七合，日三服。(《伤寒发微》卷第四《少阴篇》)

【应用】

少阴病，得之二三日以上，心中烦，不得卧，黄连阿胶汤主之。(《伤寒发微》卷第四《少阴篇》)

【鉴别】

推本穷原，则但清肝热，滋营血，而阳自息。此证似宜黄连阿胶汤合百合地黄汤。陈修园谓当于乌梅丸诸方按证求之，未的。(《金匮发微》卷之三《消渴小便不利淋病脉证并治》)

面色黑而微黄，故知非女劳之比。窃意此证黄连阿胶汤或可疗治，或借用百合病之百合地黄汤，以清血热而滋肺阴。附存管见，俟海内明眼人研核之。(《金匮发微》卷之三《黄瘅病脉证并治》)

【方论】

胃中燥热上熏，故心中烦；阳热张于上，故不得卧。考其病原，实为血亏液耗，故不为白虎承气证，而为黄连阿胶汤证。按：人一身生血之源，起于入胃之谷食。谷食多胶黏之性，其津液所化，即为白血球，既而随营气上升，达于心肺二脏，乃一变而为红血球。今以胃中燥热，阻其生血之源，则心肺无所承受，不待心脏血少而生烦，肺脏不得承胃中水谷之液，而水之上源垂绝。方用苦降之芩、连以清上热，阿胶、芍药以补血而行瘀，加生鸡子黄二枚培养中气，而滋生血生津之原。（《伤寒发微》卷第四《少阴篇》）

| 猪苓汤 |

【组成】

猪苓　茯苓　泽泻　滑石　阿胶各一两

上五味，以水四升，先煮四味，取二升，去滓，内阿胶烊消。温服七合，日三服。（《伤寒发微》卷第三《阳明篇》）

猪苓去皮　茯苓　阿胶　滑石　泽泻各一两

上五味，以水四升，先煮四味，取二升，去滓，内胶烊消。温服七合，日三服。（《金匮发微》卷之三《消渴小便不利淋病脉证并治》）

【应用】

若脉浮、发热，渴欲饮水，小便不利者，猪苓汤主之。（《伤寒发微》卷第三《阳明篇》）

脉浮，发热，渴欲饮水，小便不利者，猪苓汤主之。（《金匮发微》卷之三《消渴小便不利淋病脉证并治》）

热浮于外，水郁于里，则以导水邪、清血热主治，故宜猪苓汤；用阿胶者，为湿热留于营分也。（《伤寒发微》卷第三《阳明篇》）

少阴病，下利六七日，咳而呕渴，心烦不得眠者，猪苓汤主之。（《伤寒发微》卷第四《少阴篇》）

【方论】

猪苓汤方见后消渴证中，以猪苓之利湿，所以通其小便；以阿胶之滋阴，所以解其渴。此猪苓汤所以为利小便而兼解其渴之神方也。（《金匮发微》卷之一《脏腑经络先后病脉证》）

伤寒不从外解，太阳标热循三焦水道贯肾脏而下膀胱，因有蓄水之证，而少腹满。但蓄水者小便必不利，五苓散主之，猪苓汤亦主之。（《伤寒发微》卷第二《太阳下篇》）

少阴下利，至六七日，正阴尽阳回之候。阳回则病机当见阳明，所谓少阴负趺阳为顺也。按"阳明篇"浮热在表，水湿内蕴，则有渴欲饮水、小便不利之证，故有猪苓汤方治，导水邪而清血热。今下利未止而见渴与呕之兼证，则为水湿内蕴，与"阳明篇"小便不利同。渴、心烦不得眠，则为热在血分，与"阳明篇"渴欲饮水同饮水为饮寒水。况心烦不眠，尤为湿热留恋营分之显据。此所以宜猪苓汤；猪苓汤方中所以重用阿胶也。（《伤寒发微》卷第四《少阴篇》）

阳不外越，津液内伤，因病口干舌燥；浮热在表，水湿内蕴，因病渴欲饮水；小便不利，津液伤，则以清热生津方主治，方治宜白虎加人参者，为其热伤气分也。里水郁，故以导水邪、清血热主治，方治宜猪苓汤。用阿胶者，为其湿伤血分也，此卫与营之辨也。（《金匮发微》卷之三《消渴小便不利淋病脉证并治》）

夫诸病在脏，欲攻之，当随其所得而攻之，如渴者与猪苓汤。余皆仿此。（《金匮发微》卷之一《脏腑经络先后病脉证》）

不似小便不利者，可与猪苓汤也。若汗多胃燥之证，更与猪苓汤利其小便，轻则大便必硬，重则胃中燥实，发为谵语，此不可以不慎也。（《伤寒发微》卷第三《阳明篇》）

盖下利则伤津液而渴，加以小便不利，水气在下，是当以利小便为急。然又恐甚其渴，与猪苓汤，则既解其渴，又利小便，此一举两得之术也。（《金匮发微》卷之一《脏腑经络先后病脉证》）

【禁忌】

阳明病，汗出多而渴者，不可与猪苓汤，以汗多胃中燥，猪苓汤复利其小便故也。（《伤寒发微》卷第三《阳明篇》）

【医案】

◇ 伤寒

火车站赵左。发热咳嗽，溲赤足肿，脉濡数，当从肺治。猪苓汤主之。

猪苓二钱，滑石四钱，桔梗一钱，阿胶二钱，云苓三钱，通草五分，炙款冬花二钱，紫菀二钱。

服猪苓汤，嗽已，足肿退。刻诊：脉象虚细而滑，湿未全去，仍宜前法加减。

猪苓三钱，阿胶二钱，滑石五钱，扁豆四钱，冬瓜仁三钱，瓜蒌皮二钱，象贝母三钱，炒泽泻三钱，桔梗二钱。（王慎轩《曹颖甫先生医案·伤寒门·湿热》）

| 牡蛎泽泻散 |

【组成】

牡蛎　泽泻　蜀漆洗去腥　海藻洗去咸　瓜蒌根　商陆根　葶苈子以上各等分

上七味，异捣下筛为散，更入臼中治之。白饮和服方寸匕。小便利，止后服。(《伤寒发微》卷第四《阴阳易差后劳复篇》)

【应用】

大病差后，从腰以下有水气者，牡蛎泽泻散主之。(《伤寒发微》卷第四《阴阳易差后劳复篇》)

【方论】

凡人久卧则生湿，积湿则生痰，湿痰凝沍则水道为之不通，若阴沟日久瘀塞者然。人之一身水气，至腰以下而大泄，肾与膀胱左右并有管相接，以出小便，《内经》所谓"决渎之官，水道出焉"者是也。然则腰以下正为水道宣泄之冲，不当留积水气。自大病久卧，百脉停顿，必有败津，水与败津化合，则胶固而成痰。痰浊并居血络，阻其下行之路，水道为之不通，故必用蜀漆、葶苈以泻痰，商陆以通瘀，海藻以破血络之凝结。海藻含有碘质，能清血毒，故疮痈多用之而病根始拔。君牡蛎、泽泻者，欲其降而泄之也；用瓜蒌根者，所以增益水津，欲其顺水而行舟也。此利小便之大法，异于五苓散之不兼痰湿者也。(《伤寒发微》卷第四《阴阳易差后劳复篇》)

| 四逆散 |

【组成】

甘草　枳实　柴胡　芍药

上四味，各十分，捣筛，白饮和服方寸匕，日三服。(《伤寒发微》卷第四《少阴篇》)

【应用】

少阴病，四逆，其人或咳，或悸，或小便不利，或腹中痛，或泄利下重者，四逆散主之。(《伤寒发微》卷第四《少阴篇》)

【方论】

水胜血寒，阳气不达四肢者，手足必厥，但必有兼证，或为吐利交作，或为下利，其脉必细弱无力，此宜四逆、理中者也。或湿痰与宿食交阻中脘，阳气不达于四肢，则手足亦厥，其人或咳或悸，或小便不利，或腹中痛而泄利下重，此宜四逆散者也。（《金匮发微》卷之四《呕吐哕下利病脉证治》）

但观四逆散方治，惟用甘草则与四逆汤同，余则用枳实以去湿痰、宿食之互阻，用柴胡以解外，用芍药以通瘀，但使内无停阻之中气，外无不达之血热，而手足自和矣。此四逆散所以为导滞和营之正方也。惟兼咳者加五味、干姜，与治痰饮用苓甘五味姜辛同。小便不利加茯苓，与用五苓散同。惟下利而悸，则加桂枝，所以通心阳也。腹中痛加熟附子一枚，所以温里阳也。肺与大肠相表里，肺气阻塞于上，则大肠壅滞于下而见泄利下重。譬犹置中通之管于水盂，以一指捺其上则滴水不出，去其指则水自泄矣。泄利下重，于四逆散中重用薤白，与胸痹用瓜蒌薤白汤同意，皆所以通阳而达肺气。肺气开于上，则大肠通于下。若误认为寒湿下利而用四逆汤，误认湿热下利而用白头翁汤，误认为宿食而用承气汤，则下重益不可治矣。（《伤寒发微》卷第四《少阴篇》）

咳者，加五味子、干姜各五分，并主下利；悸者，加桂枝五分；小便不利者，加茯苓五分；腹中痛者，加附子一枚炮，令坼；泄利下重者，先以水五升煮薤白三升，煮取三升，去滓，以散三方寸匕内汤中，煮取一升半，分温再服。（《伤寒发微》卷第四《少阴篇》）

| 烧裈散 |

【组成】

上取妇人中裈，近隐处，剪烧灰。以水和服方寸匕，日三服，小便即利，阴头微肿则愈。妇人病，取男子中裈烧灰。（《伤寒发微》卷第四《阴阳易差后劳复篇》）

【应用】

伤寒，阴阳易之为病，其人身体重，少气，少腹里急，或引阴中拘挛，热上冲胸，头重不欲举，眼中生花，膝胫拘急者，烧裈散主之。（《伤寒发微》卷第四《阴阳易差后劳复篇》）

| 头风摩散 |

【组成】

大附子一枚　盐等分

上二味为散，沐了，以方寸匕摩疾上，令药力行。（《金匮发微》卷之二《中风历节病脉证并治》）

【应用】

此方之义不可知。惟近人所传偏头痛、目赤，用食盐和水涂太阳穴，半日之间，其痛立止，其赤立消，当是此方遗意。加以附子善走，风阳之入脑者，当更易散。此与纳药鼻中同，不关于内脏者也。（《金匮发微》卷之二《中风历节病脉证并治》）

| 薏苡附子散 |

【组成】

薏苡仁十五两　大附子十枚炮

上二味，杵为散，服方寸匕，日三服。（《金匮发微》卷之二《胸痹心痛短气病脉证治》）

【应用】

胸痹缓急者，薏苡附子散主之。（《金匮发微》卷之二《胸痹心痛短气病脉证治》）

【方论】

胸痹缓急，仲师以薏苡附子散为主治之方。薏苡去湿，附子散寒，此固尽人能言之，但"缓急"二字，毕竟当作何解？病状未知，而妄议方治，恐亦误人不浅也。盖胸为太阳出入之道路，湿痹则痛，平时痛缓，遇寒则痛急，故谓之缓急。方用薏苡以去湿，大附子以散寒，欲药力之厚，故散而服之，病不可以急攻，故缓而进之。方中薏苡用至十五两、大附子十枚，以今权量计，大附子每枚当得一两半，则十枚亦得十五两矣，谁谓古今权量之不同耶？（《金匮发微》卷之二《胸痹心痛短气病脉证治》）

| 乌头赤石脂丸 |

【组成】

乌头一分炮　蜀椒　干姜各一两　附子半两　赤石脂一两

上五味，末之，蜜丸如桐子大，先食服一丸，日三服。不知，稍加服。（《金匮发微》卷之二《胸痹心痛短气病脉证治》）

【应用】

心痛彻背，背痛彻心，乌头赤石脂丸主之。（《金匮发微》卷之二《胸痹心痛短气病脉证治》）

【方论】

心阳衰微，阴寒乘之，自生湿痰；自吐乃愈者，吐其湿痰，心阳始不受困也，盖此即乌头赤石脂丸证。以肾邪之凌心也，故用乌头、附子；以其如虫注也，故用蜀椒（湿痰有虫，蜀椒有杀虫之功，而并温化湿痰）；以其寒也，故用干姜；以水邪之上僭也，故用止涩之赤石脂（观桃花汤及赤石脂禹余粮汤，可见止水功用）。方中乌头炮用，附子生用，一以固表阳，一以去肾寒，其中皆有深意。独怪近日药肆，至于不备生附子，有书于方笺者，反以为怪，则庸工之教也（脉浮者能吐，故无方治。此证脉必沉紧，故别出方治如此）。（《金匮发微》卷之二《胸痹心痛短气病脉证治》）

以上二端，病根皆中于太阳。太阳阳气微，则汗溺俱少，始则水停心下，心下当胃之上口，久留不去，寒气遏其心阳，甚则为心痛彻背、背痛彻心之乌头赤石脂丸证。（《金匮发微》卷之三《痰饮咳嗽病脉证治》）

| 附子粳米汤 |

【组成】

附子一枚炮　半夏　粳米各半升　甘草一两　大枣十枚

上五味，以水八升，煮米熟汤成，去滓，温服一升，日三服。（《金匮发微》卷之二《腹满寒疝宿食病脉证治》）

【方论】

腹中寒气，雷鸣切痛，胸胁逆满，呕吐，附子粳米汤主之。（《金匮发微》卷之二《腹满寒疝宿食病脉证治》）

【方论】

此中阳将败，水寒上逆之证也。寒乘中气之虚，故曰寒气；水走肠间，故雷鸣；寒气结于太阴部分，故切痛，切痛者，沉着而不浮也；胸胁逆满而呕吐者，阳气虚于上而肾脏虚寒，乘中阳之虚而上僭也。附子粳米汤，用炮附子一枚以回肾阳，用粳米、甘草、大枣以扶中气，复加半夏以降冲逆。肾阳复，则虚寒之上逆者息矣；中气实，则雷鸣切痛止矣；冲逆降，则胸胁逆满呕吐平矣。或谓腹中雷鸣为有水，故纳生半夏以去水；寒气在腹，故切痛，故用附子以定痛。说殊有理，并存之。（《金匮发微》卷之二《腹满寒疝宿食病脉证治》）

| 赤丸 |

【组成】

乌头二两炮　茯苓四两　细辛一两　半夏四两

上四味，末之，内真朱为色，炼蜜为丸，如麻子大，先食饮，酒下三丸，日再夜一服。不知，稍增之，以知为度。（《金匮发微》卷之二《腹满寒疝宿食病脉证治》）

【应用】

寒气厥逆，赤丸主之。（《金匮发微》卷之二《腹满寒疝宿食病脉证治》）

【方论】

寒气厥逆，此四逆汤证也，然则仲师何以不用四逆汤而用赤丸？知此意者，方可与论赤丸功用。盖汤剂过而不留，可治新病，不可以治痼疾；且同一厥逆，四逆汤证脉必微细，赤丸证脉必沉弦。所以然者，伤寒太阴、少阴不必有水气，而寒气厥逆，即从水气得之，肾虚于下，寒水迫于上，因病腹满；阳气不达四肢，乃一变而为厥逆。方用炮乌头二两、茯苓四两（茯苓无真者，惟浙苓为野山所产，但不出省，云南产更少）、细辛一两、生半夏四两，朱砂为色，取其多，炼蜜成丸，取其不滑肠，无分量者，但取其足用也。方治重在利水降逆，便可知厥逆由于水寒，即乌头、细辛有回阳功用，实亦足以行水而下痰；朱砂含有铁质，足以补血镇心，使水气不得上僭；丸之分量不可知，如麻子大则甚小。每服三丸，日再服夜一服者，欲其缓以留中，使得渐拔病根也，此则用丸之旨也。（《金匮发微》卷之二《腹满寒疝宿食病脉证治》）

| 大乌头煎 |

【组成】

乌头大者五枚熬去皮，不必咀哎

上以水三升，煮取一升，去滓，内蜜二升，煎令水气尽，取二升，强人服七合，弱人五合；不差，明日更服，不可一日更服。（《金匮发微》卷之二《腹满寒疝宿食病脉证治》）

【应用】

腹满，脉弦而紧，弦则卫气不行，即恶寒；紧则不欲食，邪正相搏，即为寒疝。寒疝绕脐痛，若发则白津出，手足厥冷，其脉沉紧者，大乌头煎主之。（《金匮发微》卷之二《腹满寒疝宿食病脉证治》）

【方论】

《内经》云：肺热叶焦，乃生痿躄。上痿下躄，故曰形体损分。或寒湿据于中部，由胃入肠，绕脐而痛，是名寒疝。此证脉必弦紧，寒在外则恶寒，在里则不欲食，发即白津出，手足厥冷，此大乌头煎证也。（《金匮发微》卷之四《妇人杂病脉证并治》）

| 排脓散 |

【组成】

枳实十六枚　芍药六分　桔梗二分

上三味，杵为散，取鸡子黄一枚，以药散与鸡黄相等，饮和服之，日一服。（《金匮发微》卷之四《疮痈肠痈浸淫病脉证治》）

【应用】

厥阴一证，常以中见之少阳为病。少阳之证善呕，故呕亦为厥阴之正病。厥阴寒尽阳回之后，阳热太甚，伤及血分，下行则便脓血，上出则呕痈脓。所以病延血分者，以胆火伤及血络故也。

予按："厥阴篇"中便脓血与呕痈脓，皆无方治。以鄙意测之，便脓血者，当用排脓散以攻而去之（枳实、芍药、桔梗）；呕痈脓者，当用排脓汤，以开而泄之（甘草、桔梗、生姜、大枣）。（《伤寒发微》卷第四《厥阴篇》）

| 排脓汤 |

【组成】

甘草二两　桔梗三两　生姜一两　大枣十枚

上四味，以水三升，煮取一升，服五合，日再服。(《金匮发微》卷之四《疮痈肠痈浸淫病脉证治》)

【应用】

按：此为肺痈方治，故与桔梗汤同。(《金匮发微》卷之四《疮痈肠痈浸淫病脉证治》)

| 黄连粉 |

【应用】

浸淫疮，从口起流向四肢者可治，从四肢流来入口者不可治。浸淫疮，黄连粉主之方阙。(《金匮发微》卷之四《疮痈肠痈浸淫病脉证治》)

【方论】

黄连苦寒，能清大毒，许半龙治疗毒重用之，往往取效。而其性尤燥，能去湿热，湿热既去，疮中脂水乃不至蔓延流溢也。然则黄连粉方虽阙，其意则大可知也。(《金匮发微》卷之四《疮痈肠痈浸淫病脉证治》)

【医案】

◇ 口疮

昔我治一妇人，舌尖下发一白点，渐内蚀，饮食辄痛，不能触咸味，尤不可碰热菜。我曰：此属热，宜师白虎汤，服石膏。妇服之数日，腐点不动，而胃纳反差。闻人言，服黄连可效，竟一剂而愈。

我乃恍然若闻道，知葛根芩连汤与白虎汤本属并肩，各有主治，不容混淆，设使互易为治，必两不奏功。

曹颖甫曰：葛根芩连汤既为化热而设，服之不效，肠胃燥实即为热病之结果，故佐景（即姜佐景，编者注）谓合承气法为进一步也。(《曹颖甫医案·外科疾病·口疮》)

| 葵子茯苓散 |

【组成】

葵子一升　茯苓三两

上二味，杵为散，饮服方寸匕，日二服，小便利则愈。（《金匮发微》卷之四《妇人妊娠病脉证治》）

【应用】

妊娠有水，身重，小便不利，洒淅恶寒，起即头眩，葵子茯苓散主之。（《金匮发微》卷之四《妇人妊娠病脉证治》）

【方论】

妊娠之妇，血凝气弱，入胃水饮，运化较难，故有水气留积心下，上泛而为呕吐者；亦有阻于膀胱，淋沥不清而小便难者。若夫水不化气，湿留肌肉，则病身重；三焦气阻，则小便不利；由肌及表，阳气不通，则洒淅恶寒；水气上乘，不凌心而犯头目，则心下不悸而起即头眩。葵子茯苓散专以滑窍利水为主，其病当愈。葵子滑胎而不忌者，所谓"有故无殒，亦无殒也"。（《金匮发微》卷之四《妇人妊娠病脉证治》）

仲师言经水前断后病水，名曰血分，此病难治；先病水后经水断，名曰水分，此病易治。究其所以然，盖谓经水之断，或由肝郁，或由血亏，大抵虚寒为多。虽亦有出于二阳燥热者，但此证必不病水。因水停经，病正在水。血分之病，不过因水气太甚阻其经隧，虚者难攻，实者易攻。妊娠有水气用冬葵子茯苓散，亦易治之明证也。设本非妊娠，则但去水而经自通矣。（《金匮发微》卷之三《水气病脉证并治》）

| 甘草小麦大枣汤 |

【组成】

甘草三两　小麦一升　大枣十枚

上三味，以水六升，煮取三升，分温三服，亦补脾气。（《金匮发微》卷之四《妇人杂病脉证并治》）

【应用】

妇人脏躁，悲伤欲哭，象如神灵所作，数欠喜伸，甘麦大枣汤主之。（《金匮发微》卷之四《妇人杂病脉证并治》）

【方论】

方用甘、麦、大枣，专取甘味之药，俾脾精上输于肺，肺阴既充，则下足以贯注百脉，外足以输精皮毛，内外调达，气机舒畅；略无抑郁不和之气，悲伤欲哭之证，乃可不作，曰如有神灵者，甚言不能自主也。（《金匮发微》卷之四《妇人杂病脉证并治》）

| 肾气丸 |

【组成】

干地黄八两　山药　山茱萸各四两　泽泻　丹皮　茯苓各三两　桂枝一两　附子一枚炮

上八味，末之，炼蜜和丸梧子大，酒下十五丸，加至二十丸，日再服。（《金匮发微》卷之四《妇人杂病脉证并治》）

【应用】

虚劳腰痛，少腹拘急，小便不利者，八味肾气丸主之。（《金匮发微》卷之二《血痹虚劳病脉证并治》）

男子消渴，小便反多，以饮一斗，小便亦一斗，肾气丸主之。（《金匮发微》卷之三《消渴小便不利淋病脉证并治》）

【方论】

下利之后，阴阳并虚。阴虚则渴，阳虚则水饮不消，小便不利，腹因肿满。此为暴蓄之水，初无胶固不解之痰浊与之混合，故但得汗出小便利即当自愈。惟下后里阴先伤，阳气复顿，虽腹满而肿，不当徒利小便，当用妇人转胞肾气丸方治，阴阳两补而水道自通。或用渴欲饮水之文蛤散。盖蛤壳咸寒，上能止渴，下通小便，杵为细者，譬之滤水之砂漏，格其渣滓，水道以澄清而易通也。（《金匮发微》卷之三《水气病脉证并治》）

问曰：妇人病，饮食如故，烦热不得卧，而反倚息者何也？师曰：此名转胞，不得溺也，以胞系了戾，故致此病，但当利小便则愈，肾气丸主之。（《金匮发微》卷之四《妇人杂病脉证并治》）

按：此证仲师方治主以肾气丸。肾气丸在"妇人杂病篇"为利小便之药，此证小溲甚数，更服利水之药，小溲毋乃太多？曰：否。此方原为调摄肾气而设。肾为水道关键，肾寒水不化气，则水势下趋而小溲数；肾阳不运则气闭，气闭则小溲不通，故病以相反而同治。盖消渴一证，原为肝脾阴虚而胆胃生燥，因致消谷便坚，不比阳明燥实，故用干地黄、山药、山茱萸以滋养肝脾，而胆胃燥气自平，又惧其助湿也，故用泽泻、丹皮、茯苓以泄之。方中惟桂枝、附子二味，最为主要。桂枝以通脾阳，胸中淋巴干受之，所以疏上焦之水气；附子以通肾阳，输尿管受之，所以温下焦之水，使得化气而润燥。所以然者，则以小溲之多，实由水寒无气故也。(《金匮发微》卷之三《消渴小便不利淋病脉证并治》)

【医案】

◇ **腰痛**

腰痛常多，小便数，肾气衰也，当补之。

川杜仲三钱，川断肉三钱，菟丝子三钱，桑螵蛸二钱，云茯苓三钱，覆盆子三钱，炒泽泻二钱，金匮肾丸六钱。(《曹颖甫医案·内科疾病·腰痛》)

第六编

| 当归四逆汤 |

【组成】

当归　桂枝　芍药　细辛各三两　大枣二十五枚　甘草　通草各二两

上七味，以水八升，煮取三升，去滓，温服一升，日三服。（《伤寒发微》卷第四《厥阴篇》）

【应用】

手足厥寒，脉细欲绝者，当归四逆汤主之。（《伤寒发微》卷第四《厥阴篇》）

【方论】

脾主四肢，亦主肌肉；心主血，亦主脉。水气胜则血寒，血之温度不达四肢，故手足逆冷；血热不充分肉，故身寒；水气留结心下，寒伤动脉之血，脉管中营分不充，故脉细欲绝。要知此证为水分太过，血分不足，故方用当归以补血，细辛、通草以散寒而行水，所以助心营而起欲绝之脉也。合桂枝汤去生姜而倍大枣，所以扶脾阳而温手足之厥及肌肉之寒也。若其人内有久寒，心下水气不免渗入于胃，胃底胆汁不能相容，又必抗拒而见呕逆，故于本方中加吴茱萸以止呕、生姜以和胃。（《伤寒发微》卷第四《厥阴篇》）

| 当归四逆加吴茱萸生姜汤 |

【组成】

当归四逆汤加生姜半斤　吴茱萸二升

上以水六升，清酒六升，煮取五升，温分五服。（《伤寒发微》卷第四《厥阴篇》）

【应用】

若其人内有久寒者，宜当归四逆加吴茱萸生姜汤。(《伤寒发微》卷第四《厥阴篇》)

| 白头翁汤 |

【组成】

白头翁二两　黄连　黄柏　秦皮各三两

上四味，以水七升，煮取三升，去滓，温服一升，不愈更服。(《金匮发微》卷之四《呕吐哕下利病脉证治》)

白头翁二两　黄连　黄柏　秦皮各三两

上四味，以水七升，煮取二升，去滓，温服一升。(《伤寒发微》卷第四《厥阴篇》)

【应用】

热利下重者，白头翁汤主之。(《伤寒发微》卷第四《厥阴篇》，《金匮发微》卷之四《呕吐哕下利病脉证治》)

厥阴之便脓血，为阳回血热，故独宜白头翁汤。(《伤寒发微》卷第四《厥阴篇》)

【方论】

下利欲饮水者，以有热故也，白头翁汤主之。厥阴下利，阳回之后，其利当止。阳回而利不止，即有便脓血之变，以阳热太重故也。但未便脓血之时，早有见端，当以欲饮水为之验。盖胃中生燥则渴，欲饮水而下利未止，则肠中湿热未尽，而络脉受其蕴蒸。故方治亦以清凉养血之白头翁为主，而佐之以秦皮；清热之黄连为辅，济之以燥湿之黄柏。此又将见下重未及便脓血之期，而先发制病之治法也。(《伤寒发微》卷第四《厥阴篇》)

何以知为热利？手足不寒而脉称，秽气逼人者是。下重者，湿与热并而下气不通也，气不通则秽物不得宣泻。白头翁汤方治，白头翁、秦皮以清凉破血分之热，黄连、黄柏以苦燥除下焦之湿，然后热湿并去，而热利当止。盖下重之由，出于气阻，气阻之由，根于湿热，不更用疏气药者，所谓伏其所主也。(《伤寒发微》卷第四《厥阴篇》)

今见脉数而渴，则湿邪将尽而血热渐复，此不治自愈之证也。间亦有不即愈者，则一变而圊脓血，盖即白头翁汤证所谓热利下重也。(《伤寒发微》卷第四《厥阴篇》)

惟邪尽正虚，脉乃微弱；邪尽则利欲自止，阴尽阳回，脉乃微弱而兼数，则犹可决其利将自止也。此证虽脉数而渴，甚至发热圊脓血，但用清热去湿之白头翁汤，一二剂可愈。(《金匮发微》卷之四《呕吐哕下利病脉证治》)

凡病虚则生寒，实则生热，故有肝乘脾、肝乘肺。而刺期门者，亦有厥深热深而当下者，亦有肝实血热、热利下重而用白头翁汤者。(《金匮发微》卷之一《脏腑经络先后病脉证》)

白头翁方治，用白头翁、秦皮以清凉破血分之热，黄连、黄柏以苦燥而兼凉性者除下焦之湿，于是湿热并去，气无所阻而利自止矣。所以不用气分药者，湿热去而气自通也。若后人所用香连丸，即治此证，而识解已落后一层矣。(按：此与前一条对文，使人知寒热之辨)。(《金匮发微》卷之四《呕吐哕下利病脉证治》)

【医案】

◇ 痢疾

米右。住方浜路肇方弄十四号。高年七十有八，而体气壮实，热利下重，二脉大，苔黄，夜不安寐，宜白头翁汤为主方。

白头翁三钱，秦皮三钱，川连五分，黄柏三钱，生川军三钱后下，枳实一钱，桃仁泥三钱，芒硝二钱另冲。

姜佐景按：米姓妇家贫。有一子，现年三十余龄，卖旧货为业，不娶妻，母病卧床匝月，无力延医，安奉汤药！便器秽物悉其子亲洁之。史君惠甫有姑母居相近，闻妇苦病，慨代延师出诊。本案方系初诊方，即系末诊方。何者，老妇服此之后，得快利，得安寐，复何求者？依法，病后当事调理。但妇以劳师远驾，心实不安，即任之。竟复健康如中年人。

余尚忆曾治一杨左白头翁汤证，其脉案曰："利下，色鲜红，日二十行，无表证，渴欲饮水，脉洪大。论曰：热利下重者，又曰：下利欲饮水者，以有热故也，白头翁汤主之。"其药味为：

白头翁三钱，秦皮三钱，枳实二钱，黄连五分，生甘草钱半，黄芩钱半，黄柏三钱。

复诊大效。

夫肠中热而有燥矢者，此为实热，宜承气汤。肠中热而无燥矢者，此为虚热（在比较上言，犹言空虚之意），宜白头翁汤。胃里有实邪者，宜吐法，用瓜蒂散。胃里有虚热（亦在比较上言）者，宜清法，用白虎汤。故胃之有白虎，无异肠之有白头翁；肠之有承气，无异胃之有瓜蒂。然而胃患虚热时多，患实邪时少；肠患实热时多，患虚热时少。仲圣取其多者常者为法，故立白虎承气为阳明正治，而以瓜蒂白头翁为阳明辅治。若问肠何以患实时多，胃何以患虚时多？曰：胃居肠上，肠生胃下，上者可以传之下，下者莫能还之上也。经旨点穿，令人微笑。（《经方实验录·白头翁汤证》）

予见近人治利，多用白头翁汤。窃意下利臭恶，脉数者，当用此法，余者究非所宜。谓予不信，实验难诬，敬告同人，幸勿以斯言为河汉也。若夫因于酒食，由湿热壅蒸而成者，当与宿食同治，不在此例。（《曹颖甫医案·内科疾病·痢疾》）

◇ 产后泄泻

产后下利，寒热不同，今但云下利虚极，白头翁加甘草阿胶汤主之，此仲师之失辞，不可为训者也。夫热利下重，则为白头翁汤证，加甘草以补中，阿胶以养血，亦第为热利虚极而设。夫产后血瘀不行，腐败而下利，为热；血去过多，因虚受凉而下利，为寒。

予尝于丙午六月治梁姓妇人，因产后纳凉，下利腹痛，予用附、桂、炮姜，略加白头翁、秦皮，一剂而利止。所以用白头翁、秦皮者，以新产不无血热也；所以去黄连、柏皮者，以暴受新凉，不胜苦寒也。若必执成方以治病，与乡愚用单方何以异哉！（《金匮发微》卷之四《妇人妊娠病脉证治》）

某庖人妻。产后三日，因天时亢热，居室愁隘，露宿一宵。明日壮热无汗，腹痛，利下赤白，瘀血不行。此光绪丁未六月二十日事也。

时天气酷蒸，产后瘀血未清，百脉空虚，虚则生寒。再加以新凉外束，恶露停滞，阳气内郁，因而生热。且脉来芤而革，芤为血虚本象，革为虚寒相搏。而证情又是湿热夹滞。此时清其热，则碍于瘀血，瘀血得凉，势必停滞不行。欲从产后宜温之例，又恐湿热加剧。不得已于温下方中参用白头翁汤。方用：

炮姜五钱，附子三钱，桃仁一两，生大黄二钱，红花一钱，白头翁三钱，秦皮三钱。益母草煎汤代水。

一剂而恶露下，表热退。二剂而利止。

所以用白头翁、秦皮者，以其血虚生热，病在足厥阴也。所以用炮姜、附子者，因其热在厥阴，寒在太阴少阴也。此仲师黄连汤之例也。（《曹颖甫医案·内科疾病·痢疾》）

| 白头翁加甘草阿胶汤 |

【组成】

白头翁　甘草　阿胶各二两　秦皮　黄连　柏皮各三两

上六味，以水七升，煮取二升半，内胶令消尽，分温三服。（《金匮发

微》卷之四《妇人妊娠病脉证治》）

【应用】

产后下利虚极，白头翁加甘草阿胶汤主之。（《金匮发微》卷之四《妇人妊娠病脉证治》）

【方论】

产后下利，寒热不同，今但云下利虚极，白头翁加甘草阿胶汤主之，此仲师之失辞，不可为训者也。夫热利下重，则为白头翁汤证，加甘草以补中，阿胶以养血，亦第为热利虚极而设。夫产后血瘀不行，腐败而下利，为热；血去过多，因虚受凉而下利，为寒。（《金匮发微》卷之四《妇人妊娠病脉证治》）

｜乌梅丸｜

【组成】

乌梅三百个　细辛六两　干姜十两　黄连一斤　当归　川椒各四两　附子　桂枝　人参　黄柏各六两

上十味，异捣筛，合治之，以苦酒渍乌梅一宿，去核，蒸之五升米上，饭熟，捣成泥，和药令相得，内臼中，与蜜杵二千下，丸如梧子大，先食饮服十丸，日三服，稍增至二十丸，禁生冷滑臭等食。（《金匮发微》卷之四《趺蹶手指臂肿转筋狐疝蛔虫病脉证治》）

乌梅三百枚　细辛六两　干姜十两　黄连一斤　蜀椒去汗　当归各四两　桂枝　附子炮　人参　黄柏各六两

上十味，异捣筛，合治之。以苦酒渍乌梅一宿，去核，蒸之五升米下，饭熟，捣成泥，和药令相得，内臼中，与蜜杵二千下，圆如梧桐子大。先食后服十圆，日二服，稍加至二十圆。禁生冷、滑物、臭食等。（《伤寒发微》卷第四《厥阴篇》）

【应用】

蛔厥者，其人当吐蛔，今病者静而复时烦，此为脏寒。蛔上入膈，故烦，须臾复止；得食而呕，又烦者，蛔闻食臭出，其人当自吐蛔。蛔厥者，乌梅丸主之。（《金匮发微》卷之四《趺蹶手指臂肿转筋狐疝蛔虫病脉证治》）

【鉴别】

伤寒脉微而厥，至七八日，肤冷，其人躁无暂安时者，此为脏厥，非蛔厥也。蛔厥者，其人当吐蛔。今病者静而复时烦者，此为脏寒。蛔上入其膈故烦，须臾复止，得食而呕，又烦者，蛔闻食臭出，其人当自吐蛔。蛔厥者，乌梅丸主之。又主久利。(《伤寒发微》卷第四《厥阴篇》)

肝中寒之证有三：曰胸中痛，曰不得转侧，曰食则吐而汗出。胸中痛有二证：一为水寒血腐，蛔虫滋生，固当有蛔上入肺膈之乌梅丸证，谓之蛔厥。(《金匮发微》卷之二《五脏风寒积聚病脉证并治》)

【方论】

文曰：病人有寒，复发汗，胃中冷，必吐蛔。师但言病人有寒，而不言寒之所在。然即继之曰复发汗，胃中冷，必吐蛔，可知寒邪即在胃中。非用干姜以温之，反用桂枝汤劫取其汗，致胃中之胰液馋涎，并胃底消谷之胆汁，一泄无余。由是胃中虚冷，蛔乃不安而上窜。《金匮》所谓脏寒即此证也。主治者为乌梅丸，虽有黄连、黄柏之苦寒，方中温胃之药居其大半，所禁为生冷滑臭，其为胃中虚寒灼然无疑。独怪编《医宗金鉴》者，何所见而必改为此非脏寒也。又按：胃中热度，甚于炽炭，水饮入胃，即从淋巴细管中化气，四散而出。惟热度渐低，乃病留饮，湿之所聚，虫病乃作。饮家所以多呕也，此为胃中虚冷后蔓延之证，学者不可不知。(《伤寒发微》卷第二《太阳下篇》)

病蛔之人，胃中为湿痰所踞，纳谷常少，蛔饥而上窜于膈则痛，痛即号叫，少定得食而呕，即又号叫不已。所以然者，蛔争食而吐涎（蛔中多痰涎，其质略同蜗牛），咽中不能受，随时泛出。甚则蛔随方呕之时，倾吐而出。因其病由为寒湿痰涎，故特用温中散寒、除痰去湿之乌梅丸，以破蛔虫之巢穴。(《伤寒发微》卷第四《厥阴篇》)

故乌梅丸一方，干姜、细辛以去痰而和胃，乌梅以止吐，川椒以杀虫，黄连、黄柏以降逆而去湿，当归以补血，人参以益气，附子、桂枝以散寒而温里。故服后蛔虫从大便挟湿痰而俱去。方中杀虫之药，仅有川椒一味，余多除痰去湿、温中散寒之药，可以识立方之旨矣（须知湿痰之生，由于胆汁不能消水，而胃中先寒。胃中既寒，蛔虫乃得滋生，湿痰即蛔虫之巢穴）。以上三证大要，厥阴从中见少阳之盛衰，致成燥热寒湿诸变。惟下之利遂不止，则承上饥不能食言之。盖此证水盛血寒，饥不能食，原系胃中湿痰阻塞。若有宿食便不当饥，倘疑为宿食而误下之，利必不止。(《伤寒发微》卷第四《厥阴篇》)

方用芎、归、芍以和血，并用茯苓、泽泻、白术以泄水而去湿，但令湿去而血分调，疼痛自止。盖治病必伏其所主，宿食腹痛，则治以承气，得下则痛止；寒利腹痛，则治以四逆、理中，寒去则痛止；肝乘脾腹痛，则治以小建中，脾安则痛止；蛔虫腹痛，则治以乌梅丸，虫下则痛止，皆不泛用止痛之药。当归芍药散之治孕妇疼痛，亦犹是耳。(《金匮发微》卷之四《妇人妊娠病脉证治》)

肝虚者补用酸，故厥阴病之乌梅丸，以乌梅为君。(《金匮发微》卷之一《脏腑经络先后病脉证》)

【禁忌】

亦犹蛔厥重证，乌梅丸所不能治，不得已而用甘草粉蜜汤也。(《金匮发微》卷之二《中风历节病脉证并治》)

【医案】

◇ 蛔虫病

蛔厥非手足逆冷，乃心下暴痛，病者目珠上出，瞑然若死之谓，间亦有痛极而手足冷者，要其立名之义，正不在此也。按：此证丸药不效，不妨改丸为汤。

曾记无锡强福全未病肠痈时，先病腹痛，痛无定时，忽作忽止，知为虫，已服丸（乌梅丸。编者注）半斤矣，痛如故，后即改丸为汤，二剂而差，说解详《伤寒论》，兹不赘。(《金匮发微》卷之四《跌蹶手指臂肿转筋狐疝蛔虫病脉证治》)

| 麻黄升麻汤 |

【组成】

麻黄二两半　升麻一两一分　当归一两一分　知母　黄芩　芍药　葳蕤各十八铢　石膏　白术　干姜　桂枝　茯苓　甘草　天门冬去心各六铢

上十四味，以水一斗，先煮麻黄一二沸，去上沫，内诸药，煮取三升，去滓，分温三服。相去如炊三斗米顷，令尽，汗出愈。(《伤寒发微》卷第四《厥阴篇》)

【应用】

伤寒六七日，大下后，寸脉沉而迟，手足厥冷，下部脉不至，咽喉不利，吐脓血，泄利不止者，为难治，麻黄升麻汤主之。(《伤寒发微》卷第

四《厥阴篇》）

【方论】

麻黄升麻汤，君麻黄、升麻，以升提下陷之寒湿而外散之，所以止下利也。当归以补血，黄芩以清胆火，知母、石膏以清胃热，所以止吐脓血也。葳蕤、天冬以润肺，所以治咽喉不利也。白术、干姜、芍药、桂枝、茯苓、甘草所以解水分之寒湿，增营分之热度，而通利血脉也。但令水寒去而营热增，手足之厥冷自解矣。（《伤寒发微》卷第四《厥阴篇》）

| 酸枣仁汤 |

【组成】

酸枣仁二升　甘草一两　知母　茯苓各二两　芎䓖一两

上五味，以水八升，煮酸枣仁，得六升，内诸药，煮取三升，分温三服。（《金匮发微》卷之二《血痹虚劳病脉证并治》）

【应用】

虚劳，虚烦不得眠，酸枣仁汤主之。（《金匮发微》卷之二《血痹虚劳病脉证并治》）

【方论】

酸枣仁汤之治虚烦不寐，予既屡试而亲验之矣。特其所以然，正未易明也。胃不和者寐不安，故用甘草、知母以清胃热；藏血之脏不足，肝阴虚而浊气不能归心，心阳为之不敛，故用酸枣仁以为君；夫少年血盛则早眠而晏起，老年血气衰则晚眠而晨兴。酸枣仁能养肝阴，即所以安魂神而使不外驰也，此其易知者也。惟茯苓、川芎二味，殊难解说。盖虚劳之证，每兼失精亡血，失精者留湿，亡血者留瘀。湿不甚，故仅用茯苓（茯苓无真者，予每用猪苓、泽泻以代之，取其利湿也）；瘀不甚，故仅用川芎。此病后调摄之方治也。（《金匮发微》卷之二《血痹虚劳病脉证并治》）

| 当归生姜羊肉汤 |

【组成】

当归三两　生姜五两　羊肉一斤

上三味以水八升，煮取三升，温服七合，日三服。若寒多，加生姜成一斤；痛多而呕者，加橘皮二两、白术一两；加生姜者，亦加水五升，煮取三升二合服之。（《金匮发微》卷之二《腹满寒疝宿食病脉证治》）

【应用】

寒疝，腹中痛及胁痛里急者，当归生姜羊肉汤主之。（《金匮发微》卷之二《腹满寒疝宿食病脉证治》）

其痛连两胁，牵掣肾脏，甚则痛及少腹，此血虚水寒之当归羊肉汤证也。（《金匮发微》卷之四《妇人杂病脉证并治》）

产后腹中疞痛，当归生姜羊肉汤主之，并治腹中寒疝，虚劳不足（疞，音绞，急也。陈修园以为绞痛，殊谬误）。（《金匮发微》卷之四《妇人妊娠病脉证治》）

【方论】

产后下血过多，其人水分不足，则因虚生燥而大便难；水分过多，则因虚生寒而腹中疞痛。当归生姜羊肉汤，当归以补血，生姜以散寒，羊肉以补虚，而疞痛可止。惟治腹中寒疝、虚劳不足，宜于本方中加生附子一枚，非惟去病，兼能令人有子。（《金匮发微》卷之四《妇人妊娠病脉证治》）

人体血分多则生热，水分多则生寒。腹为足太阴部分，脾为统血之脏，水胜血寒则腹痛；胁下足少阴部分，肾为寒水之脏，水气太盛则胁痛而里急。当归生姜羊肉汤，当归、羊肉以补血，生姜以散寒，而其痛自止。虚寒甚者，可于本方加生附子一枚，不但如仲师方后所载，痛多而呕者加橘皮、白术已也。（此方为妇科温经补血良剂，另详）（《金匮发微》卷之二《腹满寒疝宿食病脉证治》）

若男子之脉，以阳气不足而浮弱，以精血不足而涩，则其肾脏元阳必虚，而交感之时，精冷而不能有子。此证惟羊肉当归汤足以疗治。冬令服二三剂，定当黍谷回春。虽妇人有痛淋者，亦能生子，屡试而效。阅者尚能传布，功德莫大焉。

予所定之方，用生羊肉三斤、当归四两、生附子一枚、生姜四两。附子无麻醉性，羊肉不膻，生姜不甚辣，服此者向无流弊，勿惧。（《金匮发微》卷之二《血痹虚劳病脉证并治》）

【医案】

◇ 产后大便难、不孕症

产后下血过多，其人水分不足，则因虚生燥而大便难；水分过多，则因虚生寒而腹中疞痛。

当归生姜羊肉汤，当归以补血，生姜以散寒，羊肉以补虚，而疞痛可止。

惟治腹中寒疝、虚劳不足，宜于本方中加生附子一枚，非惟去病，兼能令人有子。

予于赵振声妻张氏亲验之。盖前此所以不孕者，以其有痛淋也，服此方而痛淋止矣。（《金匮发微》卷之四《妇人妊娠病脉证治》）

| 旋覆花汤 |

【组成】

旋覆花三两即金沸草　　葱十四茎　　新绛少许

上三味，以水三升，煮取一升，顿服。（《金匮发微》卷之二《五脏风寒积聚病脉证并治》）

【应用】

肝着，其人常欲蹈其胸上，先未苦时，但欲饮热，旋覆花汤主之。（《金匮发微》卷之二《五脏风寒积聚病脉证并治》）

【方论】

肝着之病，胸中气机阻塞，以手按其胸则稍舒，此肝乘肺之证也。胸中阳气不舒，故未病时当引热以自救。旋覆花汤方用葱十四茎以通阳而和肝，旋覆花三两以助肺，新绛以通络，而肝着愈矣。（《金匮发微》卷之二《五脏风寒积聚病脉证并治》）

脉弦为阳气衰，脉大而芤为阴气夺，阳衰则中寒，阴夺则里虚，两脉并见，其名曰革。浮阳不降，则阳不摄阴；阴不抱阳，则精血寒陷。此条见"妇人杂病"篇。治妇人半产漏下，则有旋覆花汤。（《金匮发微》卷之二《血痹虚劳病脉证并治》）

亦有如后文所云胸常气痞，按之小愈之旋覆花汤证，谓之肝着。（《金匮发微》卷之二《五脏风寒积聚病脉证并治》）

| 瓜蒌瞿麦丸 |

【组成】

薯蓣三两　　茯苓三两　　瓜蒌根二两　　附子一枚炮　　瞿麦一两

上五味，末之，炼蜜丸如梧子大，饮服二丸，日三服；不知，增至七八丸，以小便利、腹中温为知。

【应用】

小便不利而渴，果为肾寒不能化气行水，则用瓜蒌瞿麦丸亦足矣，何必待发黄而始治？（《金匮发微》卷之三《黄瘅病脉证并治》）

小便不利者，有水气，其人若渴，瓜蒌瞿麦丸主之。（《金匮发微》卷之三《消渴小便不利淋病脉证并治》）

【方论】

天时阳热则生湿，土膏发于地，云气上于天，然后雷雨作而沟渠通；阴寒则生燥，风霜日紧，潦水不降，于是蒸气消而溪涧塞。人但知苦热易于生燥，而不知苦寒之尤易生燥也，知此意者，然后可与论瓜蒌瞿麦丸方治。证曰小便不利，有水气而渴，此水胜血负，水寒不能化气之证也。三焦水道，以肾为关键。肾寒则水停蓄于下而阳气不升，阳气不升则肺阴亏于上而津液不降。方用瓜蒌根以润肺而止渴，瞿麦以导膀胱而利小便，薯蓣、茯苓以扶脾阳而抑心下水气，要惟以炮附子一枚为方中主药。观"小便利、腹中温为知"八字，其义自见。盖未服药时，腹中必然冷痛也。（《金匮发微》卷之三《消渴小便不利淋病脉证并治》）

| 百合知母汤 |

【组成】

百合七枚擘　知母三两

上先以水洗百合，渍一宿，当白沫出，去其水，别以泉水二升，煎取一升，去滓；别以泉水二升煎知母，取一升，后合煎一升五合，分温再服。（《金匮发微》卷之一《百合狐惑阴阳毒病证治》）

【应用】

百合病，发汗后者，百合知母汤主之。（《金匮发微》卷之一《百合狐惑阴阳毒病证治》）

汗伤肺阴者，治以百合知母汤，但滋肺阴已足。（《金匮发微》卷之一《百合狐惑阴阳毒病证治》）

| 滑石代赭汤 |

【组成】

百合七枚擘　滑石三两碎，棉裹　代赭石如弹丸大一枚碎，棉裹

上先煎百合如前法，别以泉水二升，煎滑石、代赭取一升，去滓后合和重煎，取一升五合，分温再服。（《金匮发微》卷之一《百合狐惑阴阳毒病证治》）

【应用】

百合病，下之后者，百合滑石代赭汤主之。（《金匮发微》卷之一《百合狐惑阴阳毒病证治》）

下后水液下出大肠，由腑病累及脏阴，湿热逗留为病，则治以百合滑石代赭汤。（《金匮发微》卷之一《百合狐惑阴阳毒病证治》）

| 百合鸡子汤 |

【组成】

百合七枚擘　鸡子黄一枚

上先煎百合如前法，内鸡子黄搅匀，煎五分温服。（《金匮发微》卷之一《百合狐惑阴阳毒病证治》）

【应用】

百合病，吐之后者，百合鸡子汤主之。（《金匮发微》卷之一《百合狐惑阴阳毒病证治》）

【方论】

吐后液亏，阳气上冒，累及主脉之心脏而怔忡不宁，或至不能卧寐，则治以百合鸡子黄汤。（《金匮发微》卷之一《百合狐惑阴阳毒病证治》）

| 百合地黄汤 |

【组成】

百合七枚擘　生地黄汁一升

上先煎百合如前法，内地黄汁，煎取一升五合，分温再服。中病勿更服，大便当如漆。（《金匮发微》卷之一《百合狐惑阴阳毒病证治》）

【应用】

　　百合病，不经吐下发汗，病形如初者，百合地黄汤主之。(《金匮发微》卷之一《百合狐惑阴阳毒病证治》)

| 百合洗方 |

【组成】

　　百合一升

　　以水一斗，渍之一宿，以洗身。洗已，食煮饼，勿以咸豉也。(《金匮发微》卷之一《百合狐惑阴阳毒病证治》)

【应用】

　　百合病，一月不解，变成渴者，百合洗方主之。(《金匮发微》卷之一《百合狐惑阴阳毒病证治》)

【方论】

　　病至一月不解，则肺阴伤于里而皮毛不泽，脾阳停于里而津液不生，内外俱燥，遂病渴饮。此非水气停蓄，阻隔阴液而不能上承，不当用猪苓、五苓之方治治之。仲师主以百合洗方，洗已，食以不用咸豉之蒸饼，其意与服桂枝汤后之啜热粥略同。盖食入于胃，营气方能外达，与在表之卫气相接，然后在表之药力乃得由皮毛吸入肺脏，而燥热以除，所谓营卫和则愈也。其不用咸豉，以百脉既病，不当走血故也。(《金匮发微》卷之一《百合狐惑阴阳毒病证治》)

　　百合洗方，所以润肺主之皮毛，以肺脏张翕之气原自与皮毛之张翕相应，易于传达。(《金匮发微》卷之一《百合狐惑阴阳毒病证治》)

| 百合滑石散 |

【组成】

　　百合一两炙　滑石三两

　　上二味为散，饮服方寸匕，日三服，当微利者止服，热则除。(《金匮发微》卷之一《百合狐惑阴阳毒病证治》)

【应用】

　　百合病，变发热者，百合滑石散主之。(《金匮发微》卷之一《百合狐

惑阴阳毒病证治》）

【方论】

仲师立方，用百合滑石散，滑石剂量三倍于百合。百合以润燥，滑石以清热，石质重滞，取其引热下行，但使服药微利，其热当除。所以用散者，亦因病久正虚，不宜汤剂也。（《金匮发微》卷之一《百合狐惑阴阳毒病证治》）

| 薏苡附子败酱散 |

【组成】

薏苡仁十分　附子二分　败酱草五分

上三味，杵为散，取方寸匕，以水二升，煎减半，顿服，小便当下。（《金匮发微》卷之四《疮痈肠痈浸淫病脉证治》）

【应用】

病当在胞中血海，岂得更谓之肠痈？民且以证情论，小便自调下，当与上节腹无积聚连属，为薏苡附子败酱散证。（《金匮发微》卷之四《疮痈肠痈浸淫病脉证治》）

【方论】

故方治十倍利湿开壅之薏苡，而破血排脓之败酱草半之，略用生附子以解凝而止痛，数不及败酱之半，然后少腹之脓乃得从小便中出。（《金匮发微》卷之四《疮痈肠痈浸淫病脉证治》）

【医案】

◇ 肠痈

史惠普，住上海城内方浜路七七五号三楼。

姜佐景按：史惠甫君前以病来就诊，曰：我时患腹痛，药则少瘥，隔日辄发，医者以为疝气。常用理气之剂云云。余细查之，乃肠痈也，即西医所谓盲肠结肠炎之类是。当用药攻之，稍瘥，数日又发。案及处方如下：腹痛偏右，瘥而复发，便燥结，拟大黄牡丹汤。

生川军钱半，元明粉三钱冲，桃仁二钱，丹皮二钱，败酱草三钱，生苡仁四钱，熟附块一钱，枳实炭二钱，白芍二钱，佛手钱半。

此四月十八日方也，服三剂，所下甚多，腹痛大减。至二十五日，仅觉患处隐隐作痛矣。易医治之，与以疏泄厥气之剂，方为：

软柴胡钱半,枳实炭二钱,大白芍二钱,青陈皮各钱半,云苓三钱,香附二钱,金铃子三钱,炙乳没各八分,小茴香八分,炙枸橘三钱,青橘叶钱半,路路通三钱。

服后一日,病无进退。二日,腹胀转剧,又来请诊。察之,向之腹偏右胀痛者,今则满腹左右皆胀也。按之不甚有反抗力,经文中"腹皮急,按之濡"六字,确是形容尽致,不能更易。病者蹙颏相告曰:将如之何?余曰:无虑,前方尚可用。乃书曰:肠痈旋瘥旋发,刻诊小腹四围作胀,按之濡,隐隐痛,大便不爽,再拟原法。

生川军三钱,牡丹皮三钱,冬瓜子四钱,芒硝三钱冲,桃仁三钱,败酱草三钱,熟附块钱半,大白芍四钱,焦楂炭三钱,细青皮钱半。

此方午刻服下,下午无动静,至夜半方欲便,下秽物甚多,次日又来诊,曰:下后腹中略舒矣。余视之,病虽减一二,殊不了了。曰:昨方虽合,尚嫌轻也。使君曰:然则如之何?曰:当请吾师用重方,君有胆量服之否?曰:愿听命。乃谒师,作初诊。

初诊:肠痈屡经攻下,病根未拔。昨由姜君用大黄牡丹汤,腹胀略减。以证情论,仍宜攻下,仍用原法加减。

生川军五钱后下,冬瓜仁一两,桃仁八十粒,粉丹皮一两,当归五钱,芒硝三钱冲,杜赤豆四两煎汤浓后入前药。

姜佐景按:史君持本方至药铺配药,铺中人有难色。曰:安用若许剧药耶?史君曰:毋虑,此种药予已屡服之矣。铺中人曰:然则此郎中年几何矣?曰:七十余龄矣。曰:然,是诚有经验学问之医也,乃慨予药。据史君言,服后四小时即得便下,较向之服予方用大黄三钱,须逾十小时方得下者,爽快多矣。其夜所下最多,皆黑色臭秽之物。更衣频数,至不可数。而快下之后,腹痛大减,肿胀亦消,次日乃来二诊。

二诊:昨用大黄牡丹汤,加当归、赤豆。所下黏腻赤色之物,非脓非血。此种恶浊久留肠中,必化为黑色之河泥状。服汤后,肠中有水下行,作漉漉声。盖此证肠中必有阻塞不通之处,故谓之痈。痈者,壅也。然则不开其壅,宁有济乎?病根未拔,仍宜前法减轻。

生川军三钱,丹皮五钱,桃仁五十粒、当归五钱,冬瓜仁一两,赤芍五钱,芒硝二钱冲,败酱草五钱,杜赤豆四两煎汤后入前药。

姜佐景按:史君服此方凡二日,计二剂,夜间皆大下,甚至疲于奔波床笫与便具之间。所下除河泥状污物外,更有白色之脓水。下此水时,每作剧痛。史君自曰:计吾三日夜所下之物,当已满一器有半。吾腹虽大,乃何来若许污物,斯亦奇矣!

第三日,史君服此原方,余亲访之于其私宅。史君曰:我昨未告老师以所下之物如河泥状，而老师立案乃径曰"必化为黑色之河泥"，嗯，何其神也！余笑颔之。坐谈有顷，因询史君以得病之由。曰："昔年患病，常不服药。家严笃信仙佛，每以香灰令服，病因其在此乎？"但斯时史君所下者，已由黑色渐变为紫红之咖啡色矣。

三诊：两进加味大黄牡丹汤，肠中宿垢渐稀，惟脐右斜下近少腹处，按之尚痛，则病根尚未尽去也。仍用前法，减硝黄以和之。

粉丹皮一两，冬瓜子一两，生苡仁一两，桃仁泥五钱，败酱草五钱，京赤芍六钱，生甘草二钱，当归五钱，桔梗三钱，杜赤豆四两煎汤代水。

姜佐景按：史君服此凡六剂，所下之物渐由咖啡色转为绿色，而绿色之中更杂有如蚕砂之黑粒，少腹痛处较瘥，惟上行之筋反觉微微牵引不舒。六剂之后，停药二天，乃行四诊。

四诊：肠痛近已就痊，惟每日晨起大便，患处尚觉胀满，恐系夙根未除。然下经多次，血分大亏，时时头晕，脉大，虚象也。当以补正主治，佐以利下焦水道。

大川芎一两，全当归五钱，大熟地四钱，春砂仁一钱，赤白芍各三钱，猪苓三钱，明天麻四钱，陈皮三钱，泽泻二钱，生白术五钱，冬葵子五钱。

姜佐景按：史君服此补正分利之剂后，前之大便时痛者，今已不痛矣，且其前色绿者，今亦转黄矣，惟七分黄之中仍有三分绿耳。

史君前有遗精宿恙，此时又发。或系本方分利药太重之故欤？惟遗后绝不疲劳，则亦无妨焉。（《经方实验录·肠痈其一》）

| 王不留行散 |

【组成】

王不留行十分八月八日采　蒴藋细叶十分七月七日采　桑东南根白皮十分三月三日采　甘草十八分　黄芩二分　川椒三分　厚朴二分　干姜二分　芍药二分

上九味，前三味烧灰存性，各别杵筛，合为散，服方寸匕，小疮即粉之，大疮但服之，产后亦可服。（《金匮发微》卷之四《疮痈肠痈浸淫病脉证治》）

【应用】

病金疮，王不留行散主之。（《金匮发微》卷之四《疮痈肠痈浸淫病脉证治》）

【方论】

此方有桑皮之润，厚朴之燥，黄芩之寒，椒、姜之热。大致金创流血，创口干燥增痛，故宜润；血去既多，湿寒停阻脾阳，故宜燥；血虚则生内热，故宜凉；血分热度，以亡血而低，中阳失运，故宜温。而终以通利血脉、止金创血为要，故以王不留行、蒴藋细叶为方中主药，而芍药佐之，又复倍用甘草以和诸药，使得通行表里，此王不留行散之大旨也。（《金匮发微》卷之四《疮痈肠痈浸淫病脉证治》）

| 藜芦甘草汤 |

【方论】

用藜芦者，涌吐而抉其壅也；所以用甘草者，恐藜芦苦寒败胃，甘味以调之也。（《金匮发微》卷之四《趺蹶手指臂肿转筋狐疝蛔虫病脉证治》）

【应用】

病人常以手指臂肿动，此人身体𥉐𥉐者，藜芦甘草汤主之。（《金匮发微》卷之四《趺蹶手指臂肿转筋狐疝蛔虫病脉证治》）

【方论】

《内经》云：风胜则动，湿胜则肿。仲师言手指臂肿动，身体𥉐𥉐，此可知为风湿痰涎走窜指臂，延及周身之证，与风痫证略同，特风痫无此表证耳。

按：子和《儒门事亲》云，一妇病风痫，其始一二年一发，后即日发，甚至一日数发，求死不得。值凶岁，采野草充粮，见草若葱状，采蒸饱食，胸膈间胀闷，顷之，涌吐胶痰，数日，约一二斗，甚昏困，后遂轻健如平人。以所食葱访人，即藜芦也。盖风痰内壅，积久旁窜，积者为本，窜者为标。用藜芦者，涌吐而抉其壅也；所以用甘草者，恐藜芦苦寒败胃，甘味以调之也。近闻痫证有日服控涎丹一钱，久而自愈者，亦所以去痰涎也。（《金匮发微》卷之四《趺蹶手指臂肿转筋狐疝蛔虫病脉证治》）

| 蜘蛛散 |

【组成】

蜘蛛十四枚熬　桂枝半两

上二味，为散，取八分一匕，饮和服，日再服，蜜丸亦可。（《金匮发微》卷之四《跌蹶手指臂肿转筋狐疝蛔虫病脉证治》）

【应用】

阴狐疝气者，偏有小大，时时上下，蜘蛛散主之。（《金匮发微》卷之四《跌蹶手指臂肿转筋狐疝蛔虫病脉证治》）

【方论】

此寒邪并少阳湿热并注睾丸之证也。湿热偏注，睾丸一胀一否，则偏有小大，发时胀而偏坠，不发则如平人，故时时上下，以其病在下体，与蚀下为狐同例，故谓之阴狐疝。蜘蛛破瘀消肿，昼隐夜出，为阴类之虫，取其下入阴部；桂枝通阳宣郁，能达肝胆沦陷之气，破瘀则寒湿不凝，通阳则郁热外散，而偏坠可愈矣。（《金匮发微》卷之四《跌蹶手指臂肿转筋狐疝蛔虫病脉证治》）

【医案】

◇ 疝气

北火车站姚左。睾丸有大小，时时入腹作痛，蜘蛛散主之。

蜘蛛一枚去足，熬，桂枝钱半，研末开水下。

王慎轩记：蜘蛛为有毒之物，无病之人服之，必令人胀。然此有病则病当之，非特无害，且曹师以此方治愈狐病者，已三人矣。（王慎轩《曹颖甫先生医案·诸痛门·狐疝痛》）

乙亥重九日，有倪姓求诊，其证（指疝气，编者注）时发时止，今以遇寒而发，偏坠微痛，夜有寒热，睡醒汗出，两脉迟滑。方用大蜘蛛一枚炙过、川桂枝四钱，一剂即愈。（《金匮发微》卷之四《跌蹶手指臂肿转筋狐疝蛔虫病脉证治》）

予昔在同仁辅元堂改散（指蜘蛛散。编者注）为煎，治愈二人（指疝气，编者注）。用桂枝三钱，蜘蛛一枚炙存性，一人二剂愈，一人一剂愈。章次公、王慎轩皆亲见之，今则相隔久远，并病者姓与居址而忘之矣。（《金匮发微》卷之四《跌蹶手指臂肿转筋狐疝蛔虫病脉证治》）

| 甘草粉蜜汤 |

【组成】

甘草二两　白粉二两即铅粉　白蜜四两

上三味，以水三升，先煮甘草取二升，去滓，内粉、蜜，搅令和，煮如薄粥，温服一升，差即止。（《金匮发微》卷之四《跌蹶手指臂肿转筋狐疝蛔虫病脉证治》）

【应用】

蛔虫之为病，令人吐涎，心痛，发作有时，毒药不止者，甘草粉蜜汤主之。（《金匮发微》卷之四《跌蹶手指臂肿转筋狐疝蛔虫病脉证治》）

【方论】

然竟有毒药不能奏效者，则以病者曾用杀虫猛药，剂量太少，蛔虫醉而不死，后遂狡避不食也，故不能猛攻，莫如诱劫，不得已而用甘草粉蜜，使虫贪蜜之甘而不知铅粉之毒，此亦陈人畏宋万多力，使妇人饮之酒醉而执之之计也；用甘草者，欲病人不受铅粉之毒也。（《金匮发微》卷之四《跌蹶手指臂肿转筋狐疝蛔虫病脉证治》）

亦犹蛔厥重证，乌梅丸所不能治，不得已而用甘草粉蜜汤也。（《金匮发微》卷之二《中风历节病脉证并治》）

【医案】

先母侍婢曾患此，始病吐蛔，一二日后，暴厥若死，治以乌梅丸，入口即吐。予用甘草五钱，先煎去滓，以铅粉二钱、白蜜一两调饮之，半日许，下蛔虫如拇指大者九条，其病乃愈。（《金匮发微》卷之四《跌蹶手指臂肿转筋狐疝蛔虫病脉证治》）

｜桂枝茯苓丸｜

【组成】

桂枝　茯苓　丹皮　桃仁去皮尖，熬　芍药各等分

上五味，末之，炼蜜丸，如兔屎大，每日食前服一丸。不知，加至三丸。（《金匮发微》卷之四《妇人妊娠病脉证治》）

【应用】

妇人宿有癥病，经水断，未及三月，而得漏下不止，胎动在脐上者，此为癥痼害。妊娠六月动者，前三月经水利时，胎也；下血者，后断三月，衃也。所以不止者，其癥不去故也，当下其癥，桂枝茯苓丸主之。（《金匮发微》卷之四《妇人妊娠病脉证治》）

【方论】

仲师设立桂枝茯苓丸，以缓而下之，盖癥之所由成，起于寒湿，故用桂枝以通阳，茯苓以泄湿，丹皮、桃仁、赤芍则攻瘀而疏达之，固未可以虚寒漏下之治治也。间亦有寒湿固瘕之证阻隔腹中，不下血而胎元不足者。(《金匮发微》卷之四《妇人妊娠病脉证治》)

| 芎归胶艾汤 |

【组成】

干地黄六两　川芎　阿胶　甘草各二两　艾叶　当归各三两　芍药四两

上七味，以水五升，清酒三升，合煎，取三升，去滓，内胶令消尽，温服三升，日三服，不差更作。(《金匮发微》卷之四《妇人妊娠病脉证治》)

【应用】

师曰：妇人有漏下者，有半产后因续下血不绝者，有妊娠下血者，假令妊娠腹中痛，为胞阻，胶艾汤主之。(《金匮发微》卷之四《妇人妊娠病脉证治》)

【方论】

胶艾汤方，地黄、阿胶以养血，川芎、艾叶以升陷而温寒，炙草以扶统血之脾，归、芍以行瘀而止痛，而下血腹痛愈矣。(《金匮发微》卷之四《妇人妊娠病脉证治》)

【医案】

◇ 胎漏

妇人妊娠，有宿癥不去，致经血妄行者，前既出桂枝茯苓丸方治矣，但经血妄行，不能一致，有下少数之血相续不绝者，有因半产气虚不能摄血续下不止者，有冲激大下者。设妊娠见此证，但腹中痛，脐上不见跳动者，即为内无宿癥。宿癥利用攻，无癥则利用补，胞中之血不得上行冲任二脉，阻塞下陷，故名胞阻。胶艾汤方，地黄、阿胶以养血，川芎、艾叶以升陷而温寒，炙草以扶统血之脾，归、芍以行瘀而止痛，而下血腹痛愈矣。

尝记丁巳年治潘姓漏下证，用仲师方（指胶艾汤。编者注）治，改两为钱，服后腹中胀甚，二日而漏下止，二十日后生一男，今十七岁矣。(《金匮发微》卷之四《妇人妊娠病脉证治》)

◇ 产后恶露不行

产后郁冒，其脉微弱，呕不能食，大便反坚，但头汗出。所以然者，血虚而厥，厥而必冒，冒家欲解，必大汗出，以血虚下厥，孤阳上出，故头汗出。所以产妇喜汗出者，亡阴血虚，阳气独盛，故当汗出，阴阳乃复，大便坚，呕不能食，小柴胡汤主之。

此中上节郁冒、大便难而发明其病理，非谓小柴胡汤可通治郁冒、大便难也。仲师所以不出方治者，正以证有轻重，剂量可随时增减也。至不明病理而妄投之，则殆矣。证情由于血虚，自当以养血为主，是故产后血虚，不惟桂枝去芍药加龙骨、牡蛎为治标之法，而初非正治，即仲师小柴胡汤，亦为大便坚、呕不能食而设，亦非通治郁冒。郁冒之脉所以微弱者，亦由血虚，血虚则肝阴亏而胆液生燥，少阳之气上逆则呕不能食；呕则胃燥，津液不能下溉大肠而大便坚。故治此者，但需小柴胡汤以平胆胃之逆，使膈上津液足以下润大肠，诸恙可愈。若夫虚阳上浮，则但头汗出；阴虚阳越，则卫不与营和，但令助营气之弱，使与卫气相接，其病自愈。曰冒家欲解，必大汗出乃愈者，此即脏无他病，先其时发汗则愈，宜桂枝汤之例也。如营气过弱，异于血实不行，即当去芍药；阳气上盛，吸水不降，即当加龙骨、牡蛎，可以片言决也。陈修园乃谓小柴胡汤通治郁冒及便难，有是理乎？

予尝治湖南曹姓妇。产后冒风恶寒泄泻之证，经前医两进小柴胡汤，泄泻虽止，而壮热头晕、多汗而喘、一身尽疼、恶露不行。予谓产后百脉空虚，风寒易入，此即恶寒泄泻所由来。此时不用温中补虚，反用解外之小柴胡汤张发其阳气，因有发热头晕之变。瘀血为阳气吸引，不得下行，故身痛；阳气郁冒于上，故多汗而喘。

予即认定虚寒，用潞参三钱，炙芪三钱，熟地黄二两，归身五钱，附子三钱，麦冬四钱，外加姜、枣，一剂而浮阳减，继以胶艾汤，而恶露通。

夫小柴胡汤能致郁冒，岂有本郁冒而反用小柴胡汤之理？足见仲师此方，专为大便坚、呕不能食而设。盖以止少阳之呕逆，留胃液而润肠燥，并欲下行之腑气不为浮阳吸引也。仲师恐人误认为郁冒方治，故于节末另提大便坚、呕不能食两层，二者之中，又以呕不能食为主，然非好学深思、心知其意，未易为浅见寡闻道也（方见呕吐）。（《金匮发微》卷之四《妇人产后病脉证治》）

| 当归芍药散 |

【组成】

当归　芎劳各三两　芍药一斤　茯苓　白术各四两　泽泻半斤

上六味，杵为散，取方寸匕，酒和，日二服。（《金匮发微》卷之四《妇人妊娠病脉证治》）

【应用】

妇人腹中诸疾痛，当归芍药散主之。（《金匮发微》卷之四《妇人杂病脉证并治》）

妇人怀孕，腹中疠痛，当归芍药散主之。（《金匮发微》卷之四《妇人妊娠病脉证治》）

【方论】

方用芎、归、芍以和血，并用茯苓、泽泻、白术以泄水而去湿，但令湿去而血分调，疠痛自止。盖治病必伏其所主，宿食腹痛，则治以承气，得下则痛止；寒利腹痛，则治以四逆、理中，寒去则痛止；肝乘脾腹痛，则治以小建中，脾安则痛止；蛔虫腹痛，则治以乌梅丸，虫下则痛止，皆不泛用止痛之药。当归芍药散之治孕妇疠痛，亦犹是耳。（《金匮发微》卷之四《妇人妊娠病脉证治》）

所以腹痛加芍药者，芍药味甘微苦，其性疏泄，能通血分之瘀，伤寒桂枝汤用之以发脾脏之汗而达肌理者也。脾为统血之脏，腹为足太阴部分。腹痛则其气郁于脾之大络，故加芍药以泄之。妇人腹痛用当归芍药散，亦正以血分凝瘀而取其疏泄。（《金匮发微》卷之三《水气病脉证并治》）

| 当归散 |

【组成】

当归　黄芩　芍药　芎䓖各一斤　白术半斤

上五味，杵为散，酒服方寸匕，日再服，妊娠常服即易产，胎无所苦，产后百病悉主之。（《金匮发微》卷之四《妇人妊娠病脉证治》）

【应用】

妇人妊娠，宜常服当归散。（《金匮发微》卷之四《妇人妊娠病脉证治》）

【方论】

妊娠之妇，血凝而气聚，血凝则易生热，气聚则易生湿，湿热相抟则病腹痛。当归散所以为常服之品也。归、芍、川芎以和血，黄芩以清热，白术以燥湿，但令湿热清而血脉和，其胎即安。后世医家有胎前宜凉之说，由此

341

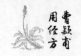

方用黄芩始也。(《金匮发微》卷之四《妇人妊娠病脉证治》)

| 枳实芍药散 |

【组成】

枳实烧令黑,勿太过　芍药各等分

上二味,杵为散,服方寸匕,日三服。并主痈脓,大麦粥下之。(《金匮发微》卷之四《妇人产后病脉证治》)

【应用】

产后腹痛,烦满不得卧,枳实芍药散主之。(《金匮发微》卷之四《妇人产后病脉证治》)

【方论】

产后腹痛有三:一为虚寒之痛,上节所谓疗痛者是也;一为蓄血之痛,后节枳实芍药散治之不愈者是也;一为胃实血不流行之证,即此烦满不得卧者是也。血少而不能交会于心则烦,胃气顿滞则满,胃不和则胀懑而不得卧。方用芍药以通血分之瘀,枳实以导胃实之滞,并用大麦粥以调养肝脾,但使血分通调、中气疏畅,烦满自止;烦满止,然后营卫调适、卧寐坦然矣。(《金匮发微》卷之四《妇人产后病脉证治》)

| 温经汤 |

【组成】

吴茱萸三两　当归　芎䓖　芍药　人参　桂枝　阿胶　丹皮　生姜　甘草各二两　半夏半升　麦冬一升

上十二味,以水一斗,煮取三升,分温二服,亦主妇人少腹寒、久不受胎,兼治崩中去血,或月水来过多及至期不来。(《金匮发微》卷之四《妇人杂病脉证并治》)

【应用】

问曰:妇人年五十所,病下利,数十日不止,暮即发热,少腹里急,腹满,手掌烦热,唇口干燥,何也?师曰:此病属带下。何以故?曾经半产,瘀血在少腹不去。何以知之?其证唇口干燥,故知之,当以温经汤主之。(《金匮发微》卷之四《妇人杂病脉证并治》)

【方论】

用温经汤者，推其原以为治也。方中芎、归、芍、胶、丹皮以和血而通瘀；桂枝以达郁而通阳；生姜、半夏以去水；麦冬、人参、甘草以滋液而润上燥；吴茱萸疏肝燥脾、温中除湿，故不治利而利可止也。（《金匮发微》卷之四《妇人杂病脉证并治》）

【医案】

◇ 带下

据《内经》女子七七四十九而天癸绝，则妇人年五十所而病下利，数十日不止，似与月事无关，但营气夜行于阳，病者暮即发热，病在血分可知，加以少腹里急，则瘀当在膀胱血海，腹满为脾湿下陷，手掌烦热，唇口干燥，脾精不得上行之象也。以病源论，当用大黄䗪虫丸；以现状论，当用附子理中丸。然则师何以指为带下证？所用者乃为温经汤，治远因而不据近因，不可不求其故也。盖带下之证，寒湿下注而浮阳上升，下寒故少腹急，上燥故唇口干燥；盖此妇旧有淋浊，少腹常急，唇口常燥。究其远因，则以曾经半产，少腹留积败血，久而腐化，乃下白物，寒湿从之，历年不愈，津液下渗，故唇口燥；积瘀不尽，故少腹急。此二证，为未经下利时所恒有。今淋沥中止而病下利，知其血寒湿胜，陷入大肠，瘀血业经腐烂，故不用大黄䗪虫丸；病不在中而在下，故不用附子理中汤；用温经汤者，推其原以为治也。方中芎、归、芍、胶、丹皮以和血而通瘀；桂枝以达郁而通阳；生姜、半夏以去水；麦冬、人参、甘草以滋液而润上燥；吴茱萸疏肝燥脾、温中除湿，故不治利而利可止也。

予按：此为调经总治之方，凡久不受胎、经来先期后期，或经行腹痛，或见紫黑，或淡如黄浊之水，施治无不愈者。

曾记寓华庆坊时，治浦东十余年不孕之妇，服此得子者六七家；江阴街四明范姓妇亦然，此其成效也。（《金匮发微》卷之四《妇人杂病脉证并治》）

| 胶姜汤 |

【组成】

吾友丁甘仁云：凡吐血、下血见黑色者，皆当用附子理中汤以温运脾阳，服凉药者多死，数十年来不爽。则陷经黑不解之当用温药，要可类推。胶姜汤方治虽阙，其必为胶艾汤加干姜无疑也。（《金匮发微》卷之四《妇人杂病脉证并治》）

【应用】

妇人陷经漏下，黑不解，胶姜汤主之。（《金匮发微》卷之四《妇人杂病脉证并治》）

| 矾石丸 |

【组成】

矾石三分烧　杏仁一分

上二味末之，蜜丸枣核大，纳脏中，剧者再纳之。（《金匮发微》卷之四《妇人杂病脉证并治》）

【应用】

妇人经水闭不利，脏坚癖不止，中有干血，下白物，矾石丸主之。（《金匮发微》卷之四《妇人杂病脉证并治》）

| 红蓝花酒 |

【组成】

红蓝花二两

上一味，酒一大升，煎减半，顿服一半，未止再服。（《金匮发微》卷之四《妇人杂病脉证并治》）

【应用】

妇人六十二种风，腹中血气刺痛，红蓝花酒主之。（《金匮发微》卷之四《妇人杂病脉证并治》）

【方论】

红蓝花酒，究治何风？然观于方治用酒，可知其专主外风矣。《灵枢》云：饮酒者，卫气先行于皮肤。冲任之络散于皮肤肌腠间，肌表血虚，易受外风，故以生血行血之红花主治，而以酒助其药力，使得行于肌表，以拒外风之侵入。（《金匮发微》卷之四《妇人杂病脉证并治》）

| 蛇床子散 |

【组成】

蛇床子

上一味末之，以白粉少许，和合相得如枣大，棉裹，内之，自然温。（《金匮发微》卷之四《妇人杂病脉证并治》）

【应用】

妇人阴寒，温阴中坐药，蛇床子散主之。（《金匮发微》卷之四《妇人杂病脉证并治》）

【方论】

盖以蛇床子之燥烈合铅粉之杀虫，湿去虫死，其痒乃止。但予实变法用之，使之煎汤坐盆中洗之，然后扑以铅粉。此可知仲师立方之旨在燥湿杀虫，而不在祛寒矣。（《金匮发微》卷之四《妇人杂病脉证并治》）

【医案】

◇ 阴痒

妇人寒湿，下注阴中，或为白带，或为败血，久久化热，皆足生虫，虫多而窜动，则痒不可忍，以川椒、百部洗之，往往不效，惟蛇床子散足以治之。

昔年予治一妇人历节风，愈后，自言阴痒不可忍，自用明矾泡水洗之，洗时稍定，少顷痒如故。予以此方授之，二日而瘥（详历节篇）。盖以蛇床之燥烈合铅粉之杀虫，湿去虫死，其痒乃止。但予实变法用之，使之煎汤坐盆中洗之，然后扑以铅粉。此可知仲师立方之旨，在燥湿杀虫，而不在祛寒矣。（《金匮发微》卷之四《妇人杂病脉证并治》）

| 狼牙汤 |

【组成】

狼牙三两

上一味，以水四升，煮取半升，以棉缠筋，如茧，浸汤，沥阴中，日四遍。（《金匮发微》卷之四《妇人杂病脉证并治》）

【应用】

　　少阴脉滑而数者，阴中即生疮。阴中蚀，疮烂者，狼牙汤洗之。(《金匮发微》卷之四《妇人杂病脉证并治》)

方名索引